se eu fosse
você...

Regina Navarro Lins
autora de A Cama na Varanda

se eu fosse você...

uma reflexão sobre as experiências amorosas

CIP-BRASIL. CATALOGAÇÃO-NA-FONTE
SINDICATO NACIONAL DOS EDITORES DE LIVROS, RJ.

L733s

Lins, Regina Navarro, 1948-
Se eu fosse você / Regina Navarro Lins. – Rio de Janeiro: Best*Seller*, 2010.

Inclui bibliografia
ISBN 978-85-7684-413-6

1. Amor. 2. Sexo. 3. Comportamento sexual. 4. Relação homem-mulher. I. Título.

10-4516

CDD: 306.7
CDU: 392.6

Texto revisado segundo o novo Acordo Ortográfico da Língua Portuguesa.

Título original
SE EU FOSSE VOCÊ
Copyright © 2009 by Regina Lúcia Navarro Lins

Capa: Mari Taboada
Projeto gráfico de miolo e diagramação: editoriârte

Todos os direitos reservados. Proibida a reprodução,
no todo ou em parte, sem autorização prévia por escrito da editora,
sejam quais forem os meios empregados.

Direitos exclusivos desta edição adquiridos pela
EDITORA BEST SELLER LTDA.
Rua Argentina, 171, parte, São Cristóvão
Rio de Janeiro, RJ – 20921-380

Impresso no Brasil

ISBN 978-85-7684-413-6

Seja um leitor preferencial Record.
Cadastre-se e receba informações sobre nossos lançamentos
e nossas promoções.

Atendimento e venda direta ao leitor:
mdireto@record.com.br ou (21) 2585-2002.

SUMÁRIO

Introdução **7**

1ª PARTE
Se eu fosse você... **9**

2ª PARTE
Polêmica **165**

Dividir os parceiros para multiplicar o prazer **167**

O casamento é necessário? **176**

Quando o marido é bissexual **191**

Quanto tempo dura uma paixão? **208**

Sexo no casamento **218**

Inveja no amor **241**

Sexo: vergonha e culpa **248**

Potes de mágoa **256**

O que é fidelidade? **269**

Incompatibilidade na vida a dois **278**

Atração sexual **285**

É possível salvar o casamento? **293**

Conclusão **317**

INTRODUÇÃO

O que os leitores poderão apreciar a seguir é resultado da interação entre o site Cama na Rede e seus usuários, num de seus links mais buscados, o *Se eu fosse você...* Há também, neste mesmo volume, uma segunda parte com seleção de respostas do link *Polêmica*.

O site surgiu no ano 2000, uma data emblemática para a humanidade e um momento em que a própria internet estava explodindo no Brasil e no mundo. Em todos os sentidos: como bolha econômica e também como sucesso de mídia. Um site como este, que esteve na rede até 2009, começou a abrir as comportas para a liberação de corações e mentes a respeito das relações amorosas e sexuais.

A primeira parte do livro, *Se eu fosse você...* — um dos dois links do site reunidos aqui —, convida os usuários a contar sua história, que é exposta aos demais participantes. Há um duplo desafio na proposta: primeiro, a revelação da vida íntima daquele que se viu numa situação problemática; segundo, o convite para que os demais digam o que fariam no lugar do outro. O resultado foi excelente, como o leitor poderá conferir. Foi necessário, é claro, selecionar alguns casos e respostas entre as centenas de intervenções. Procuramos pinçar exemplos de todos os tipos: fantasias sexuais de sexo a três, descontentamento com os parceiros, busca de relações paralelas, paixões correspondidas ape-

Se eu fosse você...

nas no nível do erotismo, enfim, um amplo leque de experiências. As opiniões dos usuários não são menos ousadas e interessantes, nem menos variadas. Há toda uma gama de generosas contribuições, fazendo-nos crer que é possível e necessário aprender com a experiência do outro. Após as intervenções selecionadas, coloquei minhas próprias observações.

A segunda parte, o link *Polêmica*, não é menos curiosa. Ela tem origem em artigos meus sobre temas controvertidos, como a necessidade ou não do casamento, a bissexualidade, a duração das paixões, o sexo no casamento, a culpa, a mágoa, a fidelidade, a atração sexual. São doze artigos que geraram centenas de respostas, com opiniões e confissões muito interessantes e variadas, das quais escolhi algumas que representam as principais tendências.

Acredito que o livro é uma boa amostra do que pensam as pessoas e mesmo de como elas vivem o amor e o sexo.

1ª PARTE

Se eu fosse você...

1. Tenho 42 anos e uma namorada de 45, separada de seu segundo casamento. Sem querer, nos excitamos muito ao conversar sobre fantasias sexuais e ela me deixou louco de tesão ao dizer que gostaria de ver uma amiga, linda, loira, gostosona, transando comigo. Acontece que tanto minha namorada como eu estamos com medo de realizar a fantasia e nos machucarmos. O que fazemos?

☞ *Se eu fosse você...*

"**D**eixava a fantasia continuar como fantasia. Ela faz parte do jogo erótico. O dia em que você e ela deixarem de sonhar, de fantasiar, está na hora de pensar em outro caminho ou outros caminhos, cada um no seu."

"**A**cho vocês meio grandinhos para ter medo de machucado, né? Você tem sorte de conseguir, de bandeja, o que a gente vive tentando e raramente consegue. Não vacile. Vai ver sua namorada também quer aproveitar a ocasião e tirar umas casquinhas da amiga dela. Deve ser excitante, não? Experimente, sem medo de ser feliz."

"**Ô**, meu amigo, você não faz ideia do quanto este seu caso é maravilhoso, já imaginou o que é ter consentimento de sua namorada para isso? E quem garante a você que ela até mesmo já não combinou com a tal boazuda? Claro que isso não vai machucar ninguém e se você não fizer, mano, vais perder as duas. Fica de

Se eu fosse você...

olho, meu amigo, pois tem muitos homens tentando esta oportunidade especial."

"**D**eixa de ser besta, ô mané, a vida é uma só e quem está na chuva é pra se molhar, mais vale a lágrima da derrota do que a vergonha de não ter lutado!"

"**E**u acho que você ganhou na Mega-Sena e está em dúvida se quer receber o prêmio ou não! Para com isso!"

"**H**ummmm... É arriscado sim, muito. Vocês têm que estar muuuito bem entre si pra que o risco seja mínimo."

"**S**e há dúvida, não faça. Sexo tem que ser sem culpa."

comenta:

Regina

Quase todas as pessoas têm fantasias sexuais. Com as fantasias, a vida sexual ganha uma diversidade que seria impossível no cotidiano. Por mais que exista grande atração entre um casal, a excitação não se dá sempre da mesma forma, tem altos e baixos. Lançar mão desse recurso funciona, muitas vezes, como estimulante para se recuperar a intensidade do desejo. As fantasias são geralmente associadas à ideia de desvio sexual, gerando forte sensação de inadequação. Colocar em prática uma fantasia que não é aceita socialmente — no caso, sexo a três — causa algum temor. Afinal, ninguém sabe o que vai acontecer depois. De qualquer forma, é importante que o casal avalie bem a fantasia que se apresenta no momento e procure se certificar de que ela está exclusivamente a serviço do prazer de ambos.

2. Já li vários depoimentos e ainda não encontrei aquele que me responde. Sou casada há 20 anos. No começo do meu casamento, tentei estimular o lado sexual da nossa relação e não consegui quase nada. Como sou uma mulher muito fogosa, sinto falta de sexo com muito tesão. Andei me analisando e existe uma pergunta sem resposta. Desde que conheci o meu marido, nunca tive tesão por ele, será que esse sentimento pode nascer ainda? Já perdi as esperanças. Eu o vejo como um amigo e irmão! Por favor, me ajudem: jogo tudo para o alto e vou tentar ser feliz ou continuo acomodada? Temos dois filhos adolescentes e por eles aceito tudo.

☞ *Se eu fosse você...*

"**V**ocê nunca sentiu tesão por ele. Você mesma tem a resposta à sua questão. Se tivesse gostado dele, de verdade, em algum momento, o hoje seria 20 anos menos pesado. É bom pensar muito. Existem caminhos sem volta. Mas passar pela vida em brancas nuvens, sem descobrir o amor e o tesão é muito triste. E ele?"

"**R**efazendo a sua pergunta, ela seria: jogo tudo para o alto e vou tentar ser feliz ou continuo infeliz e acomodada? Se for isso, acho que a resposta é óbvia. Mas vai ser muito difícil você se separar de um homem que tem como amigo e irmão, se for bom pai, então... Mas, enfim, tesão não nasce assim. Você pode tentar uma terapia de casal. Pode não funcionar, mas, às vezes, a gente acaba descobrindo alguma coisa no outro que não tínha-

Se eu fosse você...

mos visto e isso pode desencadear algum tesão. Mas não tenha muitas esperanças quanto a isso. A outra opção seria arranjar um amante, que é um esquema ruim para quem gosta de fazer as coisas a descoberto. Ter que mentir ou disfarçar pode ser um fardo maior do que as alegrias que uma relação dessas pode proporcionar. Só você pode saber isso. Quanto aos filhos, relaxe, é bem melhor que eles tenham o exemplo de uma mãe que vai à luta pela sua felicidade e encara o que tiver que ser encarado do que de uma mãe que se acomoda, encolhida em sua infelicidade. Os filhos aprendem por exemplo e costumam repetir as lições aprendidas. Então, faça por você o que você gostaria que eles fizessem se estivessem no seu lugar."

"Eu o chamaria e conversaria com ele francamente, expressaria tudo o que estou sentindo, como se estivesse dando uma chance a nós dois de tentar reerguer o nosso casamento. Se, depois disso, não houver nenhum resultado, parta para outra, pois você pode estar simplesmente com a pessoa errada. Talvez você ainda encontre a sua cara-metade, pois, ao que parece, este não é!"

"Oi, sou casado há 12 anos, três filhos e, como você, também gosto muito de sexo. Também estimulei o lado sexual da minha esposa por muito tempo e só me senti realizado após o nascimento do nosso terceiro filho, quando ela ligou as trompas. Ela nunca havia tomado pílulas e a sua "explosão" sexual não acontecia sempre pela tensão ante a possibilidade de engravidar. O nosso sexo, porém, sempre foi bom. Agora está ótimo. A diferença entre nós é que sempre tive tesão por ela. E isto é muito importante para mim, porque, como gosto de sexo, ou direcionava minha vontade para ela ou me frustrava. Acho que você esperou tempo demais para se questionar sobre o que fazer. Mas, como nunca é tarde para se tomar uma decisão, você tem três opções: 1) Tentar mudar a atitude do seu marido em relação ao sexo. Um papo aberto, direto, colocando a relação de vocês em xeque em função do seu problema pode dar resultados. Diante da possibilidade de te perder, ele pode mudar as atitudes dele. Ou, ao contrário, ele pode dizer que também não está mais a fim. E aí, é o fim. 2) Traí-lo. Arrumar um ou vários namorados e se realizar sexualmente. 3) Pensar que já está há 20 anos nesta situação, com vida estável etc... e continuar a ser infeliz em relação ao sexo. Eu acho que a opção 1 é a mais honesta. É o que eu faria."

"Existem situações em que, por comodismo ou mesmo insegurança, perdemos ótimas oportunidades na nossa vida. A sua situação é bastante inusitada, pois, se fosse ao contrário, o seu marido já teria tomado a decisão que você tanto teme: arrumar uma situação extraconjugal. Tenho certeza do que falo porque sou homem e gosto muito de alguém muito fogosa para suprir as minhas necessidades, pois tenho passado pela mesma situação e sinto muita falta de alguém assim como você. Mas como, para a sociedade, os homens gozam de certa liberdade controlada, o meu casamento ainda continua. Sugiro que você não deixe nunca que o seu tesão seja castrado pela sociedade casta e repressora. Vamos à luta, enquanto tivermos saúde, pois a vida é curta e o tempo é cruel e não perdoa. Qualquer que seja a sua decisão, seja feliz."

"Minha filha, e há 20 anos você vive assim? És masoquista ou o quê? Pelo que pude entender, também não deve ter sido por falta de diálogo (ao menos de sua parte) que a situação chegou aonde chegou. Lamentável que você tenha sustentado essa situação por tanto tempo, principalmente levando-se em conta que você afirma que nunca teve tesão por ele. Não vou dar um conselho diretamente, apenas pedir que reflita: até onde sabemos, esta vida é única e curta. Outra: vale a pena jogar a culpa nos outros (seus filhos, como

Se eu fosse você...

você disse) por uma situação que você mesma reconhece que criou antes de eles virem ao mundo? Jamais jogue isso na cara deles, acredito que você não gostará da resposta (que nada mais será do que a verdade). Bom, acho que para bom entendedor..."

"**T**esão não volta depois de 20 anos. Ainda mais se nunca houve. Por que iria aparecer agora? Ter filhos — ainda mais já adolescentes — não justifica infelicidade, creio."

"**M**inha amiga, vai por mim, trocar de homem é trocar de problema. Você vai arrumar outro e vai acontecer a mesma coisa depois de um tempo, ele vai se tornar seu amigo, irmão. Tenha relações extraconjugais. Você vai ver os benefícios que isso vai trazer ao seu casamento, não duvide se você voltar até a gostar de transar com seu marido."

Regina **comenta:**

Muita gente acredita só ser possível encontrar a realização afetiva por meio da relação fixa e estável com uma única pessoa. Quando se encontra alguém, é comum se abdicar facilmente de coisas importantes, imaginando que, agora, nada mais vai faltar. E o mais grave: com o tempo passa a ser fundamental continuar tendo alguém ao lado, pagando-se qualquer preço, mesmo quando predominam as frustrações.

Não ter um par significaria não estar inteiro, ser incompleto, ou seja, totalmente desamparado. Entretanto, vivemos um período de grandes transformações no mundo e, no que diz respeito ao amor, observamos que o dilema cada vez mais se situa entre o desejo de simbiose e o desejo de liberdade, sendo que este último começa a predominar.

A condição essencial para ficar bem sozinho é o exercício da autonomia pessoal. Isso significa, além de alcançar nova visão do amor e do sexo, se libertar da dependência amorosa exclusiva e "salvadora" de alguém. O caminho fica livre para um relacionamento mais profundo com os amigos, com o crescimento da importância dos laços afetivos. É com o desenvolvimento individual que se processa a mudança interna necessária para a percepção das próprias singularidades e do prazer de estar só. E, assim, fica para trás a ideia básica de fusão, que transforma os dois numa só pessoa. E quando se perde o medo de ser sozinho, percebe-se que isso não significa necessariamente solidão.

3. É normal o marido, após oito anos de casado, procurar a esposa a cada dois meses? Tenho certeza de que ele não tem outra ou outras.

☞ *Se eu fosse você...*

"**É**. De qualquer maneira, dê uma olhada no espelho à noite quando estiver indo para a cama só pra conferir. Desculpe a franqueza, mas esse espaço só é bom porque a gente não tem que jogar confete em ninguém."

"**B**em, cada um tem seu ritmo, mas acho que esse aí tá meio parado. A pergunta é: você se incomoda com essa frequência? Se se incomoda é melhor ter uma conversa com o seu marido. Se não, tudo bem, transar de dois em dois meses não é pecado."

"**O**lha, pode ser que esteja caindo na rotina. Sou casada há 14 anos, com o mesmo marido, 21 anos mais velho que eu. Eu me casei virgem aos 18, portanto ele foi meu único homem. Ele já tinha tido muitas mulheres e tinha fama de magoar todas. Está comigo todos esses anos e transamos todos os dias. Às vezes, até mais de duas vezes."

"**N**ão é nem 'um dia sim, oito não'? Dois meses é muito tempo! Converse com ele e descubra o que está havendo."

"Você tem tesão por ele depois de oito anos? Sou casada há seis, e sinceramente, posso ficar até seis meses sem vontade de transar com o meu marido."

"Tenho sete anos de casado e transo com minha mulher em intervalos de quatro meses."

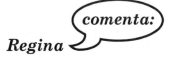

Regina comenta:

Desejo sexual não se força; ele existe ou não. A excessiva familiaridade desenvolvida no casamento faz com que o sexo seja, na maioria das vezes, sem emoção e com pouco desejo. E não é rara a escassez de sexo progredir até a ausência total. Mas isso não tem nada a ver com amor. Em muitos casos as pessoas se amam profundamente, não conseguem imaginar viver sem o outro, apenas não sentem mais vontade de fazer sexo com o parceiro.

Numa relação estável busca-se muito mais segurança que prazer. Para se sentirem seguras, as pessoas exigem fidelidade, o que sem dúvida é limitador e também responsável pela falta do tesão. A certeza de posse e exclusividade leva ao desinteresse, por eliminar a sedução e a conquista. A familiaridade com o parceiro, associada ao hábito, pode provocar a perda do desejo sexual, independentemente do crescimento do amor e de sentimentos como admiração, companheirismo e carinho.

As soluções são variadas, mas até o casal decidir se separar, há muito sofrimento. Alguns fazem sexo sem vontade, só para manter a relação. Outros optam por continuar juntos, vivendo como irmãos, como se sexo não existisse. E ainda há aqueles que passam anos se torturando por não aceitar se separar nem viver sem sexo.

4. Tenho 28 anos, sou casado há cinco, e estou preocupado com o meu relacionamento, pois a minha esposa anda meio fria, sem apetite sexual. Não me procura mais e, quando estou a fim, ela nem dá bola. Eu acho que ela não tem amante, mas temos um filho de dois anos. Será que esse é o problema?

☞ *Se eu fosse você...*

"**Eu** seria criativo e valorizaria tudo o que ela faz. Amigo, a vida de vocês deve ter ficado monótona. Seja romântico, elogie-a e diga que ela está diferente, mais bonita, cheirosa. Deixe o filho com a sogra e chegue em casa, pegue ela de jeito, em cima da mesa, no banheiro. Mostre-se um amante cheio de desejo e convide ela para fazer algo diferente; se possível, vá para um motel ou faça mesmo no carro. Esqueça as dificuldades financeiras ou qualquer outra coisa e se entregue por inteiro e seja muito feliz. Ser esposa, dona de casa e mãe é desgastante, seja paciente."

"**De** modo carinhoso, você deveria manter um diálogo franco. Procure saber se ela se encontra doente. Existem mil coisas que podem levar uma mulher a se desinteressar do sexo. Faça uma autoanálise. Você a trata bem? É carinhoso? Depois do sexo, você vira para o lado e dorme? Provavelmente o problema é você."

"**A**ja como homem. Pode ter certeza, a maioria das mulheres está cheia de homens frouxos. Este conselho de que você tem que ser compreensivo é uma grande furada. Realmente deixe seu filho com alguém e, a princípio, chegue em casa, mas já chegue chegando, abrace forte, dê-lhe um gostoso beijo cheio de volúpia, passe a mão na bunda dela, enfie a língua com violência na boca, cheire o pescoço dela como se fosse um animal, trate de despi-la com firmeza, lamba seus ombros e venha mordiscando a orelha, puxe-a contra seu corpo e a faça sentir seu membro completamente duro, tire o bicho para fora e pegue a mão dela e ponha em cima do danado, jogue-a no chão e coma sua mulher bem gostoso; não é para fazer amor não, é para fazer sexo animal, com força, com virilidade, faça perceber que tem um macho em cima dela. Toda mulher gosta de se sentir desejada, gosta de ser devorada, de se sentir gostosa, de uns tapinhas na bunda; haja com ela como um cafajeste, como um canalha. Ao final, aí, sim, faça amor com ela, dê-lhe carinho, diga-lhe o quanto é linda e o quanto é importante para você, só depois de tudo isso é que você deve ouvi-la, só que no dia seguinte volte a agir assim. Quando for trabalhar, passe a mão na bunda dela e deixe ela perceber que tem homem em casa. As mulheres já estão de saco cheio de frouxos dentro de casa, de homens bananas. Como é que elas vão ter respeito por um homem que passa 95% do tempo discutindo relação? Mulher quer ação; sua mulher está assim por culpa sua. Se mesmo com tudo isso não der certo, coisa que eu acho pouco provável, pois em perguntas anteriores as mulheres só ficam correndo atrás de homens comedores, então a solução para você é traçar outra mulher."

"**O**i, tenho 24 anos e sou casada há oito anos. Comigo aconteceu o mesmo quando meu primeiro filho nasceu, há seis anos, quando fiquei totalmente sem apetite sexual. Isso causou muitas brigas,

Se eu fosse você...

mas tudo foi superado. O homem tem que ter muita paciência e amar muito sua esposa porque essa fase costuma demorar a passar, mas passa. Às vezes, o problema não é só a criança que ainda requer muita atenção da mãe, mas também a falta de ajuda do parceiro com as tarefas de casa, o que deixa a mãe sobrecarregada, ou até uma disfunção hormonal. Tenha paciência e converse muito com sua esposa. Vá ao médico ginecologista com ela e procure saber qual o motivo: se hormonal ou psicológico."

"**P**rocure um momento em que ambos estejam bem e prontos para uma conversa e exponha os seus anseios, angústias ou o que mais está machucando você. Mas não demore muito, porque talvez seja apenas isto que está faltando: o diálogo! Boa sorte e felicidades!"

"**O**lha, filho toma bastante tempo da mulher, então aconselho você a fazer algo diferente: um jantar romântico, uma viagem, quem sabe. Mas só vocês dois! Seja compreensivo, os filhos crescem. Acima de tudo, não deixe de conversar com sua esposa a respeito e perguntar se pode fazer algo para ajudá-la."

"**P**rocuraria conversar mais com sua esposa e principalmente observar seu comportamento em todos os sentidos. Nada melhor que uma boa conversa em um lugar descontraído, um papo sincero e aberto, a transparência. A conversa é a melhor saída para os dois."

"**E**stou passando pelo mesmo problema que a sua esposa. Mas não sinto abertura para conversar com o meu marido e, com isso, acabo me isolando. Por isso, acho que a melhor solução é conversar com ela e descobrir o que a está incomodando. Mas aja naturalmente, deixe que ela desabafe. Se ela não quiser falar, não insista. Mas se ela desabafar, esteja preparado para entendê-la. E, por favor, não a julgue! Espero ter ajudado."

"**É** difícil saber ao certo qual é o problema, mas pode acontecer de sua esposa estar passando por um período de cansaço ou estar mais concentrada na educação da criança. E isso pode desviar e muito o interesse sexual, pelo menos por algum tempo. Penso que vocês devem dialogar e abordar a situação, depois procurar entender que cada um precisa do seu espaço e, de vez em quando, de tempo para refletir e, sem pressões, sentir-se desejada(o), e não obrigada(o). As pessoas não são máquinas, e têm fases de altos e baixos em todas as áreas da vida, até no desempenho sexual."

"**A**cho que devido ao fato de a criança precisar mais dela e, por isso, o tempo voar. Você deve ter um pouco de paciência e ser mais amável, carinhoso, atencioso, amigo e também dividir as tarefas de casa, ainda mais se ela trabalhar fora, pois a vida da mulher é muito difícil."

"**C**onverse sinceramente com ela sobre o assunto. Convide-a para jantar e converse de forma carinhosa, namorando. Talvez esteja faltando romance na relação."

"**S**egundo li um dia desses, a mulher desvia a sua atenção para o filho, perdendo, naturalmente, o apetite sexual. É normal que a atenção dela esteja voltada para ele! Fale com ela do seu problema."

"**E**u acho que o filho não é o problema. Quando, por exemplo, o homem não está a fim é quase certeza que ele tem outra. Esse também pode ser o caso da mulher. Mas, se você não tem desconfiança dela, tente conversar com ela!"

Se eu fosse você...

"Amigo, sou casado e pai de duas meninas. Uma delas tem a mesma idade do seu filho. Sim, por vezes, nós mesmos temos outras prioridades. Aproveite tais fases para se descobrir e investir em si mesmo. Faça coisas que lhe dão prazer e que não prejudiquem o outro. Não vi você fazer qualquer alusão ao temperamento ou ao caráter de sua esposa. Portanto, se esse é o único problema, concentre suas energias e a boa fase voltará. Outra coisa, já viu que quando não criamos muita expectativa as coisas acontecem mais facilmente?**"**

"Olha, geralmente o que acontece é rotina: cuidar da casa, dos filhos e trabalhar. Isso corta o tesão e, às vezes, ficamos tão cansadas que não dá. Sugiro compreensão e carinho, mas também uma mudança de ares. Deixe seu filho com uma babá e leve-a para jantar: um vinho, elogios e uma esticadinha no motel são a pedida. Boa sorte!**"**

"Bom, a sua esposa pode estar cansada, seja pelo trabalho, seja pelas preocupações com o filho de vocês. Faça coisas para agradá-la, compre um presentinho, leve-a para jantar em um restaurante novo. Varie nos programas, sejam em família ou só vocês dois. Se isso não melhorar seu relacionamento, aí é hora de criar coragem e ter uma conversa franca a fim de saber o motivo de tal frieza.**"**

"O filho não é o problema geral, mas está influenciando na falta de apetite sexual de sua esposa. Por que não a leva a um motel? Peça a alguém para ficar com o bebê e reacenda o deseja sexual. Se vocês se amam, vale a pena. As crianças nessa idade exigem muito, e não é fácil ser mãe e amante.**"**

"**D**e repente ela está fria porque você se tornou mais frio. Vá com carinho, com muito beijo, abraço e tudo aquilo que vocês faziam no começo de namoro. Se mesmo assim ela continuar fria, arruma outra."

"**V**ai ver que ela tem amante. Preste mais atenção."

"**O**i, não nos conhecemos, mas, e você, conhece sua esposa? Sabe dos seus gostos, conseguiria lembrar qual foi a última vez que sentiu que a agradava? A mulher é uma caixinha de surpresa, pode ser que ela esteja cansada da vida de mãe/mulher/dona de casa. Eu repassaria na memória tudo que já viveram desde o primeiro beijo, o primeiro amasso... Pode ser que, no momento que você reviver esses sentimentos, encontre a vitalidade perdida, aquele brilho que toda mulher tem quando ama. Resgate dela esse amor. Não digo para reviver estes momentos, faça uma avaliação de como era e de como está e pode ser que encontre a resposta certa. Uma mulher não deixa de amar, ela aprende a amar; pode ser que tenha, no caminho, errado em demonstrar esse amor e, se ela esfriou do mesmo modo que as folhas caem no outono, o que não pode esquecer é que o outono não é para sempre."

"**B**em, ando passando por isso e, no meu caso, eu sou a mulher. Ando sem desejo também, assim como a sua esposa, e sei que não é porque estou a fim de outro homem. Não tenho caso com ninguém, mas desconfio que a minha falta de desejo pode ser cansaço. Temos uma filha de 1 ano e 8 meses e, como ela toma parte da minha energia, à noite quero mais é dormir. Será que esse não é o seu caso ou o dela? Coloquei-me no lugar de sua esposa e refleti sobre a seguinte pergunta: da forma como estou agora, o que me faria sentir tesão? Se o meu marido me mandasse flores e à noite

Se eu fosse você...

desse um jeito de deixar a minha filha com algum parente e saíssemos para jantar, ia rolar um clima... E um motel para fechar a noite! Acho que da forma como estou cansada, só algo diferente para atiçar o meu desejo. Olha, seu caso está contado muito vagamente, mas de uma coisa você pode ter certeza, um filho pequeno toma muita energia da mãe. Se você dividir as tarefas com ela, talvez isso melhore. Meu médico me disse que gostaria de me receitar algo que me desse mais tesão, mas ele falou que isso vai acontecer só quando eu e meu marido focarmos atenção em nós dois e não só na criança, e disse que, com o tempo, o desejo vai voltar."

"**A**cho que esse não é o pivô do problema. Acho que ela está cansada da rotina de casa. Invista mais em encontros românticos, em motéis, em dizer o quanto a ama, talvez essa seja a solução. Eu investiria mais em mim, mudaria o visual. Esbanjaria no perfume e apostaria tudo num jantar à luz de velas com uma música clássica. Aposto que ela iria adorar."

"**O** que pode estar acontecendo é o seu relacionamento já estar um pouco desgastado e essa é a hora de você salvá-lo. Seja criativo! Busque saber quais são as fantasias dela, leve-a para um local diferente, enfim, apimente sua relação! Ah... e tem um detalhe: não ligue pra quem fica insinuando que sua esposa tem um amante. Se ela tivesse um amante, talvez tivesse mais tesão por você também. Relaxe, converse com ela e seja feliz!"

"**Q**uando tive minha filha, fiquei um tempo bem indisposta e sem desejo sexual. Minha filha mamava muito, dava muito trabalho e, por isso, fiquei um pouco desestabilizada. Mas, de acordo com o crescimento dela, nosso relacionamento sexual melhorou e voltamos ao normal. Converse com sua esposa, ajude-a e tudo vai melhorar!"

"**P**rovavelmente estes dois anos que seguiram ao nascimento do seu filho consumiram sua esposa para além daquilo que ela imaginava. As pessoas têm se casado e vêm tendo filhos sem uma noção clara da responsabilidade que isso significa. Hoje, mais do que nunca, esse período que vai dos 20 aos 30 anos é o momento em que as pessoas mais investem em si mesmas; no caso das mulheres, em especial, é o momento em que elas investem na carreira, na vida profissional, e buscam experiências afetivas e sexuais com mais desenvoltura. Provavelmente, agora ela tem pensado mais sobre tudo isso, isto é, o filho, sua vida profissional etc. Sua indisposição sexual pode estar ligada a isso. Mas como andam as outras dimensões do seu relacionamento? De repente, ela está passando por um período de autorreflexão, uma necessidade de colocar as coisas no lugar e isso pode não ter nada a ver com você exatamente. Convide-a para uma tarde num café, um lugar discreto, sozinhos e abra o jogo; mas faça isso numa boa, sem receios nem com um sentimento de enfrentamento. Estimule-a a dizer o que está vivendo e passando. As mulheres, quando têm problemas com seus homens, isto é, caso a coisa tenha acabado ou coisa parecida, acabam abrindo o jogo. Perceba se ela tem gestos carinhosos com você fora do sexo; isso pode ser um indicativo de que o problema não é o relacionamento em si, mas outras coisas. De qualquer forma, é bom variar um pouco as transas, levá-la para um hotel — não motel, muito na cara — fora da cidade, em outro lugar, uma noite fora, café da manhã juntos, talvez seja ótimo.**"**

"**A**migo, eu tenho um filho de 3 anos. Eu sei o que ela está passando, pois é muito cansativo, ainda mais se ela trabalha fora. Seja carinhoso e atencioso com ela e compreenda a situação.**"**

Se eu fosse você...

"A primeira coisa que você tem que pensar é lembrar como foi o relacionamento de vocês no namoro… naquele começo quando tudo é novidade. Às vezes, o outro vai dando as pistas de que as coisas não vão bem e nós fingimos não enxergar, pois, no fundo, pensamos que o outro mudará com o tempo… será? Será que eu mudarei para agradá-la, será que ela mudará para agradá-lo? Amar alguém não é querer transformá-lo no que nós gostamos, mas aceitar como o outro é. Isso inclui você. Depois pense… Você tem 28 anos, ela tem quantos? Será que vocês viveram, aproveitaram bem a adolescência, a pós-adolescência, namoraram bastante? Entraram nesse casamento que já dura cinco anos sabendo bem o que é o peso da responsabilidade de filhos, de casa, contas a pagar? Ou será que pensaram que seria um eterno namoro? Viver junto implica uma série de concessões que, sinceramente, com a idade que tinham, vocês não estavam preparados para assumir (essa é minha opinião, posso estar enganada). Outro ponto é: a mulher que cuida da casa, do filho, do marido, de si mesma, tem tempo para sentir tesão imediatamente como o homem? Mulher funciona muito assim, aborrecimentos do dia a dia esgotam o tesão da gente. Há que se inventar, há que se compreender. Homem quando está aborrecido, puto da vida, chega em casa, trepa e relaxa. Basta ver uma cinta-liga, uma calcinha vermelha, um filme erótico e ele está acesso. A mulher, não. Ela precisa de clima, relaxar, sentir-se envolvida… E por aí vai. Será que você está criando esse clima? Enfim, é preciso pensar muita coisa e talvez o diálogo seja o caminho para que vocês se reencontrem novamente ou não. O medo do que pode acontecer não deve inibir uma tomada de atitude. Dito de outro modo: se descobrirem que tudo acabou, pois que seja, vocês são muito jovens e têm uma vida para viver e um filho a quem transmitir amor e satisfação. Não tem coisa pior do que pais que não se amam, ensinando aos filhos a mentira, o desamor e o convívio como uma obrigação. A relação marital tem que ser prazerosa, se não é só infelicidade. Se a única coisa que a gente busca na vida é ser feliz, por que desperdiçar tempo? Se ficar difícil, busque a ajuda de um terapeuta de casal. Isso, sim, é saudável, buscar ajuda e aceitar os conselhos de um especialista. Doentio é ficar nesse nhé nhé nhé, nessa contenção de sexo... Vá à luta e seja feliz."

"**O**lha, quando nasce o filho, acho que fica difícil por uns tempos. Você vai precisar ter um pouco de paciência. Ela também está se adaptando a esse novo papel. Nesse caso, você tem de dar uma força para ela com a criança, ser parceiro, e pode ser que entre uma troca de faldas e outra ela sinta que você está do lado dela e role algo. Se continuar, aí alguém terá de arrumar amante."

"**M**ulher não gosta de sexo mesmo, isto é, gosta muito pouco. Coma outras mulheres."

"**P**rimeiro, não siga muito os conselhos dados neste site, pois se conselho fosse bom, não se dava e, sim, se vendia. Sua esposa deve estar muito cansada da rotina de cuidar de uma criança pequena. Se a criança ainda mama, a prolactina (hormônio responsável pela fabricação do leite materno) inibe totalmente o desejo de se fazer sexo. Ofereça sua ajuda para as tarefas domésticas, seja carinhoso e procure ser mais romântico que o interesse virá naturalmente."

"**E**u teria muito diálogo com minha esposa, principalmente sobre sexo, entre outras coisas. Diria para ela que o neném merece toda a atenção dela, mas eu também mereço. Depois da chegada do primeiro filho, a atenção da esposa ficará dividida entre ele e o esposo, mas nem por isso o sexo deve acabar. Em primeiro lugar, o neném deve ter o seu quarto separado do

Se eu fosse você...

quarto do casal. É necessário certo 'desligamento' emocional entre a mãe e o filho, pois, caso contrário, o sexo vai por água abaixo. Isso não significa que o neném deva ser esquecido."

"**U**m filho tira um pouco o tesão do casal. Mas não se assuste: é passageiro. Vale lembrar que você deve fazer a sua parte: carinho, agrados, surpresas são sempre bem-vindas."

"**R**ealmente acredito que ela não tenha amante nenhum, não, e que, às vezes, o homem precisa cultivar o sentimento: dizer que ama e tornar o dia a dia agradável. Muitas vezes, se esquece disso e, com certeza, isso se reflete na vida sexual, principalmente no caso das mulheres."

"**D**e repente está acontecendo com a sua mulher a mesma coisa que acontece comigo. Acabou ou está adormecido o tesão que ela tinha por você e ela não vai admitir isso nunca, nem para ela, nem para você, se você não exigir uma conversa definitiva. É muito triste quando se desliga o motor do casamento para o sexo. Você passa a dormir com um irmão. É o fim."

"**E**u falaria a ela da minha preocupação e pediria para me falar o que está acontecendo de verdade, para ver o que ela tem a dizer, e depois colocaria meus pontos de vista sobre a situação. Seria bem direto no assunto."

"**O**bservar as tarefas que absorvem sua companheira e ser mais participativo com a criança, que é também seu filho, levá-lo para passear, permitir que ela tenha mais concentração nas tarefas diárias: compras em supermercado, arrumação, entre outras. Acho que vale observar onde pode ser mais companheiro e continuar o namoro, paixão, tesão."

"**P**rocuraria ajuda profissional, depois de muita conversa. E se ela tiver realmente outra pessoa, largue dela e seja feliz comigo."

"**S**e não for um problema físico, seria legal você reavaliar o entrosamento de ambos... Você tem feito ela sentir admiração por você? Tem assediado sua esposa com o mesmo ânimo de antes?"

"**A**migo, existem muitos casos em que a mulher, após a gravidez, se desinteressa pelo sexo, por algum problema biológico. Creio que se você gosta de sua mulher, não é difícil você recuperá-la para o sexo. Seja mais carinhoso, mude seu visual para melhor, incentive-a a um bom corte de cabelo, presenteie-a com lingeries que a deixem mais bonita. Mas não exagere no primeiro momento, diga sempre que a ama, faça carinhos em todos os momentos e tenha uma boa dose de paciência, que logo você começará a verificar os resultados. E finalmente, se você for meio careta, modernize-se, inclusive mentalmente."

"**T**entaria conversar. O diálogo nesta hora é o mais importante. Tente expor o assunto com carinho e atenção. Talvez o problema não seja o filho e, sim, você. Mulher gosta de carinho e atenção a todo momento; às vezes, ela sente falta desse sentimento de afeto e evita relações a fim de que você descubra o que ela sente por dentro. Caso não melhore, procure conversar e ver qual será a melhor solução para resolver o problema. Marque um jantar e mostre o quanta a ama e a quer bem."

"**I**nventaria algo surpreendente, a dois: uma saída ao motel, um passeio, compraria presentes, enviaria flores. Quem sabe ela não se sentiria mais amada e pronta para o ato sexual à noite? Apimente a relação de vocês, afinal, depois de uma gravidez é meio estressante, muda tudo! Entenda. Ame-a e descubra-se."

Se eu fosse você...

"**U**ma das coisas que a mulher gosta é de ser chupada. Tente fazer isto: chupa com vontade seios, pernas, vagina, chupe-a toda. Tente outras coisas diferentes, não fique só no 'papai e mamãe', não, vai fundo e sem medo. Você começa a perceber que ela vai amolecendo, as pernas vão se abrindo e a sua vagina vai ficando toda molhada... aí, meu caro, é contigo."

"**E**u tenho 43 anos e também tenho este tipo de problemas, mas lhe digo: não desista. Algumas mulheres têm esse problema. Somente eu a procuro, sendo que, às vezes, digo a ela 'Por que só eu? Você não sente vontade?'. Ela me diz que sim, mas que tem vergonha. Muitas vezes, eu tenho que gozar sozinho. Coisa chata, não? Mas faz parte da vida, vivemos muito bem, só com esse problema. Nos amamos muito. Eu tenho três filhos com ela e não a troco por nenhuma outra. Para você, meu amigo, se ama sua esposa, ajude-a, converse muito com ela e tudo ficará mais fácil na sua vida. E não deixe de procurar sua esposa, elas gostam muito disso. Faça muito carinho nela, provoque-a na cama. É isso que a sua esposa quer."

"**S**e eu fosse você, me procurava! Brincadeiras de lado, acho que você deveria conversar com ela sobre isso. Ir diretamente ao assunto. Pode ser o filho? Pode. Tenho 28 anos e um filho de quase 1 aninho. No início, tive essas dificuldades, mas com o passar dos meses, tudo normalizou. É uma fase difícil para a mulher. Precisa perceber que, agora, além de mulher e esposa, é mãe. O que está além das duas anteriores, na minha humilde opinião. Mas acho que a descoberta do que está acontecendo e a solução estão no diálogo. Converse com ela, mas sem pressão. Leve o assunto em caráter de preocupação. Cobrança não terá bons resultados."

"Conversaria com ela sem medo. Sou mulher e acho bom quando meu esposo expõe o que está sentido. Dessa forma, vocês podem ajustar o que está errado. A mulher, depois que ganha neném, se volta mais para o lado maternal e, às vezes, esquece de que tem o direito de ser mulher. Com uma boa conversa, vocês vão conseguir reverter isso. Fale pra ela do desejo; se não quiser ser direto, procure livros que falem a respeito disso e dê pra ela. Tente mostrar o que você quer."

"Não ficaria encucado não. A sua esposa está passando por uma fase bem cansativa, às voltas com uma criança de 2 anos, cheia de energia correndo pra cima e pra baixo o dia inteiro. Isso tira o tesão de qualquer uma. Se você for inteligente, transforme seu momento sexual em qualidade, e não quantidade. Pegue os fins de semana, peça ajuda aos avós para ficarem com o neto, dando um tempo para sua esposa relaxar e se preparar, convide-a para jantar fora, monte o clima que o sexo pintará como no começo."

"Quando fizerem amor, comece a fantasiar com ela, pergunte se ela gostaria que tivesse mais uma pessoa com vocês na cama; caso ela confirme, pergunte se homem ou mulher e crie fantasias. Se tiverem coragem, coloquem em prática."

"Em seu lugar, conversaria com sua esposa, abertamente. Falaria o quanto você se preocupa com esta fase que está passando por vocês e o quanto sente falta de seus carinhos. Não force a barra, procure-a com palavras doces, beijos apaixonados, bilhetinhos, por exemplo. Talvez ela tenha deixado seu lado mulher um pouco adormecido pela maternidade, mas nada que o carinho sincero do marido, aos poucos, não possa despertá-la novamente! Tente não tocar no assunto sexo diretamente, pois ela pode pensar que está a fim somente disso. Pergunte como ela está se sentindo, se existe algo no trabalho, enfim, aos poucos, toque nesse assunto. Conversar para entender é a melhor solução. Ela precisa primeiro saber que existe um homem preocupado com o bem estar dela e não somente com a periodicidade do sexo! E eu sei que se preocupa com sua mulher, então... Boa sorte!"

"**Q**uando eu tomava contraceptivos, também perdia a libido. Não seria esse o caso? Muitas vezes, problemas hormonais mexem com todo o organismo da mulher e seria bom procurar um ginecologista para expor esse problema."

"**M**eu bem, você com 28 anos e já tem problemas conjugais? Bom, eu, como mulher, acho que a causa é a rotina. Leve sua esposa pra um jantar bem legal e como vocês são bem novos, deem uma esticadinha numa boate da moda e depois, meu bem, já sabe, né? Um 'motelzinho' básico resolve o seu problema. Mas não faça isso uma vez por ano não, viu, bem? Procure sempre fazer surpresas pra ela. Se ela trabalhar fora, chegue mais cedo em casa, mande flores, leve o bebê de vocês para passar uma noite na casa da vovó, leve café na cama e por aí vai."

"**O** importante é saber se o que está ocasionando isso é biológico (desequilíbrio hormonal), psicológico (alguma frustração com relação ao casamento, traumas e conceitos preestabelecidos), objetivos pessoais ou profissionais (dos quais teve que abrir mão após o casamento e a gravidez) ou afetivo, pois as mulheres são muito sensíveis a situações e ambientes. Uma pequena frustração pode nos causar desinteresse e, uma vez sendo o nosso sexo desejo, em sua maior parte, psicológico e, não, físico. Mas é claro que uma boa carícia estimula e muito (desde que já não haja bloqueios). Procure dialogar de igual para igual, veja-a como um todo e talvez a razão esteja onde você menos espera e você descubra que vocês têm mais afinidades do que imagina; sejam parceiros em tudo."

Regina *comenta:*

Sexo indesejado, por obrigação. Assim é com a maioria das mulheres casadas ou que têm qualquer tipo de relação amorosa estável. Estão sempre inventando muitas desculpas para não ter sexo. Elas tentam tudo para postergar a obrigação que se impõem para manter o casamento. Quando o marido se mostra impaciente, não tem jeito: a mulher se submete ao sacrifício. É coisa que não se conta nem para a melhor amiga. Comentar o assunto significa admitir o que se tenta negar.

Muitas mulheres amam seus maridos, não conseguem imaginar a vida sem eles; gostam de ficar abraçadas, bem junto, fazendo carinho. Só não sentem desejo sexual algum. Algumas se esforçam para que o desejo volte a existir: fazem promessas, vão a motéis, organizam viagens de fim de semana para lugares bucólicos, abrem um champanhe. Mas não tem jeito.

O sofrimento da mulher é maior quando ela reconhece no parceiro um homem inteligente, generoso, afetivo, e o mais doloroso de tudo: um homem que a ama e a deseja. Nesses casos é comum ouvirmos lamentos do tipo: "Nunca vou encontrar ninguém parecido." E com medo do novo, de ficar sozinha, a mulher pode acabar optando por uma relação assexuada, até convencendo o marido que sexo não é tão importante.

A excessiva intimidade e familiaridade com o parceiro, associada ao hábito, pode levar à perda do desejo sexual, independentemente do crescimento do amor e de sentimentos como admiração, companheirismo e carinho. Atualmente, muita gente se mostra surpresa quando percebe que sexo e casamento são incompatíveis. Mas todos sempre souberam disso. O casamento funcionou muito bem, durante séculos, porque o amor romântico e o prazer sexual não podiam fazer parte dele.

5. Tenho 32 anos e estou separada há quatro. Meu ex-marido me traiu porque talvez eu não fosse uma boa amante, do tipo que satisfaz as fantasias sexuais masculinas. Não tínhamos uma vida sexual muito boa. Depois que me separei, fiquei sozinha uns dois anos e hoje tenho um relacionamento com um amigo muito especial que infelizmente é casado. Aconteceu. Nós não previmos, simplesmente aconteceu. Temos um sexo maravilhoso, cheio de amor, cheio de carinhos, cheio de tesão... fazemos loucuras quando estamos juntos... Experimentamos um monte de coisas novas, sem preconceitos e tabus... Com ele, tenho o melhor e mais gostoso sexo que já conheci e sei que isso também acontece com ele... Só que tenho que terminar esse relacionamento e não consigo me separar dele. O que devo fazer? Ele é casado! Eu não perdoei quando meu marido me traiu com outra mulher e agora eu estou traindo a mulher do meu melhor amigo! O que fazer?

☞ *Se eu fosse você...*

"Amiga, falo do outro lado (masculino). Você e ele se descobriram, fizeram loucuras, como você escreveu. Ao ler, eu me vi na mesma situação. Meu casamento acabou por minha culpa? Conheci uma mulher casada e fizemos de tudo. Houve, e acho que ainda há, um amor sincero e honesto, pois ainda nos falamos às vezes. Nós nos afastamos, para encurtar a conversa, pois, apesar de eu estar separado, ela preferiu manter o casamento. Já sofri muito, hoje ainda sofro, mas creio que, por amá-la, vou tentando levar a vida. Poucas palavras, mas muita sinceridade.**"**

"**E**stou na mesma situação que você e acabei de saber recentemente que fui traída, mas ainda não sei o que fazer. Não mandei ele embora para ele não ficar com ela, mas também não consigo descobrir se ele sai com ela ainda. Que droga de vida! Por que esses homens têm que ser assim? Sei muito bem como você está se sentindo."

"**C**uspiu para cima. Não julgue as pessoas em uma separação: pelo menos em 95% delas os dois tem sua cota de 'culpa' e/ou participação. Com relação a sua situação, ele está enrolando você."

"**R**elaxaria e viveria essa paixão. Na minha opinião, você cometeu um grande erro no passado não perdoando seu marido. E agora que percebeu que essa é uma situação da vida real, adulta, e que isso pode acontecer com qualquer um, a qualquer hora, vai negar o que está sentindo por uma questão meramente moral? Não aprendeu com o erro do passado? Tente separar o amor do sexo e seja feliz!"

"**P**or que é que você tem que se separar dele? Só por que ele é casado? Será que não é melhor viver feliz com um cara casado que infeliz com seu próprio marido? A gente tem que aprender a acreditar que ciúme é posse, entretanto ninguém é de ninguém. Vai ser feliz, minha amiga, e esquece o que a nossa cultura de 1950 reza."

"**A**proveite, pois sexo de qualidade e com tanta intimidade não é toda hora... Seria horrível mentir, mas se vocês ficarem juntos realmente, possivelmente vão trocar o sexo por preconceitos e tabus. Se é tão bom pra ele, por que ele não fica com você? Possivelmente, porque a esposa ele já tem, e não quer trocar por outra... Não importa se você está reproduzindo o que viveu, é bom, não é? Se não dá mais, pule fora... Você sabe que ele nunca foi seu fora da cama."

Se eu fosse você...

"**N**a minha opinião, você tem tudo para ser feliz, mas com outra pessoa. Sexo por sexo, você tem com seu amigo, e pode muito bem ter com outro que seja solteiro sem ter que magoar alguém. Não retribua com a mesma moeda o que fizeram com você. Você não perdoou, será que a mulher dele perdoaria? Ainda mais sendo sua amiga? Bem, acho que não existe amor entre você e ele, é mais tesão. Se por acaso ficarem juntos, daria certo? Pense bem, isso é apenas um aventura, fruto da sua carência, mas vai passar. Acabe logo com isso antes de magoar outras pessoas, pois nada fica encoberto que Deus não revele."

"**S**e eu fosse você e não desejasse interferir no casamento de meu amigo, eu me afastaria dele e procuraria conhecer outras pessoas, faria cursos de dança de salão, cursos de massagem, faria ioga, começaria a frequentar alguma academia de ginástica. Aprenderia dança do ventre e viveria minha vida sem culpa, pois viver com culpa não é bom para a saúde, nem para o espírito. Com certeza, se você consegue fazer sexo gostoso com ele, também fará com outros homens. Uma dica: procure estudar tantrismo e conheça o naturismo."

"**Q**uem é comprometido? Ele. Quem está traindo? Ele. Então, deixe que ele tome essa decisão. Entender o que significa exatamente uma vida dupla, ser dividido. Boa sorte!"

"**C**urtiria sem me preocupar, afinal você já sofreu e agora está tendo prazer."

"**E**stou vivendo a mesma situação que você, só que não sou casada, mas encontrei alguém com quem me dou superbem e ele me satisfaz em todos os aspectos. Estamos juntos há 10 meses e não penso o que devo fazer para me afastar dele. Acho que ninguém tem o direito de nos julgar. As pessoas não vivem seus momentos e reclamam que são infelizes. Simplesmente viva seus bons momentos e, quando não estiver mais a fim, tome essa atitude. Estou sendo feliz assim, amo meu neguinho e vou aproveitar cada momento que a vida me der enquanto eu estiver sendo feliz. Sei como você se sente, às vezes, mas enquanto se pode adiar os dias de tristeza..."

"Amiga, o coração e o tesão não se escolhem, simplesmente sentimos. Por que você quer se separar se está vivendo uma coisa boa? Sou amante há três anos e já fui esposa por nove. A melhor coisa que temos é ter alguém que nos complete, independente da condição de casado ou solteiro. Viva intensamente essa relação e, enquanto puder, não abra mão do seu prazer."

"Eu acho que relacionamentos com homens casados acabam sempre mal porque há muita culpa envolvida. Enquanto estiver envolvida com um homem casado não está livre para amar um solteiro."

"Eu experimentava outros homens, mesmo estando com ele. E, depois, se encontrasse um rapaz que goste de sexo como você, largaria ele e ficaria com o outro."

"Olha, eu acho que o problema era de comunicação entre seu marido e você. Você achou uma pessoa que ensinou o que você sempre queria fazer, mas nunca teve coragem de falar ou pedir para que seu marido fizesse. Mas, e agora? Acho que você deveria conversar com seu "namorado" e falar fracamente. Você já está preparada e sabe que quer ir à luta. Tem um bocado de homem dando sopa, mas se quiser investir na relação, faça com muito cuidado, para que a pessoa não descubra, pois se descobrir vai ser o maior tumulto."

Se eu fosse você...

"**S**e eu fosse você, tentaria ficar com ele. Não acho que você está traindo a mulher dele. Pelo contrário: ele é quem está. Se ela fosse sua amiga seria uma situação difícil, mas nesse caso não é. Então, você não deve pensar nela e deve partir pra sua própria felicidade, procurando fazer o que você realmente deseja sem se preocupar com os preconceitos alheios. Afinal, todos nós corremos o risco de nos apaixonarmos por alguém comprometido. Claro que se fosse minha amiga, não iria me envolver. E sabe por que eu digo isso? Será que se ela tivesse no seu lugar, ela não iria fazer o possível para ficar com ele? E pior, sem se preocupar. Como existe gente assim! Não devemos nos prender aos preconceitos."

"**P**rimeiro, não se sinta culpada pelo fato do seu ex-marido ter sido um grande canalha. Segundo, se o seu amante realmente amasse você, já teria deixado a esposa. Se o que vocês têm é somente sexo gostoso, continue com ele e pronto. A esposa é problema dele, e não seu. Afinal, pimenta no olho dos outros é refresco. Não esquenta não, boba! Aproveita!"

"**T**udo que é proibido, é melhor! Mas valorize-se, você pode e deve encontrar um homem que te dê muito tesão e seja solteiríssimo. Você sabe qual é a dor da traição, não faça com os outros o que não quer para você. Converse com ele, procure saber se ele tem alguma intenção de ter você como a 'oficial'. Mas você vai querer ser a oficial? Ele pode arrumar uma outra novamente. Se não tiver, abandone. Sai desse corpo que não te pertence. Pule fora dessa loucura deliciosa, passe a vê-lo menos, vai se distanciando. Aos poucos, e com um bom namorado solteiro, você se livra desse mal."

"**S**ituação complicada a sua, cara amiga. Mas, o que dizer diante da paixão? Você é correspondida realmente? É feliz? Se faz bem pra você, se faz bem pra ele, vá em frente. E se questione se houver sofrimentos, porque se você sofre, algo não está legal, mesmo numa relação extraconjugal! Seja feliz. Nós merecemos nos dar essas oportunidades."

"**A** questão é saber se o lance entre vocês acabou; porque se não acabou, não adianta querer acabá-lo. Quero dizer que talvez uma decisão racional sobre isso não seja suficiente para pôr fim ao namoro. Outra, vocês começaram algo que queriam que começasse. Veja bem, qual é a do cara nessa? Para um homem não é difícil ter uma vida sexual com duas mulheres e saber muito bem o papel de uma e outra em sua vida; mas, e você, tá embarcando na paixão ou é um lance de sexo? Conhecendo mulher pouco como conheço, me parece que você já está querendo ter marido novamente. Quer saber como acabar com esse lance? Pergunte a ele qual a remota chance de ficarem juntos. Dependendo da resposta que ele der, você terá a sua se continua ou não nesse paraíso sexual."

"**E**stou passando pelo mesmo caso, ela é casada e eu também. Estou loucamente apaixonado por ela e já faz sete meses. Eu irei terminar o mais rápido possível, porque, neste caso, nós só vamos sofrer mais."

"**N**ão devia ter largado o seu marido, pois homens não traem quando apenas fazem sexo, mas sim, quando se envolvem."

"**N**ão terminaria. Por que interromper algo que lhe dá satisfação? Que mal você está fazendo a alguém? Nenhum, é a resposta. A mesma situação está acontecendo comigo. Sou casado e não venho obtendo retorno sexual de minha mulher. Concluí que ela, na verdade, é minha parceira de vida, e não de sexo.

Se eu fosse você...

Minha nova parceira de sexo, e amiga, está bem ciente disso e o único compromisso que temos é o de sermos felizes. Não há cobrança, nem normas ditadas pela sociedade. Quantas vezes você se absteve de fazer alguma coisa para não contrariar dogmas sociais? Então, por que mais esta? Continue enquanto estiver bom para os dois. Não se culpe."

"**E**u terminaria o relacionamento, pois não vai passar disso, um caso... Você acredita que será feliz sendo sempre a outra? Se contentando com migalhas, você irá sofrer com o fim do relacionamento, porém vai superar. Acredito que todos nós temos alguém especial feito para a gente e que um dia o encontramos. Dê tempo ao tempo e você irá encontrar essa pessoa; ninguém consegue ser feliz enganando alguém."

"**S**eu problema é espiritual. Quer mesmo um conselho? Terapia do Amor. Aos sábados, na Abolição, se você é do Rio de Janeiro. Funciona mesmo, é só crer."

"**N**ão te conheço e nem quero, pois você é uma safada, condenou seu esposo e agora está fazendo a mesma coisa. Você é do tipo de mulher que foi infeliz e agora faz com que outras mulheres sejam como você, infelizes. Toma o seu rumo e larga desse osso que já tem dono e vai se relacionar com alguém que não seja casado. Você se relacionou com ele por pura safadeza e acabou gostando, sua sem vergonha."

"**É** muito difícil a situação em que se encontra, mas seja sincera consigo mesma. Você sabe que está errando e só não conserta se não quiser, pois sabe que o cara tem compromisso com esposa e filho. Pensou como seria se você estivesse no lugar da mulher dele? Pensou em como agiria? Você já deixou claro que não perdoaria.

Triste saber que existem homens que fazem isso com suas parceiras. Você simplesmente se igualou à sem-vergonhice do seu marido e, agora, do seu amante. Sabemos agora que você está apaixonada, e que não sabe como agir. Converse e tente colocá-lo a par dos acontecimentos. Procure se separar deixando o sentimento de amor de lado e se colocando no lugar da mulher dele, ok? Assim, saberá o quanto dói a traição e nunca mais fará isso com ninguém. Você está sendo leviana, infelizmente este é o nome que eu daria, mesmo porque o cara não vai largar a mulher e os filhos pra ficar contigo, pode ter certeza que ele não fará isso. Não fez até agora, não espere nada igual. Agora que está satisfeito sexualmente, só a quer pra isso; é difícil, mas é verdade."

"**P**ensaria melhor, não me deixaria levar apenas pelas emoções prazerosas do sexo. Talvez por causa do que lhe aconteceu quando casada essas emoções foram libertas. Pense mais profundamente no caso, não se desespere. Mas não seja o pivô que venha a pôr um fim no casamento dele. Se você descobrir isso, vá aos poucos, sem traumas, colocando um ponto final no relacionamento. Se isso acontecer, tome um fôlego, não se desespere, controle suas emoções. E siga com sua vida, que de pessoas estamos sempre cercados, e dentre estas saiba escolher aquela que a fará feliz."

"**E**u acho que ele tem que decidir o que quer. Viver assim não é legal. Se ele te ama e você o ama, vai fundo, mas analisa se não é só tesão."

"**A** questão do perdão, viu como sua situação não era sua culpa em seu casamento? Ele procurou outra? Mas porque, às vezes, acontece. E agora quero lhe dizer que viva cada momento como se fosse o último. Converse com ele, diga e expresse o

Se eu fosse você...

que realmente quer dele (seu parceiro novo); aliás tenho certeza de que irão resolver isso numa boa."

"Quando seu marido estava com você, você não fazia loucuras com ele e teve que separar para fazer isto. Levou chifre porque procurou isso, é o que acontece com muitos casamentos: quando estão casados, não pode isso nem aquilo. E é só separar, que tudo pode com outro."

"Se eu fosse você, estaria muito feliz. Passei por uma situação parecida com a sua e não tive a mesma coragem. Eu me arrependo de não ter vivido esse 'amor-amigo'. As escolhas são nossas, porém têm um preço. Boa sorte."

"Se eu fosse você, continuaria vivendo essa história maravilhosa. Também me separei por causa de traição e vejo agora que isso é prática comum. Todos traem. Portanto, se já encontraste uma pessoa que te curta, vai em frente e sê feliz, sem culpas."

"Por que você tem que terminar esse relacionamento? Não se culpe tanto por isso, por algo que aconteceu despretensiosamente. Se é bom e gostoso para você, aceite as limitações do relacionamento e vá em frente. Deixe que o relacionamento termine (ou não) do jeito que começou, acontecendo."

"Complicado demais. Passei por uma situação delicada e foi muito difícil também. Eu me apaixonei pelo amigo do meu marido. Foi difícil, sofri e sofro até hoje. Se eu fosse você, abriria mão. Com certeza é muito difícil, dói demais. Porém..."

"Toma vergonha na cara e não culpe os outros, já que você também não é fiel."

"Se te faz bem, não termine. Fui casada, fui traída, não penso em arrumar homem casado, mas, se aparecer, o que fazer? Pense nos prós e contras. Se te faz mais bem do que mal, continue. Por favor, só não deixe a esposa descobrir, pois sabemos como dói, né?"

"Que seja eterno enquanto dure. Esqueça o mundo lá fora, até porque não deixou seu marido por traição e, sim, por falta de atenção em outras palavras, por ter sido 'mal-amada'. Claro que o peso de o cara ser casado é grande, mas você é livre e tá aí, vivendo um êxtase de paixão. Falo porque tenho um caso parecido. 'Ser ou não ser', eis a questão. Curta o momento, esqueça o amanhã e não se machuque."

"Olha, minha amiga, não sei se você tinha tesão pelo seu ex-marido, talvez não, talvez tivesse amor, mas faltasse algo no sexo. O que eu percebi é que você era uma pessoa muito preconceituosa e talvez por isso seu casamento fracassou. Isso não tem nada a ver com a 'traição' do seu ex-marido, tem a ver com você. Com o seu amigo, acredito que você se soltou. Quando você diz 'coisas novas', sem 'preconceitos ou tabus', isso incluiu sexo a três, troca de casais, coisas do gênero? Tudo bem, eu pessoalmente acho isso ótimo. Se você 'tem' que terminar o relacionamento, deve fazê-lo. Mas você não quer! E ele, o atual, quer? Você quer ter uma relação tipo casamento com ele? E se tivesse, seria uma relação aberta? Pense em tudo isso e veja se, além do sexo, sente também amor por ele. E aí os dois devem decidir sobre a questão. O que eu posso te dizer é que você carrega um 'sentimento de culpa' porque fez a mesma coisa que condenou no outro, seu ex-marido. Espero ter ajudado."

"Continuava com ele. Se ele é casado, cada um com seus problemas. Vá, minha filha, seja feliz. Chifre foi feito para o homem (ou mulher), o touro usa de teimoso."

Se eu fosse você...

"Não espere por ele nos dias de Natal, de aniversário e nem quando você estiver num final de semana se sentindo sozinha (esses são os dias reservados às oficiais). Vá vivendo assim, um dia de cada vez, sem muita culpa, mas também não espere que ele se case com você. Tome cuidado para não engravidar e cuidado para não criar ilusões na sua cabecinha. Curta os bons momentos, e depois, quando estiver determinada a achar um companheiro legal, vai se sentir preparada para desistir dessa relação."

"Se você encontrar a resposta, me passa, porque eu vivo a mesma situação há três anos. Só que, no meu caso, além de ele ser casado, é superpossessivo, tem ciúme até da minha sombra, vive me vigiando e ainda me faz ameaças por causa do ciúme. E eu não tenho coragem de cobrar nada dele, pois vivo o mesmo dilema que você. Acontece que ele é o homem mais carinhoso e mais apaixonado do mundo quando está comigo, fazemos sexo loucamente, sem o menor pudor, com a maior emoção. Também não sei como sair dessa. Bom, eu não te respondi, mas pelo menos acho que serviu para você saber que tem gente que vive a mesma situação e compartilha da sua angústia."

Regina (comenta:)

Quando duas pessoas se casam, elas se sentem como que adquirindo um título de propriedade, e cada uma se acha no direito de exercer um controle sobre a outra, principalmente quanto ao corpo. Mulheres e homens casados têm proprietários. Alguns usam aliança no dedo para não deixar dúvidas de que têm dono, a quem devem satisfações. Ambos são valorizados se cumprem o papel que a sociedade espera deles. E a expectativa em relação à mulher é que seja esposa e mãe. Portanto, a mulher que transa com homem casado, a amante, geralmente é vista como transgressora dos valores morais, a destruidora de lares. Socialmente, muitos a desvalorizam, alegando que são inferiores por se contentar com migalhas. Várias expressões pejorativas são empregadas para mostrar como essas mulheres são percebidas. "Não ser a matriz, e sim, a filial" é uma das acusações que sofrem, além de terem que ouvir afirmações como: "Se ele te amasse, largaria a mulher para ficar com você."

Claro que tudo é diferente quando se trata do homem. Numa sociedade patriarcal, ele é valorizado quando se relaciona com a mulher casada. Afinal, imagina-se que ganhou a competição com o marido enganado. Não é isso que se espera de um homem? Força, sucesso, poder, coragem e ousadia. O prestígio dele aumenta. Acredita-se que seja mais competente sexualmente do que o marido, que fica estigmatizado como "corno", e é acusado de não ter sabido segurar a mulher, de não saber se fazer respeitar.

Entretanto, as relações extraconjugais se tornam cada vez mais comuns para os dois sexos, e cresce o número de mulheres solteiras, separadas ou mesmo casadas que se relacionam com homens casados. Mas como se sentem essas mulheres? Uma vez que, de maneira geral, as pessoas estão submetidas a um modelo de relacionamento amoroso, a maioria delas acaba se sentindo inferior, competindo com a esposa e sofrendo porque o homem não opta por uma relação estável com ela. A questão é que não adianta transgredir só nas atitudes. É importante que se modifique também a maneira de pensar, a visão que se tem do amor.

Hoje, as mentalidades estão mudando bastante e já é possível encontrar mulheres que não desejam manter relações amorosas estáveis com uma única pessoa. Preferem ter encontros eventuais com o homem que amam, desde que haja muita emoção, sem correr o risco de cair na rotina. Assim, a relação com o homem casado não é problema algum para elas; ao contrário, pode até ser desejável por permitir uma vida livre, com vários outros interesses. Sem contar que muitos homens casados, por viverem uma relação morna com a esposa, chegam para o encontro com muito desejo e amor para dar.

6. Fiquei cinco meses enrolada com um rapaz e resolvi encostá-lo contra a parede: perguntei se ele pensava em ter algum relacionamento sério comigo ou não. Ele veio com um papo de que estava confuso, me pediu um tempo, mas acabou respondendo que sim e a gente começou a namorar. A desculpa que ele deu para a dúvida é de que a gente mora muito longe. Só que dois dias depois que o nosso namoro começou, eu liguei para a casa dele, ele não estava e a prima dele, que é minha amiga, me disse ele andava saindo com uma outra menina que tem 17 anos e já tem um filho. Voltei a ligar para ele, falei que sabia que ele tinha outra e ele negou. Insisti, xinguei, falei um monte de coisas e ele acabou confessando. Desliguei o telefone na cara dele e no dia seguinte liguei para a prima dele, que me disse que depois que eu desliguei, ele passou a tarde toda trancado no quarto. O caso é que eu sou muito idiota e ainda gosto dele, não consigo e nem quero conseguir esquecer. A prima dele acha que a gente tem tudo para acabar junto. O que eu faço?

☞ *Se eu fosse você...*

"**A**miga, se eu fosse você... dava um belo de um pontapé na bunda do indeciso! Aproveite sua juventude para estudar, progredir e conquistar a sua independência financeira. Não deixe sua vida ficar refém de outra pessoa. Importante: 'se eu fosse você...', mas não sou! Nem a prima dele! Não importa o que eu, ela ou qualquer pessoa ache, pois no final das contas é você quem terá que decidir!"

"**U**ma coisa é você gostar dele, outra coisa é ele ter outra menina. Ele tem que se decidir se gosta mesmo de você ou da outra e você tem que refletir, repensar e botar toda essa relação na balança, vendo realmente o que vale a pena. Na verdade, tudo passa nessa vida, ninguém morre de amor. De repente amanhã você pode encontrar uma outra pessoa que goste mesmo de você e te dê o valor que você merece. Pense em tudo e nisso também. Boa sorte."

"**S**eja inteligente e se dê valor! Pelo amor de Deus, mulher! Você deve ser jovem e bonita. Com tanto homem no mundo, vai encanar logo com alguém que já começa confuso se quer ficar com você ou não? Um que, além de não se decidir, te trai? Que mente pra você e na mesma hora se contradiz? Será que a prima dele é tão sua amiga assim, pra querer que você fique com um cara desses? Tome cuidado! Ela pode ser mais amiga dele do que sua e dizer isso só pra te deixar ligada a ele, para ficar mais fácil se ele quiser voltar com você depois! Bola pra frente, enxugue as lágrimas e faça a fila andar! Você pode não querer esquecer ele agora, mas acredite, é só uma questão de tempo! Boa sorte!"

"**B**om, eu sofri por isso também, mas ele admitiu, aí é difícil, né? Se você gosta, conversa com ele e vê o que ele quer mesmo. A confiança é importante. E não dá bola para o que os outros falam."

"**A** pergunta básica é: depois que ele passou esse tempo no quarto, aconteceu mais o quê? Se você acha que pode perdoá-lo e dar uma nova chance para você dois, tudo bem. Consulte seu coração e sua razão, separadamente, ok? Faça apenas três perguntas: eu confio? eu respeito? eu admiro esse homem? Aí, você saberá como agir. Boa sorte."

Se eu fosse você...

"**P**rimeiro, eu acho que você deve conversar com ele, não com a prima dele. Se ela fala a verdade ou não, quem garante? Ela falou a verdade quando disse que ele tinha outra, até porque ele mesmo confirmou. Agora, se ele sentiu mal a ponto de ficar trancado no quarto eu não sei, né? E será que vale a pena você ficar com um cara que, com apenas cinco meses de namoro, já te traiu? Não sei, né, é um caso a pensar. Vale ressaltar que você tem que se dar o devido valor e, se gosta tanto assim dele, deve gostar também muito de você. Então, pare e pense se vale a pena ficar com um cara que te traiu, sabendo que vai desconfiar dele sempre. Pense e acima de tudo se ame."

"**D**esencana, a pessoa quando gosta de você de verdade não precisa ser colocada na parede, ela simplesmente quer você e pronto. Sei que você gosta dele e quando a gente gosta é difícil, mas será que você não merece alguém que goste de você de verdade?"

"**J**á aconteceu algo parecido comigo, algo bem recente. Eu sei que é difícil, mas tente dar tempo ao tempo. É péssimo ter que ficar imaginando onde ele possa estar e com quem, mas o melhor remédio é o tempo. Tente esquecer, saia com os amigos, se distraia para não ficar pensando nele toda hora. Não se preocupe; se ele errou, ele vai voltar atrás. Obs.: antes de tudo, você precisa ter certeza se ele realmente gosta de você, você mesma responderá a essa pergunta, e se vale a pena continuar com ele, se ele é realmente o que você quer. Depois disso, se distraia, tente esquecer e não procurar ele, se ele gostar realmente de você, ele vai te procurar."

"**A**ssim, eu vejo que é uma situação difícil e até engraçada, pois quem está de fora pode dizer um monte de coisas que talvez possam não resolver o que sentimos por dentro. Como, por exemplo, nos criticar por ainda amar alguém que nos traiu e, pior que isso, querê-lo de volta. Por outro lado, é muito difícil aceitar essa situação, mas quando a gente ama, sem querer a gente acaba perdoando. Contudo, se eu fosse você, eu tentaria conversar com ele e ver o que ele realmente quer da vida. E se ele estivesse a fim de levar o romance a sério, eu daria uma nova chance. Claro que com uma condição: se aquilo voltasse a acontecer, eu não o perdoaria e, mesmo sofrendo, tomaria um outro rumo. Tomara que vocês encontrem uma saída, pois amar é uma coisa muito bonita e também é raro hoje em dia. Só mais uma coisa, tenha fé no seu taco e tudo dará certo."

"Eu esqueceria. Se ele já te traiu no começo, vai continuar, com certeza. Experiência própria."

"Não posso te dar um conselho que você não quer ouvir. Infelizmente, esse relacionamento não tem futuro. Digo isso por experiência própria, não fique iludida por um cara que não quer te levar a sério. A vida foi feita pra se viver e não pra se vegetar; desencane desse cara. Você ainda vai encontrar alguém que te mereça, pode ter certeza disso. Mas, para isso, goste primeiramente de você e saiba se valorizar. 'Nenhum homem merece as lágrimas de uma mulher, e quem as merece, jamais farão você chorar'. Pense nisso, amiga, e seja feliz."

"Arrume outro! Pode parecer bobagem, mas se ele gostar de você, de verdade, ele vai te procurar chorando, falando que te ama. Algumas pessoas precisam perder (ou pelos menos achar que perderam) para então dar valor ao que têm."

Se eu fosse você...

"**S**e eu tivesse convicção de que gosto realmente dele, com certeza, voltaria. Todos merecemos uma segunda chance, somos passíveis de erro. Conversa com ele, veja se dá para acreditar que ele está sendo sincero e, se resolver voltar, coloque na sua cabeça que essa traição vai ficar no passado e não vai ser uma sombra no relacionamento de vocês. Boa sorte."

"**N**ão ficaria com um homem desses. Sabe por quê? Ele não tem caráter, só mentiras. Você merece algo melhor."

"**N**ão voltaria, porque quem ama tudo suporta e espera! Se ele amasse você, teria te namorado há mais tempo e teria suportado a distância! E outra, quem ama nunca trai!"

"**S**e eu fosse você, daria uma segunda chance. Com certeza, todos nós merecemos uma segunda chance. Tem pessoas que precisam perder a pessoa com quem estão para ver que realmente gostam dela. Não perca tempo, haja antes que apareça outra na vida dele. Vá ser feliz. É melhor uma lágrima de derrota do que a vergonha de nunca ter lutado. Você vai ficar com essa dúvida até quando? 'Será que ele gosta de mim? Será que eu dou uma segunda chance?' Deixa de ser boba, menina, vai em frente."

"**M**ulher é desesperada para arrumar um homem para cuidar dela mesmo. Com apenas cinco meses já quer casar. E o pior é quando está solteira, alega que adora ser solteira. Ora, já que querem igualdade, vamos ficar fazendo amor a vida inteira sem compromisso."

"**E**squeça. Lembre-se que há sempre alguém especial, livre e desimpedido, esperando por você."

"**S**e eu o amasse, eu ligaria para ele e convidaria ele para uma conversa séria e veria no que iria dar. Pois se aconteceu uma traição é porque existe uma história mal-resolvida entre vocês."

"**E**u acho que você deveria largar dele, pois, se perdoar, com certeza ele irá te trair de novo e quem realmente gosta não trai. Tem que se respeitar e tenho certeza que você pode encontrar uma outra pessoa que te respeite e te ame como você merece."

"**S**e ele teve a capacidade de ficar com outra é porque não dá valor para você. Então, querida, levanta essa cabeça e olha pra a frente."

"**N**ada, não faça nada. Dê o valor que você, mulher, merece. Procure outro. Nós nos apaixonamos várias vezes. Ele está arrependido? Já mostrou que agiu errado e quer consertar? Já pediu desculpas? Pelo que você diz, não! Então, aprenda a amadurecer e virar mulher, conhecer seus valores que nunca devem ser esquecidos, tampouco subestimados. Lembre-se que todos temos pontos fracos, o que não anulam nossas qualidades. Boa sorte."

"**E**u não voltaria atrás. Pra mim, mentira é a melhor forma de destruir um relacionamento. Mesmo você gostando dele, eu acho que você deveria partir pra outra e pensar que pode sofrer ainda mais se insistir nessa relação. Ele não merece você."

"**P**oria uma pedra em cima; isso é passado, fica a lição para o futuro. E antes de se envolver novamente com alguém, procure saber mais sobre esse alguém, não tenha pressa, não se desespere, tudo tem sua hora. Não seja apenas mais uma, seja você."

Se eu fosse você...

"Essa é velha: se ele faz isso agora, imagine depois que você tiver filhos. Por que continuar com algo duvidoso?"

"Parte para outro, esse cara não quer nada com você, ele quer tudo para ele, não sofra. Eu não sei quantos anos você tem, mas parte para outro para não sofrer depois mais tarde."

"Colega, nunca aperte ninguém para nada. Vou te dar um exemplo clássico e não amoroso: digamos que seu chefe te ponha contra a parede para que você faça algo logo. Você não tem uma resposta, mas ele a quer. No momento, você não tem como acertar, ele tem de ter paciência. No máximo, e muito mais digno, você será sincera e dirá que não tem como lhe dar a resposta exata. Garanto que ele te achará muito mais competente e digna de confiança. E assim acontece nos relacionamentos. Nós, seres humanos, quanto mais somos pressionados, saímos por entre os dedos e nunca sabemos o que se passa pela cabeça do outro. Claro que sonhamos com a fidelidade, amor eterno e blá blá blá, mas quando queremos algo, temos paciência e assim conseguimos tudo o que queremos. Quando amamos, deixamos livre e, assim, tudo o que é nosso voltará para nós em dobro e muito melhor do que imaginaríamos que fosse."

"Passei por um situação igual à sua. Quando, enfim, tomei a decisão de cair fora, foi que vi o quanto eu havia perdido. Logo, refiz minha vida com outro e vejo o quanto fui boba de esperar a decisão de um homem. Hoje, eu decido."

"Sinceramente, se eu fosse você, partiria para outra; esse cara não quer nada sério. Me desculpe, mas para de ficar se iludindo. A vida é bela e não devemos ficar à mercê de nenhum engraçadinho. Se ele quisesse mesmo ficar com você, não estaria saindo com outra. Não viva acreditando só no que lhe convém, tente enxergar as coisas como elas são."

"Se eu fosse você, começava a sair mais. Olhe à sua volta, há tanta gente interessante. Não se prenda a uma pessoa que não te merece. Se o sentimento é grande ao ponto de você não se sentir à vontade nem de sair, sei lá, dê um tempo à sua cabeça. Fique sem vê-lo, evite-o. Veja se ele corre atrás de você; caso contrário, ele não te merecia mesmo. E sua amiga talvez tenha exagerado em relação aos sentimentos dele por você. Viva a vida."

"Se eu fosse você, voltaria a ligar para ele para dizer-lhe que se ele quiser algo sério com você, deve, em primeiro lugar, ser sincero, pois a sinceridade é a alma do negócio! Pense nisso, pois eu também já passei por isso e dei a volta por cima. Vocês teriam uma relação aberta e duradoura porque nada mais justo que ele lhe falar quando estiver interessado em alguma ninfeta de 17 anos e ainda mais com filho, né? Eu preferiria que ele me contasse do que eu acabar sabendo por outras pessoas! Se ele se trancou no quarto mesmo, tenho certeza que rindo é que ele não estava, ele deve gostar de você! Vai firme e não deixe o amor passar por sua porta, pois ele pode não voltar jamais!"

"Simplesmente esqueceria esse cara e tocaria em frente. Muitas vezes, a gente se esquece que alguém na vida da gente serve para completar, para nos trazer felicidade, amor e compreensão. Passamos a querer que as coisas saiam à nossa maneira e pronto, custe o que custar. Esse cara já demonstrou que o que ele quer está muito aquém das suas intenções com ele. Esqueça, não esquente a cabeça, esteja aberta a conhecer alguém legal. O primeiro passo para isso é tirar esse cara do seu caminho."

Se eu fosse você...

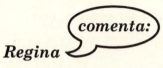

Regina comenta:

Desde que nascemos, muitas coisas nos são ensinadas como verdades absolutas. Todos os meios de comunicação — televisão, cinema, teatro, literatura, rádio — participam ativamente; sem contar a família, a escola, os vizinhos. O condicionamento é tão forte que crescemos sem perceber que aprendemos a *pensar assim* ou a *desejar uma ou outra coisa*. Isso ocorre em todas as áreas e, portanto, também no que diz respeito ao amor. As regras sobre o que é amar ou ser amado por alguém são muitas. Se você sentir isso, não é amor. Agora, se sentir aquilo, aí, sim, é amor. Às vezes, escutamos alguém dizer: "Se estiver me relacionando com uma pessoa e sentir desejo por outra, é porque, então, não a amo." Ou "Quem ama quer ficar o tempo todo ao lado da pessoa amada, nada mais lhe interessa." Felizmente, nada disso é verdade.

No entanto, essas afirmações há muito são repetidas sem ser contestadas. E não é sem razão. Em primeiro lugar, o ser humano parece não desenvolver muito sua capacidade de pensar e só repete. É mais fácil. Depois, as pessoas acreditam que ficar sem alguém ao lado para se protegerem é uma tragédia. Dessa forma, tratam de se convencer, e ao parceiro, de que as coisas são desse jeito mesmo, achando que assim evitam correr riscos. E vão limitando a própria vida e a do outro. É possível amar duas pessoas ao mesmo tempo? Sem dúvida, é possível amar bem mais de duas. Acontece até com frequência, mas ninguém quer aceitar para si mesmo. Afinal, fugir dos modelos impostos gera ansiedade, o desconhecido apavora. Então, surge aquela desculpa esfarrapada: "É possível amar duas pessoas, mas não do mesmo jeito." É exatamente o que ocorre com a fidelidade. Em público todos negam, mas praticam em particular.

É difícil aceitar que o amor é um afeto único. Mas amor é um só. É prazer na companhia, querer bem, participar da vida do outro, sentir saudade. Nós é que insistimos em dividir em compartimentos, classificando os tipos de amor: por filho, por namorado, por mãe, por amigo, por amante, como se fossem diferentes na essência. De singular e que podem distingui-los uns dos outros são só algumas características. No amor pelo amigo pode não haver desejo sexual, no amor pelo filho costuma predominar um desejo de proteção, e assim por diante. Portanto, podemos amar mais de um, no sentido mesmo do amor que encontramos no namoro ou casamento. Somos todos diferentes, cada um possuindo aspectos que agradam e que se buscam num relacionamento.

Pode até ser que na fase da paixão, quando se está encantado pelo outro, não caiba mais ninguém. Mas essa fase dura pouco. Com uma convivência mais prolongada, a paixão acaba e fica o amor, se houver. Mas, para começar a pensar diferente da maioria, é necessária alguma dose de coragem e vontade de viver intensamente.

7. Olá! Tenho relação com minha namorada há algum tempo! Mas ultimamente, quando temos relação, alguns minutos depois da penetração (4 ou 5 minutos), ela perde todo tesão! Fala que deu um tipo de choquinho gostoso e, de repente, acaba todo o tesão e ela fica meio cansada! Já tá virando rotina isto. É a segunda vez que acontece! O que é este tal de choquinho?

☞ *Se eu fosse você...*

"**E**u acho que a tua namorada só chegou muito rápido ao orgasmo."

"**R**esponderei com algumas perguntas. Há carícias preliminares? Como são? Talvez, ela esteja chegando ao orgasmo antes do previsto. Acho que seria interessante perguntar a ela como é esse choquinho. Pode também ser que ela nunca tenha tido um orgasmo ou mesmo satisfação sexual e queira abreviar a relação sexual. Nada relacionado com falta de amor. Acredito que seja, talvez, falta de consciência corporal dela própria em relação ao prazer. Converse a respeito sem magoá-la e sem duvidar de um possível orgasmo."

"**O**rgasmos, cara, apenas isso. Ela tem facilidade para chegar ao orgasmo. Tente fazer outra penetração, procure sexo anal, sexo oral, se masturbar... Mas se cansar? Ela ter facilidade em gozar é uma dádiva, porém pode atrapalhar a sua ejaculação. Tente outras formas de chegar ao orgasmo, fale besteiras no ouvido, se esfreguem, procure seu orgasmo já que para o dela vocês já encontraram o caminho."

"**A**cho que é frescura."

"**C**hoquinho da realidade: o tesão por você acabou e ela não sabe como pular fora. Ou vai achar que sua mulher tem ejaculação precoce? Se liga no choquinho."

"**C**onversaria com ela e pediria para masturbá-la até o orgasmo e pediria para ela comparar com o 'choquinho'. Pode ser que ela seja uma raridade de mulher que goza rápido e isso não é mau. Os homens é que geralmente gozam rápido e elas ficam a ver navios. Aproveite a situação, faça bastante preliminares pra deixar a gatinha excitadíssima e só depois penetre na área pra fazer o gol. Quem sabe assim esse 'choquinho' não vira uma sessão de eletrocussão de prazer?"

"'**C**hoquinho gostoso' para mim é um tipo de orgasmo. Se eu fosse você, tentaria mudar a maneira de transar. De que forma? Estenderia um colchonete ou edredom no chão, colocaria um incenso, faria ela deitar-se nua e faria uma bela massagem em todo o corpo, começando pelos pés, depois nas pernas, utilizando um óleo para massagem ou creme hidratante, bem devagar. Depois, passaria a língua por todo o corpo dela, brincaria bastante nos seios e no clitóris. Depois, inverteria a situação, me deitaria e pediria para ela fazer o mesmo comigo. Resumindo: experimente inovar a maneira de vocês transarem. Procure estudar os seguintes assuntos: clitóris, ponto G e lembre-se que a mulher 'funciona' de maneira diferente dos homens. Dica: peça a opinião de outra mulher com mais idade."

Se eu fosse você...

"**O**lá, querido. Acho que pode ser que ela tenha gozado. Algumas pessoas, depois que chegam ao êxtase do prazer, ficam sentindo que não há mais nada a fazer depois que isso acontece. Eu mesma conheci homens que quando chegam a esse ponto já não conseguem continuar, pois a ereção acaba, e outros que mesmo que tenha chegado, ainda conseguem continuar, o que é para nós, mulheres que demoram um pouco, maravilhoso! Agora, se antes isso não acontecia, o que é preciso mesmo é uma boa conversa e descobrir o que está faltando, pois antes de conhecer meu atual companheiro eu sentia mais prazer nas carícias e, na hora da penetração, já não tinha mais graça e não rolava. Pode ser que esteja faltando jeitinho, pergunte a ela o que ela deseja que você faça e deixe-a à vontade para falar."

"**D**eve ser um orgasmo, já ouviu falar? Diz pra ela que se ela continuar vai ter outros até mais intensos, estimule-a com beijos e mordidinhas que o tesão volta."

"**F**aria exames de sangue, dosagem de hormônios."

"**B**om, esse tal de 'choquinho' deve ser porque ela não deve sentir mais tesão por você e inventou essa desculpa. Se eu fosse você, partia pra outra."

"**E**la teve um orgasmo, com certeza. Tem mulheres que chegam ao orgasmo muito rápido. Uma dica: tentar ficar bastante tempo nas preliminares antes ir para a penetração, pode ajudar."

"**C**aro amigo, tenho a impressão que vocês dois são bastante jovens. Isso que a sua namorada chama de 'choquinho gostoso' é o orgasmo. Isso significa também que ela é uma garota perfeitamente normal. Trate-a com bastante carinho e fique tranquilo. Procure demorar mais tempo nas preliminares, assim você vai poder curti-la um pouco mais, uma vez que ela é do tipo que, pra sua sorte, atinge o clímax rapidamente."

"**B**om, esse choquinho gostoso que sua namorada sente talvez seja orgasmo. Por falta de aprendizado, não sabe o que é orgasmo. Normalíssimo em garotas bem novas. Aí, vem o choquinho gostoso, ela perde o tesão e fica cansada. Estranho?! Não. Ela teve orgasmo e cansou, gozou primeiro e lhe deixou na mão. Agora, faz o seguinte: conversa com ela e diz que ela gozou e que agora precisa fazer você ejacular para que os dois fiquem satisfeitos."

"**E**u não acho isso muito normal, não. Fala para ela ir ao ginecologista, é a melhor saída."

"**E**la é tiro rápido meu, coisa raríssima pra uma mulher."

"**S**ei não, nunca ouvi falar isso. Será que sua namorada não está mal esquentada? Olha, lembre-se disso: a mulher, pra sentir prazer, demora muito mais que o homem. De repente, você pode estar indo pra penetração muito rápido e não aposta mais nas preliminares. É como se você estivesse numa estrada com um carrão importado e ela de fusquinha, você tem que esperar ela esquentar antes de penetrá-la."

"**E**sse choquinho com certeza é bom; na verdade, ótimo. Então, não se preocupe, mas se está te incomodando, é melhor falar com ela."

Se eu fosse você...

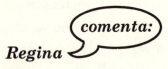

Regina comenta:

Uma das principais queixas das mulheres no sexo é que o homem dá pouca atenção a ela. Por que um homem, mesmo quando quer satisfazer uma mulher, se preocupa muito mais com o tamanho e a rigidez do pênis do que em prolongar as preliminares? Por que tanta pressa em penetrar a parceira? Temor de perder a ereção e não corresponder ao ideal masculino; desconhecimento da sexualidade feminina; ideia de que sexo não é tão importante assim para a mulher. Esses podem ser os responsáveis por tanto estranhamento na cama.

Quem nunca ouviu elogios ao desempenho sexual de um homem, comparando-o ao macho de algumas espécies animais, principalmente um garanhão, um touro ou um galo? Não dá para entender como sexo assim pode ser bom. A capacidade sexual dos animais implica numa total falta de diversidade, de intimidade e de liberdade, presos que estão a uma posição única e a um relógio biológico. Hollywood, que há tanto tempo influencia o comportamento ocidental, também fez a sua parte na divulgação de uma ideia falsa do prazer sexual. Num filme, em poucos minutos, às vezes com um simples abraço, a mulher fica instantaneamente lubrificada e a satisfação no ato sexual se dá rapidamente. A atriz Candice Bergen descreveu para a revista *Esquire* como desempenha um ótimo orgasmo: "Dez segundos de respiração funda, girar a cabeça nas duas direções, simular um ataque de asma e morrer um pouco."

Os sexólogos americanos Masters e Johnson, com base em seus estudos, formularam a teoria de que a resposta sexual ocorre em quatro estágios: excitação, platô, orgasmo e resolução. Cada estágio é acompanhado por várias alterações corporais. Como a mulher demora três vezes mais que o homem para ficar no mesmo nível de excitação que ele, a fase do platô, que antecede o orgasmo, deve ser prolongada ao máximo. E aí estamos falando de carícias preliminares. O tamanho e o vigor do pênis serão de muito pouca utilidade se, da mesma forma como ocorre com o homem, não houver a ereção dos órgãos genitais femininos como pré-requisito para a penetração.

Contudo, o homem não é o único responsável pelo prazer sexual da mulher. A ideia de mulher passiva, que se deixa conduzir, incapaz de uma iniciativa, reflete bem a inferioridade que algumas mulheres ainda sentem quando esperam que o homem sozinho produza nelas o prazer. Uma das maneiras que elas têm de aumentar a excitação e chegar a um orgasmo satisfatório é buscando o prazer que podem sentir ao curtir de variadas formas o corpo do parceiro e sendo tão ativas quanto ele na penetração. Claro que para isso elas vão ter que se libertar primeiro da preocupação excessiva em agradar ao homem.

Na realidade, um grande amante não nasce do nada. É preciso aprendizagem e muita espontaneidade. Como em qualquer forma de arte, fazer sexo requer técnica e sensibilidade. Não ter preconceitos nem ideias estereotipadas a respeito do papel do homem e da mulher, mas disposição para proporcionar e receber prazer, são requisitos básicos. Reich dizia que o prazer máximo sexual só é alcançado quando as vísceras acompanham os movimentos, quando os sentidos fluem junto com os atos, quando os dois parceiros estão finamente sintonizados, muito presentes, atentos um ao outro e ambos isolados de tudo o mais.

8. Tenho 22 anos, namoro há quatro anos um rapaz com a mesma idade que eu. Já temos bastante intimidade sexual; ele é uma pessoa muito liberal nessa parte, mas agora ele me pede para que faça sexo anal nele... e ele adora quando eu faço, mas eu não me sinto bem com essa situação, pois eu faço o papel do homem de vez em quando. A minha pergunta é a seguinte: será que o meu namorado é do tipo que jogaria nos dois times? Por favor, me ajudem com esse problema, pois eu não sei o que pensar dele... não tenho coragem de perguntar isso pra ele... Não sei se é normal um homem sentir prazer na região anal.

Se eu fosse você...

"**O**lá! Acho que você deveria ter uma conversa sincera com ele, pois isso não é normal, realmente acho que ele joga nos dois times."

"**C**ompra um vibrador tamanho G para ele. Na hora que ele pedir tu enfia o vibrador nele. Se ele gozar com gosto, esse cavalo é égua."

"**T**á na cara que seu namorado joga dos dois lados. Se eu fosse você, terminaria tudo com ele, pois essa situação pode piorar com o passar do tempo. Ou você também pode continuar com ele, mas também transar com outros."

"**M**inha amiga, eu sou estudante do ensino médio e numa aula meu professor explicou que o homem sente prazer na região anal devido à localização da próstata, que fica localizada próxima ao ânus. Então, biologicamente, é natural o homem sentir prazer na região anal, e a mulher não. Ter uma mulher em casa e, em vez de se preocupar em satisfazê-la, ficar querendo inverter as coisas é meio estranho. Eu falaria com ele que ele está mudando as coisas e que deveria se preocupar, porque se não você vai procurar outro para satisfazer seus desejos. Afinal, você também tem fantasias! Ter fantasias é normal (eu acho), pois eu também tenho, mas muitas eu não julgo muito corretas, e, como ainda sou jovem, tenho que me contentar sozinho. Por isso que eu acho seu namorado um trouxa. Se eu tivesse com uma gostosa em casa, não ia dar mole de jeito nenhum."

"**F**aço questão de colocar a minha colher de pau! Não é todo dia que estou aqui, falando da vida dos outros, afinal, isso é mais que ótimo. Agora, quanto ao drama dessa menina, puxa! Que situação esdrúxula! Olha, minha amiga, vai aparecer muita gente dizendo que isso é natural, que os tempos são outros, que homem também gosta disso, etc. e tal! Não se engane! HOMEM mesmo, por mais que a moda seja de limpar com plumas, sempre, sempre há de querer limpar com arame farpado! Esse negócio de que não faz mal, e tal, e tal, e tal, você pode ter certeza de que todos que dizem que é normal, se virem um, desculpe, 'pau' armado (eu disse, armado, e não aramado), com certeza colocarão o traseiro à disposição do mastro. Então, seja como as mulheres antigas. Não confie nesse cara! Cedo ou tarde ele lhe causará uma decepção! Procure alguém que não tenha dúvidas quanto a sua masculinidade. Para os tradicionais que apoiam esse tipo de viadagem, o meu mais profundo 'Bah!' Cai fora!"

Se eu fosse você...

"**F**aria. Introduziria o dedo, o vibrador, a língua e até chuparia o seu ânus. É uma delícia, dá um tesão incrível. Vá em frente, viva o sexo, viva o sexo, viva o sexo..."

"**C**laro que é normal, vai dizer que quando vocês estão transando e ele faz anal em você, você não gosta? Eu tive um namorado assim também, ele adorava um dedinho no cu, uma linguinha, ficava maluco. Não tem nada a ver com jogar nos dois times, simplesmente é uma forma de prazer, de entrega de confiança. Esse cara deve ser louco por você, não fique pensando besteira. E na cama, não existe sexo feminino ou masculino, existem amantes, por isso devemos ficar o maior tempo possível juntos, termos intimidade a ponto de não sabermos onde começa o outro e acaba a gente. Larga de ser preconceituosa, manda bala nele!"

"**I**sso é loucura! Tá certo que fantasias sexuais ajudam muito em uma relação, mas aí ele querer que você faça sexo anal nele, isso já é demais. Fico admirada por saber que você aceitou isso. Eu, se estivesse no seu lugar, jamais faria uma coisa dessas. O que eu acho, de verdade, é que você deve abrir o jogo com ele. Pergunte se ele tem interesse em homens, se já teve alguma relação com homem e o motivo dele propor isso a você. Acho que você deve cair fora. Essa é a minha opinião, e acredito ser a da maioria. Abraços..."

"**A**cho que ele só seria homossexual ou bissexual se o prazer dele estivesse em transar com outro homem, o que não é o caso. O fato de ele sentir tesão nessa região não o faz menos homem. Mas, se você não se sente bem, acho que deve conversar abertamente com ele sobre o assunto. Espero ter lhe ajudado um pouquinho!"

"**M**inha namorada já fez em mim e eu adorei. Todo homem gosta, mas o machismo é foda. Eu me masturbo com o dedo no ânus; é muito mais excitante."

"**S**im, é normal. Agora, tem homens menos liberais que não gostam por preconceito, não querem admitir que seja prazeroso. Digo isso porque já tive um namorado que não gostava, e já tive outro que gostava, e tenho certeza que ele não jogava nos dois times."

"**S**egundo uma informação que tive pela TV, os homens sentem mais prazer na região anal do que as mulheres, principalmente se forem penetrados e essa penetração atingir a região da próstata. Isso não quer dizer que ele goste de homens. Agora, se você não gosta de alguma coisa na relação, não deve fazer. Sexo é para dar prazer para os dois; isso significa fazer o que gostamos. Deve falar para ele aquilo que não gosta de fazer."

"**N**ão é só ele que gosta de ser penetrado em uma relação heterossexual. Sou homem, tenho 17 anos, e também sinto prazer com isso. Falo para todas as mulheres que lerem este recado: não se assustem, nem discriminem, façam de conta que é normal, pois é. E continuem sua relação."

"**T**esão mesmo, querida. Homens ADORAM que a sua gata introduza um dedinho no ânus deles. Eles gozam muito mais!"

"**N**ão acho nada demais o homem gostar de ser estimulado no ânus. Se é excitante para a mulher, por que não é para o homem?"

Se eu fosse você...

Regina *comenta:*

A estimulação anal é muito excitante para homens e mulheres, que, mesmo sem penetração, muitas vezes se tocam nessa área durante o ato sexual. Mas são poucos os homens que não se retraem quando a mulher tenta introduzir o dedo ou apenas acariciar seu ânus. O pavor de se imaginarem homossexuais faz com que percam a oportunidade de experimentar uma nova sensação de prazer. Ter prazer com a estimulação do ânus não significa absolutamente homossexualidade, que se caracteriza pela escolha do objeto de amor — uma pessoa do mesmo sexo — e nunca pela área do corpo que proporciona prazer.

9. Meu problema é que preciso saber como fazer sexo. É uma pergunta estranha, né? Mas é verdade, pois acho que não sei. Minha história é o seguinte: atualmente estou separada, porque o meu primeiro e único parceiro, meu ex-marido, dizia que eu não sabia fazer sexo! Pode? Foi por isso que pediu a separação. Foi muito cruel como mulher ouvir isso. Peço que me orientem no sentido de saber tudo o que um homem gosta na cama com detalhes. Como por exemplo: remexer o quadril, que não sei, e muito mais do que rola durante o sexo. Tenho procurado desesperadamente por algo: texto, imagens, vídeos, entre outros suportes de informações que me orientem, mas, infelizmente, só vejo orientações na internet para os homens. E nós, mulheres, que tivemos uma educação rígida, como ficamos? Me ajudem, por favor, pois tenho receio de encontrar um novo parceiro e perdê-lo também. Aguardo ansiosamente um retorno.

☞ *Se eu fosse você...*

"**P**rimeiramente, acho que seu ex-marido é, no mínimo, um ignorante. Se ele sabia tanto, por que não tentava fazer alguma coisa para que a situação melhorasse? Se bem que isso não vem ao caso, o bom é que ele deixou o caminho livre para você conhecer outras pessoas e viver novas experiências. Acho que você não deve ficar se culpando, porque, se existe alguma culpa nessa história, ela não seria só sua. Se eu fosse você, eu sairia mais, procuraria fazer algum curso, estudaria, buscaria andar sempre arrumada, perfumada, buscaria conhecer pessoas novas, sei lá, acho que o melhor seria deixar as coisas acontecerem natural-

Se eu fosse você...

mente. Não adianta ficarmos querendo receita de bolo. Não há motivos para desespero. Leve na esportiva. Seja mais leve e solta. Quando aparecer alguém que te dê confiança para tentar novamente, vá em frente, mas não fique esperando por isso o tempo todo. Leve a sua vida com bola para frente. E não fique querendo alguém para relacionamentos eternos, pois não existe essa de perder parceiros. Não é você que perde, é ele que deixa de ganhar. Boa sorte! Obs.: Minha experiência também não é das maiores, mas espero que algo que escrevi possa ajudá-la."

"**T**enho certeza de que o abestado do seu ex-marido disse isso para ofender, e você deve achar ótimo que ele seja seu EX-marido. Se ele queria se mandar, deveria ter sido mais macho e arranjado uma desculpa mais decente! Todo mundo sabe fazer sexo, é só mandar ver. Agora, sexo de qualidade, a gente aprende junto, ralando, conversando. Nem tudo que é legal para uma pessoa é para outra; o importante é estar à vontade e curtir, sem culpa e coisas desse naipe. Essa é a parte mais difícil, mas quando a gente supera é muito bom."

"**P**rovavelmente, a condição do homem dizer que uma mulher não sabe fazer sexo é defensiva. Ao achar que não está satisfazendo-a ou excitando-a, inseguro, passa a atacá-la como se fosse problema dela. Não saber fazer sexo não existe. Existe, no entanto, o excesso de timidez, a vergonha e a culpa, o que muitas vezes atrapalham a relação. Como homem, acho que você deveria buscar mais relações, buscar alguém que te excite e que você excite também. Assim, se sentirá mais desejada e ficará mais bonita e sensual. Boa sorte."

"**O**i, amiga! Acho que, em primeiro lugar, você deve deixar de lado esta história de que não é capaz! Também tive uma educação como a sua e uma história parecida. Acho que quem não sabia fazer sexo era o seu marido, que não soube entender as suas limitações e ajudá-la a vencê-las. O meu primeiro marido era parecido com o seu, menos nas cobranças. Casei-me uma segunda vez, quando realmente descobri do que era capaz. Quando me separei a segunda vez, por outros motivos, achei que não faria sexo com mais ninguém. Descobri, com meu terceiro namorado, outras coisas de sexo que me surpreenderam. É assim, amiga. Você precisa, em minha opinião, não de manuais, mas, sim, de um homem que te entenda. Não tenha medo: você é capaz! Beijos."

"**D**eixaria as coisas acontecerem naturalmente. Quando encontrar um novo parceiro, fale claramente das suas inseguranças, dos seus temores e inabilidade. Na verdade, o que ocorreu com você foi que seu ex-marido era totalmente despreparado, pois o ato sexual é um constante aprendizado mútuo e que, para existir, se faz necessário que haja desejo, liberdade, intimidade e ambiente propício. Tive uma amiga com problema semelhante que, quando encontrou um segundo parceiro, descobriu que o primeiro nunca havia nem lhe tocado o seio uma única vez, ou seja, ele era despreparado. Você sabe, sim; solte-se e ame-se. Garanto-lhe que, numa sociedade tão machista como a nossa, muitos homens ficarão excitadíssimos em encontrar uma mulher como você, pois muitos ainda se amedrontam com o desempenho das mulheres atuais. Sempre há um chinelo para um pé descalço."

"**C**om certeza o problema não é você. Seu ex-marido é que deve ter o problema e, prevalecendo-se de sua educação rígida, resolveu sair do casamento enchendo-lhe a cuca. Não acho que você deva ficar procurando soluções através de vídeos, fotos etc. Viva a sua vida! Aprenda a se valorizar. Ame-se. Com certe-

Se eu fosse você...

za, você encontrará um parceiro que saberá dar valor às suas qualidades. Boa sorte!"

"Se eu fosse você, não acreditaria assim de primeira no que o seu ex-marido disse. Normalmente, quando a gente coloca a culpa no outro, está mesmo é querendo tapar o sol com a peneira. Quem sabe o 'problema' não era ELE? Sim, porque foi seu primeiro e único parceiro e você não teve a oportunidade de se ver em outras experiências! Sabe lá se ele conseguia te motivar, te acender ou mesmo será que ele se interessava em saber como você gostaria de fazer amor? Pense nisso: será que seu ex merece tanta credibilidade? Quanto às orientações que você quer, sinceramente, não é necessário. É claro que algumas dicas podem nos ajudar a nos soltar, mas, no fundo, o que precisamos mesmo é gostar de fazer amor com aquela pessoa, sentir o tesão não no coração, mas na pele, no ventre, aquele friozinho. Passe perfume, se vista para o amor gostando de se ver no espelho, use uma lingerie mais sexy (não precisa ser vulgar) e basicamente se solte, dando-se o direito de escolher com quem, quando e onde, e indo só até onde você quiser, sem pensamentos do tipo 'eu tenho que fazer isso porque ele é meu namorado' ou coisas do tipo. Já que você está descasada, boba, aproveite. Mas não se esqueça de usar a camisinha. Sucesso!"

"Em primeiro lugar, esqueça essa história de que você não sabe fazer sexo. Ao contrário, o babaca que te disse isso é que não sabe satisfazer uma mulher. Não existe isso de não saber fazer sexo. O que existe é um encontro gostoso entre um homem e uma mulher que se curtem e se sentem atraídos um pelo outro e aí tudo vai acontecendo, a gente vai descobrindo o que é gostoso, o que dá mais prazer. Mas uma coisa é importante: é preciso relaxar, não se cobrar nada nem sair à procura de um parceiro a todo custo. Pode acreditar. Seu momento vai chegar, quando você conhecer um cara bem legal, sensível e que goste de você. Posso dizer isso porque quando meu ex-marido me largou por outra mulher, ele disse que ela conseguia ter um orgasmo vaginal e eu não. Já pensou como eu me senti? A partir daí, comecei uma jornada insana em busca de respostas, queria saber se a dificuldade era só minha ou o quê. Transei com vários homens e em nenhuma das vezes obtive prazer. Só mais tarde, quando conheci alguém que estava realmente interessado em mim, é que eu comecei a entender que não importava a técnica. Era gostoso estar junto e curtir. E sabe do que mais? Até hoje eu não sei o que é um orgasmo vaginal, mas posso te garantir que os dedos e língua habilidosos do meu amor fazem maravilhas no meu clitóris. Em tempo: pesquisas relatam que 70% das mulheres só conseguem gozar com a estimulação direta do clitóris. Por isso, minha amiga, vai em frente que ainda tem muito homem de verdade por aí. Esteja atenta e o agarre quando ele aparecer. Tenho certeza de que, para esse homem, você não vai precisar mostrar nenhum diploma de graduação em relação sexual."

"Nada melhor do que a prática! Caso não deseje dessa maneira, só existe uma solução: procurar ver e ler como se faz. Claro que o mais importante é o sentimento. Agora, só você sentir, não adianta. Tem mesmo que saber alguns truques de sedução. Claro que, primeiro, você tem que gostar da 'coisa' e isso é de cada um. Não tenha medo da solidão!"

"Acho que você devia procurar um terapeuta sexual que provavelmente teria mais condições de te ajudar. Mas posso te dar uns toques de acordo com a minha experiência e de papos com amigas. Aliás, amigas são sempre boas fontes de informação. Perca a vergonha e converse com as suas amigas, você vai perceber que não está tão solitária como pensava em alguns dos problemas que te perturbam. Bem, acho que o ponto principal dessa conversa toda é o seguinte: o que mais desperta o prazer, quando estamos fazendo sexo com alguém, é sentir que o outro também está tendo prazer. Tesão gera tesão. Então, acho que você deveria começar se preocupando com o seu próprio tesão, com seu próprio prazer. Você tem que conhecer seu próprio corpo, suas sensações. A melhor forma de fazer isso é através da masturbação. Compre um livro sobre anatomia feminina, vá para frente de um espelho e descubra-se. Veja como é sua vagina, onde se localiza o seu clitóris etc. Acaricie seus mamilos, sinta o seu ânus. Perceba-se. Acho que a forma mais comum de masturbação é com chuveirinho (com água morna), escolha uma posição confortável e percorra a sua vagina e ânus sentindo a pressão da água em cada parte dela. Se você sentir um pouco de irritação, não pare. É assim mesmo no início, mas você logo vai ver que essa irritação vai se transformar em um prazer indescritível conhecido por orgasmo. Faça isso MUITO, todos os dias se possível. Comece a fantasiar com homens; aos poucos, você vai se soltar. Depois vá em uma sexshop ou pegue algum objeto que se assemelhe a um pênis. Quando estiver se masturbando, penetre-se com o objeto, brinque com ele. Use os músculos da sua vagina fazendo força para prendê-lo e colocá-lo para fora. Os músculos da vagina se comportam como os do ânus quando você faz força ou quando tem que prender. A vagina pode prender e soltar também, é só treinar. Se você não conseguir (ou não quiser) fazer com um objeto, use seus dedos. Quando você estiver sentindo todo esse prazer, pode ter certeza que já está mais do que pronta para dar prazer a um homem. Mas, então, a coisa real é um pouco diferente do que acontece na intimidade do banheiro. Principalmente se estivermos tensas; por isso, um copo de vinho ou cerveja ajuda bastante, mas só um. Os homens, na sua maioria, não vêm com manual de uso, então, cabe a você usar sua sensibilidade para descobri-lo. Com um pouco de sorte, eles farão o mesmo por você. Em sua maioria, os homens quando tiram a roupa (ou nós tiramos a deles ou a nossa) já estão prontos para o 'serviço'. Uma mexida de quadril estratégica frustra o objetivo deles e dá a entender que, para nós, as preliminares têm que ser mais longas e, nisso, vale até dizer: 'Não, espere mais um pouco'. Caia de cabeça nessas preliminares, sinta o gosto dele, os arrepios, abra-se para ele, guie suas mãos e língua. Eles aprendem rápido, de forma que você não deverá ter muitos problemas aí. Sexo oral é um *must* nas preliminares. Use e abuse, mexa o seu corpo da forma que lhe der mais prazer, com direito a suspiros e palavras de amor (ou coisas mais apimentadas). Muitas mulheres e homens se esquecem de que a voz cheia de tesão, falando o que quer que seja, é um poderoso afrodisíaco. Depois que você e ele estiverem lambusadíssimos, permita a penetração. Brinque com o peru dele; se ele vier com muita fome, às vezes, eles machucam. Force seus músculos da vagina para expulsar o intruso (eles ficam loucos com isso), e na hora que ele acertar na pressão e no jeito, comprima sua vagina. Aí, bom, aí pode ser ótimo ou não. Minha experiência é a seguinte: quando eu faço isso, muitas vezes, eles não aguentam e gozam antes de mim, que fico vendo estrelas. Então, é uma faca de dois gumes. Se eu descobrir como resolver bem essa parte, coloco na lista de discussão do site uma chamada bem grande. Se alguma mulher que já descobriu souber a resposta, por favor, será bem-vinda."

"**M**inha cara desconhecida e desesperada por uma ajuda, é com grande prazer que te informo que o comportamento de cada ser humano é muito complexo na sua intimidade. Existe as pessoas que são tão loucas que chegam até a assustar com as suas mais variadas fantasias sexuais. Existem os comportamentos mais pacatos e os mais variados possíveis. Gostaria apenas de informar a você que apenas não encontraste a pessoa que te realizasse como mulher e, sim, o seu primeiro parceiro foi uma pessoa despreparada para te conduzir ao mais sublime prazer que é o sexual conjugado com a realização como mulher. Você pede a Dra. Regina que lhe ensine como ser e se comportar numa cama. Muito bem, isso não se aprende com ninguém, é intuitivo e cada pessoa já nasce com este dom, mas um bom parceiro irá te compreender e te realizar. É só você não desistir e também não procurar ensinamentos com algumas amigas que podem até tentar te levar para o lesbianismo, resultante de uma relação mal-desenvolvida com um homem despreparado. Te desejo muitas felicidades, paz e muito amor."

Regina **comenta:**

É uma questão de honra ser bom de cama, e todos se esforçam para isso. Tanto homens quanto mulheres. Mas essa preocupação só surgiu de uns tempos para cá, quando a satisfação sexual começou a ser valorizada como aspecto fundamental das relações estáveis, sejam de namoro ou casamento.

Mas o que é ser bom de cama? Sei de um homem que decora posições e dá nome a cada uma. Quando está com uma mulher na cama, não relaxa, fica ligado, observando tudo. Existem mulheres que ficam tão ansiosas em corresponder ao que imaginam que se espera delas que nunca se entregam às sensações, fazem um escândalo para mostrar que sentem prazer. Será que o sexo assim é bom?

O pré-requisito básico para haver uma relação sexual satisfatória é a ausência de repressão, vergonha ou medo. Na sociedade hipócrita e moralista em que vivemos, uma sexualidade plena e satisfatória é muito rara, só se observando em alguns poucos casos. Fala-se muito de sexo e por isso se imagina que ele é livre, vivido como algo bom e natural. Mas não é verdade. Um bom exemplo é como desde cedo as crianças apren dem a xingar. Toda ofensa ou manifestação de raiva é ligada a sexo Não existindo nenhum palavrão sem conotação sexual, é impossível não asso ciar sexo a alguma coisa ruim, vergonhosa.

Em consequência dessa atitude nada saudável em relação ao sexo, a maior parte dos conflitos e frustrações que afetam as pessoas se concentra nessa área. Através da educação são passados muitos preconceitos, levando a um enfraquecimento da sexualidade. Homens e mulheres fazem sexo em menor quantidade do que necessitam e com muito menos qualidade do que poderiam, frustrando-se durante sua própria realização. Além disso, a ideia de que o homem é superior à mulher impede a confiança entre eles e dificulta a intimidade. O resultado é quase ninguém partir para o sexo livremente, disposto a dar e receber prazer.

Ser bom de cama é não ter vergonha, não reprimir os desejos, é perceber o outro e prolongar o ato sem pressa alguma de chegar ao orgasmo. Cada movimento produz sensações e emoções variadas, que vão se ligando aos movimentos do outro e produzindo novas sensações. O ato sexual pode ser uma comunicação profunda entre duas pessoas, e para isso é importante que não se tenha nada planejado, sendo criação contínua em que nada se repete.

10. Até que ponto as fantasias são realmente fantasias? Li certa vez em uma revista que cada homem tem sua fantasia secreta, porém nem todas as mulheres aceitam compartilhá-las. Um dia, eu e meu namorado estávamos transando muito excitados, foi quando me veio à cabeça a reportagem que havia lido. Tomei coragem e resolvi perguntar a ele qual era a sua fantasia. Ele disse-me, então, que fantasiava transar com duas mulheres ao mesmo tempo. Sua resposta me deixou ainda mais excitada e durante a relação pedia que ele imaginasse que havia outra pessoa conosco. Para mim aquilo estava sendo extremamente prazeroso. Certo dia, estávamos em um hotel e tudo contribuía para que a noite fosse inesquecível. Começamos a falar o que nos passava pela cabeça, até que ele me disse que eu deveria arrumar uma 'amiguinha' para que ele pudesse transar com duas mulheres ao mesmo tempo. Fiquei superexcitada e comecei a indagá-lo sobre quem seria. Depois de alguns minutos, ele disse o nome da minha melhor amiga. Fiquei surpresa, mas continuei a transa e disse para ele imaginar que eu fosse ela, senti que para ele a situação foi muito prazerosa, porém aquilo mexeu com meu ego e fiquei receosa sobre os sentimentos dele em relação à minha amiga. Eu e meu namorado temos uma relação estável e sinto que ele me ama, porém até que ponto as fantasias de um casal são realmente fantasias? Não seriam vontades, revestidas não só de atração física, mas também de algum sentimento? Acho até normal um casal expor suas fantasias na cama e trazer outros personagens para ela, mas isso não pode levar ao desejo de uma das partes de concretizar essas experiências? E se ele realmente quiser colocar outra em nossa cama? Pensei em conversar com ele sobre o assunto e dizer-lhe minhas dúvidas, mas tenho medo que com isso ele perca a liberdade de expor suas fantasias. Será que ele quis apenas apimentar nossa relação?

☞ *Se eu fosse você...*

"**T**raria outra pessoa para nossa cama, mas também exporia que queria um rapaz, descreveria o mesmo, quem sabe o melhor amigo dele, e veria o que ele responderia. Pense bem, isto pode ser complicado. E se ele topar? Você teria coragem? Olhe, quando estamos só no terreno da fantasia é muito bom. Mas a realidade é outra coisa. Bom, amiga, espero que seja feliz, qualquer que seja sua decisão."

"**O** seu relato é muito interessante. Eu, enquanto homem, vou tentar passar a visão masculina sobre esse assunto. Algumas mulheres preferem 'tapar o sol com a peneira' e se recusam a acreditar em certas verdades. Vamos a elas:

1) 99% dos homens têm a fantasia de transar com duas (ou mais) mulheres ao mesmo tempo.

2) 100% dos homens sentem tesão por outras mulheres, além da namorada.

3) Tudo o que é proibido, perigoso ou clandestino, aumenta loucamente o tesão. Portanto, 'melhores amigas da namorada', 'parentes', 'cunhadas', 'primas', 'irmãs da namorada', 'vizinhas', entre outras, são um prato cheio para atiçar o tesão de um homem.

4) Para um homem, 'tesão' e 'sentimentos' (como você citou no seu relato) são coisas absolutamente independentes. Podem coexistir ou não.

Partindo dessas verdades, vamos analisar as suas dúvidas:

1) Até que ponto fantasias são apenas fantasias, ou podem representar uma vontade real de concretizá-las?

R: Em TODA fantasia, existe o desejo (nem que seja inconsciente) de realizá-la. É óbvio. Se não fosse assim, não faria sentido. Seria uma incoerência. Se uma pessoa tem uma

Se eu fosse você...

fantasia, mas não quer realizá-la, não é por falta de vontade. Pode ser devido a timidez, medo, insegurança, repressão, mas nem por isso a vontade deixa de existir.

2) Será que por trás dessa fantasia não existe algum sentimento maior dele com relação a sua melhor amiga?

R: Eu não apostaria nisso. Acredito que o que ele sente pela sua amiga é puro tesão mesmo. Nada além disso. É claro que existe a possibilidade de ele estar apaixonado por ela. Mas acho pouco provável.

3) Será que ele quis apenas apimentar a relação?

R: Sem sombra de dúvidas, ele quis apimentar a relação. Só resta saber se você vai ter estômago para digerir toda essa pimenta. Lembre-se de que pimenta pode arder muito. E não esqueça daquele velho ditado (parafraseado): 'Pimenta nos olhos dos outros é refresco', mas, nos nossos próprios olhos, pode vir a causar um grande desconforto. Vai depender de você. Algumas pessoas comem pimenta com grande facilidade. Outras não gostam nem de sentir o cheiro. Em qual dos grupos você se encaixa?"

"**F**icaria com a dúvida, parece bem mais excitante assim, esse negócio de ciúme da melhor amiga é um lugar-comum muito comum (argh!), arriscaria também fantasiar um *ménage* com dois valetes!"

"**S**e vocês chegaram ao ponto de revelarem suas fantasias um para o outro, o melhor caminho é, com certeza, conversar sobre seus dúvidas e temores também."

"**P**or favor, amiga, você perguntou e ele respondeu, simplesmente. Agora não crie fantasmas, até porque fantasias são fantasmas mesmo. Chame sua amiga e seja feliz."

"**A**cho que para que o casal chegue a esse ponto, os dois têm que compartilhar de muito prazer com essa prática. Se você ainda se sente insegura e se acredita que isso possa causar algum tipo de grilo na sua cabeça, é porque não está na hora. E também deveria esclarecer com ele o que você pensa. Eu acho que isso não tem nada a ver com falta de amor nem nenhum problema com você. É uma vontade que ele tem. Aconselho, já que você achou um pouco estranha a ideia, que não envolva uma pessoa do meio de vocês, pois a coisa pode acabar envolvendo mais gente e confundido a relação."

"**G**ozado. Você, durante o tesão total com o seu namorado, o questionou sobre a fantasia dele. E ele de pronto respondeu, aí pintou a sua insegurança. Minha querida, todos nós, seres humanos, temos as nossas fantasias, não é verdade? Você não falou para ele a sua, falou? Talvez ele também viesse a sentir insegurança. Por isso, nós, os homens, não fazemos estas infantis perguntas a nossas parceiras. E, se fizermos, é porque queremos sentir o gostinho da traição. Mas continue com o seu namorado e evite essas perguntas, senão irá cada vez se surpreender mais. Felicidades é o que te desejo."

"**A**miga, quem quer conversar sobre fantasias sexuais das pessoas tem que estar preparada para falar e ouvir. É claro que fantasias, em sua maior parte, são passíveis de serem realizadas e a de seu namorado é uma das mais comuns, por isso não se amedronte. E outra coisa, sexo é sexo, amor é amor, relacionamento é relacionamento, amizade é amizade. Ou seja, uma coisa é uma coisa e outra coisa é outra coisa. Aproveite para realizar essa fantasia, que, me parece, também te excita, e tire a dúvida do sentimento de seu namorado. Particularmente, sou capaz de apostar que ele quer mesmo é só transar."

Se eu fosse você...

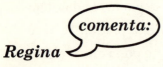

Há algum tempo, passei a receber grande quantidade de mensagens de pessoas casadas dispostas a praticar sexo a três com seus cônjuges. Resolvi então lançar a pergunta no site: "Você gostaria de fazer sexo a três? Por quê?" Aproximadamente 1.500 pessoas responderam. Quase 80% disseram sim. A palavra que mais aparece nas respostas é "excitante". O argumento favorável mais comum é o de que a visão do parceiro(a) com outro é muito... excitante.

Alguns defendem a total falta de compromisso entre as partes e somente o desejo sexual conduzindo as ações. Outros, ao contrário, só veem validade em tal experiência se houver paixão, envolvimento, enlace profundo. Os que assumem a bissexualidade são percentual expressivo. Esses argumentam que o sexo a três é o relacionamento perfeito. Há um forte contingente daqueles que gostariam, mas acham que os parceiros jamais admitiriam. E há também os que só o praticam fora de casa, lamentando ter que recorrer ao adultério.

Em histórias e cartas para revistas pornográficas, o *ménage à trois* geralmente compreende um casal hétero que se envolveu com outro homem ou mulher. Em alguns casos, as três pessoas estabelecem um vínculo e desenvolvem uma relação estável. Entretanto, na maioria das vezes, a terceira parte é tratada como um brinquedo a ser usado, mais do que uma parte integrante da relação.

11. Descobri que meu marido, com quem sou casada há mais de dez anos, frequenta salas de chat para gays na internet e troca mensagens de e-mail com essas pessoas. A princípio, achei que era apenas uma curiosidade ou vontade de viver uma fantasia de caráter apenas virtual. Depois, descobri que, em alguns casos, ele usa o próprio nome e troca telefones com outros homens, ou seja, na verdade, ele busca contato direto. Minha primeira reação ao perceber que ele conversava com homens e não com mulheres foi surpreendentemente de alívio. Acho que me sentia menos "ameaçada" por pensar que era apenas uma fantasia dele. Mas, ao perceber que ele queria se encontrar de fato com outros homens, fiquei meio sem saber o que pensar ou como agir. Para mim é uma situação totalmente inusitada, daquelas para as quais a gente não está preparada. Gostaria de ouvir comentários sobre isso.

☞ *Se eu fosse você...*

"Acho que se você está grilada, deveria sentar e ter uma conversa sincera com ele. Mas, antes, faça uma reflexão para descobrir como realmente se sente acerca desse assunto. E fique preparada para o que vai ouvir dele. Acho que se ele deixou pistas suficientes para que você não só descobrisse que tipo de salas que ele estava frequentando, mas também que estava tendo encontros, provavelmente está tentando te alertar para alguma coisa. Acho que não tem jeito: é sentar, conversar e discutir o que fazer.**"**

Se eu fosse você...

"**P**rocure observar mais o comportamento de seu marido. Pode ser que ele tenha apenas fantasias com homens que, quando satisfeitas, cessarão. Pode ser que seu marido seja bissexual e isso tenha ficado latente. Neste caso, você terá que se acostumar com isso. Mas apenas a observação levará a respostas precisas. Boa sorte!"

Regina *comenta:*

A partir dos anos 1990, a discussão sobre bissexualidade se intensificou; muitos apostando nela como o sexo do futuro. A manchete de capa da revista americana *Newsweek* de julho de 1995 era: "Bissexualidade: nem homo nem hétero. Uma nova identidade sexual emerge". As estatísticas mostram que a grande maioria já sentiu, de alguma forma, desejo por ambos os sexos. Pesquisas indicam que nos Estados Unidos mais de 40% dos homens casados se envolveram em sexo regular com outros homens.

Na pesquisa feita pelo americano Harry Harlow, mais de 50% das mulheres, numa cena de sexo em grupo, se engajaram em jogos íntimos com o mesmo sexo, contra apenas um por cento dos homens. Entretanto, quando o anonimato é garantido, a proporção de homens bissexuais aumenta a um nível quase idêntico.

Para Freud, o ser humano é biologicamente bissexual. Nasceríamos com um impulso sexual dirigido tanto para pessoas do sexo oposto como para as do mesmo sexo, e a orientação sexual — homo ou hétero — seria determinada na infância. O pesquisador americano Alfred Kinsey acredita que a homossexualidade e a heterossexualidade exclusivas representam extremos do amplo espectro da sexualidade humana. Para ele, a fluidez dos desejos sexuais faz com que para cada heterossexual exista pelo menos uma pessoa que sinta, em graus variados, desejo pelos dois sexos.

Regina Navarro Lins

Em 1975, a famosa antropóloga Margareth Mead declarou: "Acho que chegou o tempo em que devemos reconhecer a bissexualidade como uma forma normal de comportamento humano. É importante mudar atitudes tradicionais em relação à homossexualidade, mas realmente não deveremos conseguir retirar a carapaça de nossas crenças culturais sobre escolha sexual se não admitirmos a capacidade bem documentada (atestada no correr dos tempos) do ser humano de amar pessoas de ambos os sexos."

Marjorie Garber, professora da Universidade de Harvard, que elaborou um profundo estudo sobre o tema, compara a afirmação de que os seres humanos são heterossexuais ou homossexuais às crenças de antigamente, como: o mundo é plano, o Sol gira ao redor da Terra. Acreditando que a bissexualidade tem algo fundamental a nos ensinar sobre a natureza do erotismo humano, ela sugere que em vez de hétero, homo, auto, pan e bissexualidade, digamos simplesmente *sexualidade*.

12. Tenho que confessar que estou meio constrangido de escrever, pois a gente expõe as nossas dúvidas e isso ainda fere o instinto machista que impera dentro de nós. Bom, tenho 42 anos e há cerca de cinco meses, mesmo amando muito minha mulher, pedi a separação. Essa resolução veio do fato de achar que meu casamento estava uma verdadeira mentira há muito tempo. Sou, ou fui, casado durante 18 anos e, nos últimos anos, senti que minha mulher não gostava mais de mim. Sempre a chamava pra conversar, para tentar descobrir o que estava acontecendo de errado em nosso relacionamento, e nas últimas conversas não chegava a conclusão nenhuma; tinha horas que a conversa virava um verdadeiro monólogo. Um mês antes de pedir a separação, tive a confirmação dela de que não me amava mais. Foi um baque, mas ainda aguentei, até descobrir que tinha rolado um flerte com um amigo argentino que recebemos em nossa casa no último verão. Acho que isso foi a gota d'água pra eu tomar a decisão de me separar. Fiquei muito triste, pois ainda amo muito minha mulher. Daí pra frente, temos nos falado muito, dissemos coisas que nunca tínhamos falado, coisas duras, às vezes, mas não vejo por parte dela nenhuma atitude de reconciliação. Outro ponto que me deixa em dúvida é que, desde a separação, temos tido encontros quase que semanais e na cama melhorou muito, e até ficamos mais juntos, mas fico um pouco frustrado, pois ainda queria ter meu casamento de volta. O que deveria fazer ou o que posso fazer pra sentir se devo ou não me separar definitivamente? Tenho muitas dúvidas e mantenho um sentimento muito grande, que acho que é amor por ela, ainda. Isso está me amargurando e me tornando um cara muito triste, não consigo ser mais alegre como era antes. Agradeço desde já."

☞ *Se eu fosse você...*

"**O**lá, é bastante comum que, após muitos anos de relacionamento, exista desgaste e, consequentemente, desinteresse, principalmente sexual, de ambas as partes. Mas acho importante que você avalie seus sentimentos com relação a ela. Me parece que, além do amor, há também um grande sentimento de posse comum nos casais, principalmente em nós, homens, por um machismo histórico impregnado em nós ao longo dos anos por um conceito social já ultrapassado que já não encontra mais espaço nos dias atuais — motivo que hoje leva várias mulheres a buscar homens mais jovens. Esse sentimento de posse nos leva a querer controlar os passos dos nossos parceiros como se fossem nossas propriedades, desrespeitando sua liberdade e individualidade. Não se sinta frustrado porque sua mulher flertou com outro homem; o fato de ela sentir atração por outros homens não significa que você não seja homem suficiente. A fidelidade, para mim, está relacionada aos sentimentos e nunca ao sexo. O sexo é uma fonte inesgotável de prazer que podemos encontrar de formas diferentes com diferentes parceiros — claro, sem promiscuidade, que aí já é outro papo. Isso pode inclusive melhorar o seu relacionamento sexual com a pessoa amada. Acho que agora, como vocês estão, podem encontrar uma forma de relacionamento que agrade aos dois. Casamento? Nos moldes tradicionais, você já viu que não funcionou. Por que não tenta aprimorar a forma que vivem hoje, em casas separadas sem as cobranças do dia a dia? Isso ajuda muito a reavivar sentimentos desgastados; como você já percebeu, o sexo melhorou logo de cara. Tente reconquistá-la todos os dias como se fosse a primeira vez, mude, evite a monotonia, mande flores, sem sufocá-la. Considere o que é melhor: a mentira que viviam antes ou o fogo da paixão que começa a reacender agora? Não perca isso; a forma de relacionamento poderá mudar, mas fará seu amor se eternizar."

"**A**migo! Você tem razão. A pior parte é a machista. Admitir que sua mulher deitou com outro não é fácil. Porém, existem pessoas que se autoeducaram, por opção de vida, e separam 'sexo' de 'amor'. Veja por esse site mesmo: tem muitas discussões e opiniões sobre este tema e, em outros casos, passam a admitir *swing*. Mas já é um assunto mais complicado. Pare e analise. Você mesmo disse que falaram coisas que nunca tinham falado um para o outro, ou seja, acenderam a luz e organizaram a bagunça. Talvez este seja o ponto principal: por mais que doa, a verdade sempre traz força para um novo início. Continue com as conversas. Outro ponto que deve ser revisto é que o casamento era bom para você. Será que ela pensava a mesma coisa? Casamento, na verdade, significa o fim da vida sexual saborosa e o começo de valores como bens materiais, viagens, família etc. O sexo jamais será a mesma coisa, não tem jeito. Sexo, amigo, sexo! Isso só se tem quando se mora separado. Falo do sexo saboroso, emocionante, apaixonado, vivo, desejado, esperado etc. Se você quer isso, terá de morar separado de sua esposa. Assim, terá de reconquistá-la a cada dia. É disso que as mulheres gostam, reconquista diária. Assim, ela estará apaixonada por você por mais 30 anos. E, da mesma forma, ela fará de tudo para não perder o homem que tira o sono dela. Caso você queira voltar ao casamento tradicional, prepare-se para outros valores. Mas não se esqueça de perguntar a ela em qual dos lados ela quer apostar. É um assunto complicado."

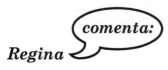

Regina comenta:

Nem todos se desesperam quando se separam. Se as pessoas acreditarem que o casamento é uma união para a vida toda e que só é possível ser feliz formando um par amoroso, o fim do casamento pode ser vivido como uma tragédia. Mas, embora para a maioria seja uma experiência difícil, há quem sinta alívio, que pode ser maior ou menor dependendo da relação que havia entre o casal.

Conversando sobre o amor com os amigos, ouvimos muitos afirmarem convictos: "Que seja eterno enquanto dure", frase de Vinicius de Moraes, que já virou lugar-comum. O problema é que dizem isso da boca para fora, porque poucos vivem a relação amorosa como algo temporário — enquanto for satisfatório para ambos —, e não buscam por meio dela a satisfação das necessidades infantis. Se realmente acreditassem no que proclamam, a separação seria vista como natural, fazendo parte da vida, e ninguém seria atormentado pela ideia de que fracassou ou de que não tem atrativos.

Quando um dos parceiros comunica ao outro que quer se separar, aquele que de alguma forma não deseja isso pode sofrer num primeiro momento, mas, depois de algum tempo, conclui que foi a melhor coisa que poderia ter lhe acontecido. Isso é frequente. A aquisição de uma nova identidade, totalmente desvinculada da do ex-parceiro, abre possibilidades de descobertas de si próprio e do mundo. A oportunidade de crescimento e desenvolvimento pessoal gera um entusiasmo pela vida há muito tempo esquecido.

Uma forte sensação de renascimento pode surgir após a separação. Alguns ingredientes são importantes para que isso ocorra: atividade profissional prazerosa, vida social interessante, amigos de verdade, liberdade sexual para novas experiências e, principalmente, autonomia, ou seja, não se submeter à ideia de que estar só é sinônimo de solidão ou desamparo.

13. Estive em um relacionamento durante seis meses. Conhece-mo-nos pela net e, quando nos encontramos pessoalmente, tratamos de que nosso relacionamento fosse superficial, apenas para suprir a carência de ambos em nossos casamentos. Porém, nos envolvemos. Lutamos durante esses seis meses para que nossas viagens ao mundo de nossas ilusões não nos tirasse da realidade. Discutimos muito por besteirinhas, mas sempre conseguíamos nos entender depois. Sabíamos que nossa agressividade recíproca era devido à dificuldade de ficarmos juntos por causa de nossos casamentos. Agora, ele terminou o relacionamento por telefone, por ter se desentendido com a mulher e começar a se sentir mal com essa situação e ter decidido reconstruir seu relacionamento. No dia seguinte, ele me ligou de novo pedindo desculpas, pedindo para relevar o que tinha falado e dizendo que queria me ver. Resolvi viajar para que as coisas tomassem seus lugares, porém eu liguei de onde estava e perguntei como ele estava, ao que me respondeu que estava chateado com as coisas que eu lhe havia dito em um momento de orgulho e dor. Mas nos reconciliamos. Ele pediu que eu acreditasse no sentimento que nutria por mim, que nunca duvidasse disso. Cheguei de viagem e nos encontramos. Fomos para um lugar mais íntimo e depois que expus como o estava vendo, com dificuldade de colocar-me em sua vida, ele concordou. Terminamos fazendo amor, misturado com lágrimas e tudo mais. E, realmente, chegamos ao fim. Vim embora para casa e não dormi. Chorei o dia inteiro, pois tivemos um relacionamento baseado em muito respeito e cumplicidade. Passeamos, namoramos e choramos juntos. Telefonei para ele e ele fincou o pé. Disse-me que se eu quisesse, ele mentiria dizendo que não gostava mais de mim e que não sentiria minha falta, que ele já estava fazendo uma coisa contra a vontade dele. Isso me fez chorar mais ainda, mas ele disse que não iria recuar, que estava sendo pressionado em casa. Olha, acho que nunca senti uma dor tão grande, principalmente por ter pedido para que ele reconsiderasse a decisão! Não consigo entender: como uma pessoa pode ser tão racional e abrir mão dos sentimentos pelos valores morais? Por ter a vida tão certinha, em que não se encaixaria outra pessoa, ele foge de uma situação como a de ter uma amante. Essa palavra não existe no dicionário dele. Ele não consegue conviver com isso, com a ambivalência. A mulher foi para outro lugar e ele ficou desesperado. Sou mulher e sei que são as armas que temos quando pensamos ser proprietários de alguém! Gostaria de alguma ajuda. Por favor, quero parar de chorar! Um abraço a todos.

☞ *Se eu fosse você...*

"**S**ou mulher como você e, apesar da pouca idade que tenho (22 anos), já vivi relacionamentos como esse. O seu amor faz com que acredite que seria ótimo ser 'amante', mas isso é um grande engano. Fui a segunda namorada de um rapaz durante dois anos; quando digo segunda namorada, é porque frequentávamos um a casa do outro, todos me conheciam e sabiam do nosso relacionamento, menos a primeira namorada. Foi uma separação horrível, chorei meses, fiquei completamente desesperada, me entreguei à bebida, comecei a fumar. A noite para mim era um alívio, saía para várias noitadas, e fazia questão de ir a lugares onde o encontraria, implorei várias vezes para voltarmos. Saímos algumas vezes depois, mas foi pior, o sentimento acabava quando fixávamos olhos nos olhos e lembrávamos de tudo o que havíamos passado. Fiquei um ano sozinha, sem ficar com ninguém, só sofrendo. Aí conheci o M., homem casado, pai de dois filhos pequenos, 11 anos mais velho que eu. Vivi um conto de fadas, era perfeito, ficamos oito

Se eu fosse você...

meses juntos, ele trouxe todo o meu carisma de volta, me sentia a mulher mais desejada do mundo e, quando acabamos, foi pior ainda. Ele me abandonou dizendo que a esposa havia descoberto e que ele não poderia mais conciliar os dois relacionamentos, mas que me amava. Errei uma vez, tudo bem; não satisfeita, errei novamente, talvez por carência, necessidade, não sei. Minha amiga, vai doer hoje, amanhã, um mês, um ano, não sei. Irá secar a ferida, um dia você só sentirá a cicatriz. Sei, porque vivi. Tudo o que você falou. Hoje, não repito e nem apoio situações assim. Todos temos que decidir o que queremos; crescemos assim, somos educados assim, sim ou não, certo ou errado. Para ser a outra, temos que anular tudo, nosso orgulho, nosso brio, a fêmea que existe em toda mulher, temos que ser convenientes, submissas. Não existimos para isso. Temos força, precisamos acrescentar algo à vida de todos. Relacionamentos assim não somam, só dividem o nosso coração até o nada. Tenha força.**"**

"Olha, eu sou mulher e não entendo por que a maioria das mulheres insiste em colocar as emoções na frente de qualquer valor moral. Acho que o seu amante tem o direito de escolher se quer ou não ficar com você, ainda que ele goste de você. As emoções não podem e não devem se transformar numa prisão, nem ditar todos os nossos comportamentos. Se nós somos capazes de pensar, raciocinar com lógica e chegar à conclusão do que é melhor para nossa vida, não vejo por que não usar essas faculdades para orientar nossos atos. As emoções continuarão sendo vividas, assim como os desejos, ainda que se transformem em frustração (saber lidar com a frustração é uma arte, e os resultados desse aprendizado podem ser surpreendentemente bons). Sobre você, especificamente, você mesma disse que entrou nesse relacionamento para aliviar suas carências no seu casamento. Aliviou? É provável, mas seu casamento continuou onde estava. Por que em vez de direcionar sua energia para esse seu caso que já não deu certo, não começa a pensar nas causas da sua insatisfação com seu casamento? Quem sabe você não descobre um jeito de fazê-lo funcionar, ou talvez resolva se separar e procurar outra pessoa. E ainda tem uma hipótese mais encantadora: e se essa sua carência não tiver nada a ver com seu casamento e nem com esse seu caso, e ambos não sejam a melhor forma de supri-la? Seria bom tentar descobrir o porquê de tanta carência, e quem sabe uma forma saudável de lidar com ela, não é?"

"Olha, amiga, acabei de ler uma mensagem enviada a você e não concordo com nossa amiga no que ela lhe falou. Concordo, sim, com o fato de que temos que nos amar em primeiro lugar, mas não que as coisas sejam tão fáceis assim como ela diz, pois cada um sabe onde lhe aperta o sapato! Será que separar de seu marido seria mesmo a solução? Será que é tão fácil assim a gente abandonar papéis e filhos e tudo mais? Acho que quando pensamos nisso e pesamos, já é uma forma de amor muito grande por aqueles que nos rodeiam! Você foi infeliz como eu em colocar expectativas em uma pessoa só para estabelecer um vínculo tão grande! Espero que você tenha superado essa dor; se não, quer um conselho? Arrume alguém melhor, porque se esse não foi suficientemente bom para atender ao que você esperava dele. Daqui a pouquinho, quando você menos esperar, outras portas se abrirão e você poderá desfrutar de momentos até menos divididos com outra pessoa. Você deve ter gostado muito dele, mas ainda sou da filosofia de que nada melhor do que um amor para curar o outro! Sorria, amiga, seja feliz, olhe para os lados! Moral? Conservadorismo? Isso depende de qual ótica usamos! Que moral ele teve quando

Se eu fosse você...

se aproximou de você, ou vice-versa? Nunca colocamos esses valores ao iniciarmos uma relação, e se nos despojamos totalmente de nossas emoções tudo tende a ser mecânico e sem sabor, porque, afinal de contas, o que é uma relação sem emoção? Como diz Fernando Pessoa: 'Tudo vale a pena quando a alma não é pequena.' E como já lemos anteriormente em outras páginas do site, podemos desfrutar de dois amores ao mesmo tempo: o amor maduro e amigo e aquele que nos leva a sonhar e imaginar coisas! Eu sei bem essa dor que você está sentindo, mas não perca a fé em Deus também! É que quando uma relação dessas acaba, nos sentimos muito frágeis e achamos que não vamos superar, mas passa. Creia em mim, passa! O tempo ainda é o melhor remédio. Parta para outras emoções. Não existe só ele nesse mundo! Mesmo que, no momento, você o ache único! Olhe para outros lados, amplie seus horizontes que, de repente, estão seguindo em uma única direção! E mais: já fui traída pelo meu marido também. Ele fez a opção de ficar com a mulher com que estava envolvido e hoje estou feliz com outra pessoa e conseguimos ser amigos! Muito mais do que éramos antes, como marido e mulher. Ninguém faz opção ou larga outra pessoa por ninguém, e ninguém se envolve com outra pessoa pelo simples fato de se envolver. É porque as coisas já não estavam bem. Ele poderá temporariamente optar pela relação estável etc., mas a insatisfação dele continuará, pois ninguém consegue ficar ao lado de outra pessoa só por valores morais! E sua insatisfação também continuará, pois quando chegamos ao ponto de nos envolvermos com outros parceiros é porque precisamos de refúgio! Que você pare de chorar e encontre um refúgio tão logo essa dor diminua, num colo bem aconchegante! Um abraço.**"**

Regina *comenta:*

A maioria das pessoas só se sente valorizada, especial, com certeza de possuir qualidades, se tiver um parceiro amoroso. Se este, por qualquer razão, não desejar mais continuar a relação, o outro se sente vazio, com a sensação de que lhe arrancaram um pedaço. E o pior é que ela só vai deixar de existir quando alguém voltar a dizer que o ama. A separação é dolorosa porque impõe o rompimento com a fantasia do par amoroso idealizado, além de abalar a autoestima e exacerbar as inseguranças pessoais.

Alguns se desesperam durante e após a separação. Podem apresentar um quadro de profunda depressão e em casos extremos até tentar suicídio. Mas, ao contrário do que possa parecer, isso não significa necessariamente que havia um grande amor. É comum, nesses casos, o outro nem significar tanto, mas sua falta ser sentida de forma dramática por reeditar vivências de perdas anteriores. Não se chora somente a separação daquele momento, mas também todas as situações de desamparo vividas algum dia e que ficaram inconscientes.

14. Tenho dúvidas que vêm atormentando minha mente. Tenho 25 anos e até agora tive algumas relações heterossexuais, não muitas, e nenhuma com namorada estável. Gostei de ter relações com as meninas. Acontece que sempre achei alguns rapazes bonitos. Mas nunca pensei seriamente em ter relações com algum. Entretanto, há cerca de cinco meses, entrei em um chat de gays na internet e fiquei excitado com as fotos, passando então a considerar seriamente a possibilidade de me relacionar com homens. Conheço a teoria freudiana e o atual posicionamento do conselho dos psicólogos, ao recomendar que os profissionais não ventilem a possibilidade de 'cura' da homossexualidade, uma vez que a mesma não é doença, mas, sim, tratem os transtornos e neuroses causadas pela dificuldade da sua não aceitação como anormalidade comportamental. Não quero discutir origens ou razões dessa orientação sexual. A verdade é que sou um sujeito bonito, rico e inteligente (e modesto, como podem ver, hehehe). Falando sério, isso é verdade! Não gosto e não estou disposto a aceitar esse tipo de comportamento em mim, que tenho um bom emprego, dentro de uma carreira acadêmica, fui criado dentro do dogmatismo judaico-cristão e tenho um bom número de parceiras sexuais disponíveis. Enfim, tenho uma vida que muitos gostariam de levar, sou admirado pelos meus amigos e sinceramente não gostaria de entrar nesse 'mundinho', pelas razões que todos conhecem: preconceito, desrespeito profissional, solidão, doenças. Assim, pergunto: existe algum tipo de tratamento para quem realmente 'não quer ser'? Ou seria simplesmente meses de terapia para que eu pudesse 'me aceitar como sou'? Em outras palavras, até que ponto a psicologia poderia me ajudar com isso?

Ressalto que até o momento não tive relações homossexuais, mas a verdade é que o tesão está grande e não vou aguentar por muito tempo. Aí, aparece minha segunda dúvida: tenho tesão apenas por meninos entre 14 a 18 anos. Acho estranho isso, pois não tenho desejo por caras da minha idade. Isso é 'normal'? Além disso, há o aspecto legal de ter relações com esses meninos, pois podem surgir certo problemas. Por que haveria em mim uma espécie de fixação nessa idade? Já tive oportunidade de transar com sujeitos da minha idade, que eram até bonitos, mas não tive o mínimo desejo.

Por derradeiro, o problema que surge é o de encontrar então parceiros sexuais: como não estou disposto a 'assumir', procurei então rapazes em outras cidades, quando viajo. Porém, encontrei um que era todo afeminado e não me deu tesão, pois tô a fim de transar com um sujeito bem normal, como eu! Não gosto dessa coisa de bar gay, música gay, enfim, toda essa estética homossexual. Depois, um cara me disse que os gays adolescentes só transam com caras da idade deles e, portanto, eu estaria condenado a viver na abstinência sexual, já que não encontraria meninos dispostos a transar comigo.

Como vocês podem ver, as dúvidas são grandes e me atormentam. Não sei direito o que sou e não sei também como satisfazer os meus desejos. Ando neurótico e deprimido. Me ajudem, por favor.

☞ *Se eu fosse você...*

"**M**eu Deus, quanta besteira junta, tirando o comentário de algumas pessoas. O que você sente não é doença. Nada disso é doença. Por que um homem de 40 anos pode sair com uma menina de 19 anos e não é considerado um doente?! Se isso te incomoda tanto, só te aconselho a procurar ajuda com um terapeuta, mas não porque se acha um doente ou sei lá o quê, mas pra resolver o que você quer, resolver a sua felicidade. Pense nisso. A vida passa tão rápido e ficamos nos detendo em coisas pequenas ou opiniões preconceituosas e deixamos de viver a nossa vida pra viver a vida que os outros esperam que vivemos. Sorte!**"

Se eu fosse você...

"Eu acho que você tem mesmo um problema. Tudo bem que homossexualidade não é mais considerada doença, mas pedofilia é. Não só é doença, mas crime, e dos piores. Se eu fosse você procurava um bom psicanalista (freudiano) e iria me tratar. Quem diz aqui que seu desejo por meninos é normal tá maluco. Pior até que você, pois estão te encorajando a cometer um crime. Deixe os meninos de 14, 15, 16, 17 ou menores, em paz. Se dinheiro não é problema para você, procure um tratamento adequado. Mas não se deixe levar por esses seus desejos, pois eles podem te levar à prisão."

"Primeiro, parava com a roda-viva de loucura que sua vida está se tornando. É impossível saber alguma coisa, entrar em contato consigo mesmo, no meio de uma tempestade interna. Acalme-se, procure entrar em contato consigo mesmo. Se acalmando, responda à seguinte pergunta: quem é meu objeto afetivo-sexual? Homens, mulheres ou os dois? Terceiro, se a sua resposta ao item anterior inclui a palavra 'homens', responda à seguinte pergunta: vale a pena eu assumir a minha (homo, bi)ssexualidade para o mundo? Se não vale, saiba que 'ficar no armário' é um estado temporário. Se se tornar permanente é uma bomba de efeito retardado só esperando algo que a faça explodir. Quanto ao resto de suas dúvidas... Tratamento contra desejos homossexuais? Só reprimindo. Com todo o custo de manter uma polícia interna contra esses desejos. O fato de você ser gay não significa que você tenha que obrigatoriamente ir à noite gay! A única coisa que pode ser um problema é a sua fixação por garotos de 14 a 18 anos. Somente isso pode ser fruto de alguma questão psíquica. Fundamentalmente, saia dessa loucura! A serenidade é o caminho das decisões corretas."

"**Eu** não acho. Eu tenho certeza. Não adianta nadar contra a corrente, você é e sempre será maricas. As coisas só ficarão ruins caso, mais tarde, você resolva casar e, pior ainda, ter filhos, pois assim, um dia, sua mulher vai descobrir, seus filhos também e isso causará nojo, vergonha, decepção, raiva. Além de você impedir que uma mulher tenha um futuro normal, você será o causador de dores, desilusão e destruirá o sonho de uma mulher e de seus filhos. Desculpe-me a sinceridade, falo tudo isso porque é sempre assim. O cara explode aos 40/50 anos; aí, quando a bicha cai no mundo, ou na vara, família e filhos padecem na amargura. Assuma logo seu lado gay e libera, assim ninguém sofrerá por sua causa."

Regina *comenta:*

No mundo ocidental, mais ou menos 10% das pessoas são homossexuais. Numa sociedade que não aceita quem foge aos modelos, ser homossexual é tão difícil como fazer parte de qualquer minoria. Enquanto na Grécia clássica a atração entre dois homens era vista como manifestação legítima do desejo amoroso, na Idade Média a homossexualidade foi declarada crime.

No século XIX, a homossexualidade foi incorporada ao campo da medicina, passando a ser encarada pelos mais liberais como uma doença a ser tratada. Só recentemente, na década de 1960 — com o surgimento dos anticoncepcionais —, houve a dissociação entre ato sexual e reprodução. E a homossexualidade, representante máxima dessa dissociação, tornou-se mais aceita. A partir daí, as práticas homo e hétero se aproximam, e o sexo pode visar exclusivamente o prazer.

É nessa época que surge o movimento gay, disposto a mostrar que heterossexualidade não é a única forma de sexualidade normal e, em 1973, a Associação Médica Americana retira a homossexualidade da categoria de doença. Mas nem isso é suficiente para acabar com o preconceito, pois a sociedade patriarcal impõe um ideal masculino a ser perseguido por todos os homens (força, poder, sucesso) e insiste em

Se eu fosse você...

identificar masculinidade com heterossexualidade. O resultado é que, apesar de toda a liberação dos costumes, os gays continuam sendo hostilizados pela maioria das pessoas.

É na adolescência que a orientação afetivo-sexual se define. Assustado, o jovem muitas vezes não consegue admitir nem para si mesmo seus sentimentos e desejos. Sabe que são proibidos e fica confuso. Ninguém escolhe ser homossexual. A escolha é outra: exteriorizar ou esconder.

O primeiro ato sexual — o *coming out* — é um momento decisivo na vida de um homossexual. Pode demorar muitos anos para acontecer e, quanto mais tarde, mais afeta a personalidade. As tentativas de suicídio são, nesses casos, duas vezes mais frequentes do que no restante da população da mesma idade. Entretanto, passado o *coming out,* os homossexuais apresentam um índice de suicídio muito baixo. Afinal, ser homo não significa infelicidade, assim como os 90% da população sabem que ser hétero não garante felicidade a ninguém.

O conflito homossexual, por maior que seja, vem do meio social. A homofobia — ódio aos homossexuais — pode se manifestar entre os heterossexuais pelo temor secreto dos próprios desejos homossexuais e também pela angústia que causa o contato com os gays. Nesse contato, os heterossexuais são levados a perceber suas próprias características reprimidas — sensibilidade e passividade — que, por não serem consideradas masculinas, indicariam fraqueza. A agressão e a violência contra o gay tentam evitar que a masculinidade seja "contaminada".

O pior inimigo do homossexual, entretanto, é a sua própria homofobia. Introjetando de tal forma os valores da sociedade em relação à homossexualidade, muitos gays se recriminam por desejar outro homem. Negam completamente o sexo ou levam uma vida dupla, casando e tendo filhos. É grande o esforço que fazem para acreditar que são heterossexuais, mesmo à custa de muito sofrimento.

15. Me excito com facilidade, mas tenho dificuldades para ter orgasmo... Sou uma mulher que ama, deseja e é correspondida em ambos os sentimentos por outra mulher. Mesmo depois de me permitir (assumir) esses desejos, ainda assim permaneço com dificuldades para o orgasmo. Acho que não me entrego o suficiente ou não relaxo, não sei. Tenho 30 anos e fui casada com um homem. Durante nossa relação, as dificuldades eram as mesmas, mas eu achava que era por falta de desejo, mas agora vejo que não é isso, que mesmo desejando imensamente o sexo com minha parceira, o "problema" persiste. O que vocês me dizem disso?

☞ *Se eu fosse você...*

"Calma, deixa fluir, deixa ela fazer com calma. Pela questão, provavelmente você tem dificuldades de atingir orgasmos de forma passiva, certo? Assim sendo, o que você tem a fazer é relaxar e pedir pra ela ir tocando nos pontos onde você sente mais prazer. Peça sempre, não se intimide, nem fique envergonhada de pedir. Outra coisa que creio é que, na maioria dos relacionamentos, nem sempre se consegue orgasmo no início, tem que ir 'aprendendo' a ser tocada, a tocar (experiência própria). Com o tempo, melhora. Boa sorte!"

"Ioga, meditação, massagens, tem milhares de técnicas para relaxamento que você pode aprender e usar à vontade. Você provavelmente tem alguma repressão que te impede de se entregar totalmente ao prazer. Se incomoda tanto, procure uma terapia."

Se eu fosse você...

"**P**enso que você não se conhece suficientemente, isto é, você precisa conhecer seu próprio corpo, saber o que te excita mais. Procura se masturbar e ver o que te faz enlouquecer etc. Fica com quem te faz sentir melhor, pois, na minha opinião, todos podem ter orgasmos, basta se conhecerem."

"**P**rocuraria ajuda profissional. O fato de ter assumido a homossexualidade, isto é, de estar vivendo um relacionamento com uma mulher, que me pareceu bom para você, não vai tirar de repente todos os fantasmas de sua cabeça. Você deve ter tido uma criação restritiva (como toda a nossa geração) e muitos de nós precisamos de ajuda para limpar essa concepção errada de sexo e prazer. Você está, talvez, cheia de culpas e restrições, embora aparentemente 'liberta'. Tente trabalhar isso com um profissional de psicologia, e vai se conhecer melhor."

"**N**a verdade, acho que o seu 'problema' é de entrosamento com você mesma. Digo isso porque também tenho dificuldades com o meu namorado: não consigo o orgasmo vaginal de jeito nenhum. Contudo, já obtive uma vitória, pois consigo alcançar o orgasmo clitoriano. Acho que o que possibilitou esse avanço, no meu caso, foi uma maior descontração entre nós dois. Hoje em dia, tentamos fazer um sexo mais demorado, conversamos muito, brincamos muito. Algumas vezes, levamos uma garrafa de vinho para a cama, o que nos ajuda bastante a relaxar. Enfim, o que estou tentando lhe dizer é que você deve encontrar maneiras de tornar o seu sexo um momento verdadeiramente íntimo e sem compromissos com a hora H (o orgasmo). Assim, quando as coisas estiverem esquentando, quando as carícias preliminares estiverem acontecendo, tente desligar o seu consciente e pare de se preocupar ou ficar ansiosa com o que virá depois; curta o carinho e o prazer que dedos, mãos e língua podem proporcionar, pelo simples fato de passearem pelo seu corpo. Com o tempo, você se sentirá mais relaxada e acabará se soltando mais, descobrindo novos prazeres. Ah! Uma boa dica é, também, praticar a masturbação, individual ou com sua parceira. Isso também ajuda bastante a conhecermos o nosso corpo e as nossas potencialidades para o prazer. Boa sorte!"

"Tudo me leva a crer que você realmente tem problemas para atingir o orgasmo, visto que o problema acontecia na sua relação anterior e persiste nessa relação. Pela sua descrição, me parece realmente problema psicológico. Procure tratamento psicológico, você só tem a ganhar."

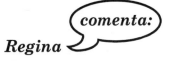

Raramente a ausência de orgasmo na mulher se deve a um problema orgânico, sendo as causas, principalmente, culturais e psicológicas. Os inúmeros tabus e preconceitos em relação ao sexo fazem com que a mulher fique tensa e, dessa forma, não se sinta livre para participar ativamente do ato sexual, descobrindo suas áreas mais sensíveis e as posições que lhe dão mais prazer. O medo de se entregar, de perder o controle, pode levar também a um estado de alerta tal que a excitação só vá até certo ponto, não chegando nunca ao nível máximo que desencadeia o orgasmo. Por último, a ansiedade em chegar ao clímax, visando evitar a própria frustração e a da outra pessoa, contribui para que a mulher não relaxe, provocando efeito contrário.

O orgasmo feminino pode ocorrer de diversas formas: na parte externa dos órgãos genitais, principalmente no clitóris e nos pequenos lábios, dentro do canal vaginal, pela contração dos músculos dessa área, e no ponto G, se adequadamente pressionado e estimulado. Existe uma fase da resposta sexual, anterior ao orgasmo — o platô —, na qual a excitação chega ao ponto mais alto. É fundamental que essa fase se prolongue ao máximo.

16. Tenho um irmão mais velho, com quem sempre me dei muito bem, por quem sou louca. Ele é tudo aquilo que se procura num homem e não em um irmão. Não consigo ficar um dia sem falar com ele, tenho que vê-lo sempre. Isso está interferindo no meu casamento (tenho 28 anos e estou casada há dois anos). Morro de ciúmes quando ele arranja uma namorada (ele percebe que não gosto delas e sempre diz que não é nada sério). Tenho fantasias em relação a ele; faço amor com meu marido pensando nele e depois morro de culpa. Às vezes, penso que vou enlouquecer. Ele nunca me repeliu; gosta do que eu demonstro sentir por ele (nunca tocamos nesse assunto) e sempre me procura pra conversar também. Estou perdida e não sei que rumo dar à minha vida.

☞ *Se eu fosse você...*

"Procure não pensar mais nele.**"**

"Realmente, você está em apuros. Veja bem, meu bem, gostei de você por você ter a coragem de se abrir dessa forma. Parabéns desde já. Você tem uma disfunção psicológica. Já ouviu falar naqueles casos em que a esposa busca no marido a figura do pai (dela), e o marido na esposa a figura da mãe (dele, é claro). A admiração pelos pais ou até mesmo a falta deles muitas vezes nos faz buscá-los em outras pessoas. Penso que o caso do seu irmão possa ser algo semelhante. Na verdade, você o admira muito e essa admiração te excita a ponto de você ter orgasmos pensando nele. Se você não foi molestada (desculpe-me, não fique ofendida, isso é muito comum e sério, e quase ninguém tem a coragem de falar sobre isso) na infância, o que pode ocasionar diversos distúrbios sexuais, acredito que você tem uma forte admiração pelo seu irmão, o que não é anormal. Porém, você deve buscar respostas para a sua atração sexual e ver o quanto isso é realmente 'atração' ou distúrbio psicológico. Fique fria e, enquanto você não descobre, relaxe. Não cometa nenhuma besteira, mas pode gozar pensando nele: isso não é pecado e nem amoral."

"**I**nfelizmente, a sociedade é muito discriminadora e nem sempre podemos viver aquilo que sentimos ou queremos. Acho que você poderia procurar ajuda profissional e falar com um psicólogo. Quem sabe ele te ajuda a entender melhor esta situação ou o que você sente. Boa sorte."

"**P**are de se culpar pelo que sente. Esse é o primeiro passo. O desejo, a atração sexual, não escolhe por quem vai se manifestar. É algo instintivamente humano e primitivo. Podemos encobrir isso por trás da máscara de moral que somos obrigados a usar para encarar os outros e nós mesmos, mas não evitar sentir isso. Não está sob nosso controle. Você não é doente, nem anormal. Procure organizar seus pensamentos e ver realmente o que sente, sem se preocupar com o que os outros vão pensar e, com certeza, você vai achar o melhor caminho para a sua dúvida. Boa Sorte."

"**C**onverse com ele. Se a coisa for mesmo mútua, é o caso de pesar prós e contras. Importante: se possível, sem traições que magoem outras pessoas."

"**I**sso deve ser reflexo de alguma relação de vidas anteriores. Procure um terapeuta que faça regressão ou um centro kardecista, que certamente vão descobrir a origem dessa sua obsessão."

"Tirava ele da cabeça. Tem tanto homem no mundo, não precisa dormir com seu irmão.**"**

"Você deveria procurar ajuda psicológica, isso não é certo. Irmão é pra amar de forma fraternal e não da forma que você ama. Desejo, sentimos por homens que não tenham ligação de sangue. Procure ajuda rápido. Boa sorte.**"**

"Eu acho que você não devia ter se casado, se fica nutrindo esse tipo de sentimento por seu irmão. Ele também deve ser muito sacana por ficar estimulando isso em você. Acho que você devia abrir o jogo com todos, principalmente com você, porque ninguém consegue viver na mentira por muito tempo. Você tá vivendo um amor infantil com esse cara, platônico e errado porque você não gostaria se seu marido fizesse o mesmo com você.**"**

"Você deve estar trocando os sentimentos. Talvez seu irmão seja tudo aquilo que você gostaria que seu marido fosse, e aí você está achando que está apaixonada por ele. Ciúme de irmão é normal, você tem que rever os seus sentimentos e não ficar misturando tudo. Procure uma ajuda profissional!**"**

Regina *comenta:*

O incesto — e não o canibalismo, como tanta gente acredita — foi o primeiro tabu do mundo. Tão logo houve contato suficiente entre as tribos para que fosse possível um acasalamento externo, essa parece ter sido a prática geral, e a acelerada rapidez do desenvolvimento humano durante os cinquenta mil anos imediatamente anteriores à revolução neolítica foi, pelo menos em parte, devida à adaptabilidade física e intelectual daí resultante.

No seu sentido mais amplo, o tabu do incesto pode ser definido como a proibição do ato sexual se seus membros se acham ligados por elo verdadeiro de parentesco. Em um levantamento de 250 sociedades, antropólogos não conseguiram encontrar um só exemplo no qual as relações sexuais ou casamento entre membros solteiros de uma família recebessem aprovação. Havia circunstâncias especiais em que tais proibições eram retiradas: os incas e alguns reis havaianos permitiam o casamento de irmão e irmã.

Depois, surgiram sugestões de que o incesto irmão-irmã também tenha sido sancionado para pessoas comuns. Alguns escritos iranianos e gregos antigos sugerem que o incesto, em certa época, foi permitido à população iraniana em geral. E indicações foram encontradas em registros matrimoniais egípcios de que o casamento irmão-irmã não constituía raridade entre as pessoas comuns no Egito, durante o domínio romano sobre aquela civilização.

O historiador Bernard Murstein afirma que embora alguns estudiosos acreditassem que todos os indivíduos possuem instintivamente um horror natural ao incesto, isso não coincide com os casos de incesto que chegaram à maioria dos pesquisadores clínicos. Os psicoterapeutas indicaram que uma boa minoria de pessoas, nesta ou naquela ocasião, alimentou pensamentos de incesto, ainda que não os tenha posto em prática. "Podemos concluir que não existe comprovação firme para a teoria do horror instintivo", diz ele.

Embora o desejo incestuoso provoque sentimento de culpa, por escapar das normas sociais profundamente aceitas por quase todas as pessoas, no jornal francês *Le Monde-Dimanche*, de 20 de setembro de 1981, há um artigo de Alain Woodrow, "Incesto, o último tabu", que relata as impressões de pessoas que viviam em situação incestuosa. E em 14 de setembro de 1984, num programa de TV, na França, um irmão e uma irmã, que viviam juntos e tiveram uma filha, pediam ao presidente da República a autorização para se casarem.

17. Eu e meu namorado estamos tendo relações há dois meses. Desde então, o sexo está ficando cada vez mais gostoso. Nossas "preliminares" são demoradas e muito estimulantes. Mas agora vem um problema... acho que não consigo chegar a gozar. Não tenho nem certeza se já consegui alguma vez na minha vida, já que ele não foi o primeiro. Já usamos diversas posições e tenho as minhas preferidas, sei que algumas são melhores do que outras para se chegar lá. Por isso, gostaria de saber o que é mesmo o orgasmo, e qual a sua sensação para não ter dúvidas depois.

☞ *Se eu fosse você...*

"**V**ai fazendo que depois você pega a manha!"

"**N**ão sei se dois meses é o suficiente para você atingir o máximo do orgasmo. Quando chegar lá, verás que é outra vida, terá formigamento em todo corpo que não desejará parar e, sim, continuar embrenhando no espaço com toda velocidade. E, quando parar, dê um tempo e se alimente bem e prepara para outra. Veja bem, isso não é sonho, também existe como realidade."

"**B**om, passo por isso também! Não sei se já cheguei a ter um orgasmo com alguém, mas sozinha sempre consigo! Minhas relações sexuais são boas, mas não existe aquela explosão!"

"**O**i, eu entendo perfeitamente você! Tenho uma relação ótima com meu namorado e namoramos há nove meses. Mas em toda nossa relação, só tive três orgasmos. Descobri o que era orgasmo por acaso, quando um namorado meu (o primeiro com quem tive contato sexual, mas não sexo de fato), estava me masturbando e, de repente, eu comecei a sentir uma empolgação que não sabia de onde vinha; parece que os pés vão formigando, é uma coisa crescente, que vai ficando cada vez mais forte até atingir um ápice, em que a sensação de relaxamento predomina! Enfim, infelizmente não consigo gozar com ele, mas isso não deixa de fazer com que nossa transa seja maravilhosa. Na verdade, eu só consigo 'chegar lá' comigo mesma. Ou seja, me masturbando, que foi como eu descobri a 'receita' pra o orgasmo e o caminho mais curto pra chegar lá é massagear o clitóris. Bem, espero que consiga."

"**R**elaxe. Ninguém é *expert* em sexo. Primeiro sinta o prazer independentemente do gozo. Procure sentir e perceber o quanto a intensidade do seu tesão vai crescendo na medida em que você se movimenta, ou em que você se toca. Não pense no fim, ou seja, no orgasmo; sinta o quanto é gostosa a penetração, as preliminares. Quando digo que o orgasmo é o fim, não estou querendo dizer bem isso, mas a sensação que dá quando escuto algumas mulheres falando em 'não consigo atingir o orgasmo, como faço para chegar lá?...' é de que elas estão correndo uma maratona de mil metros e a primeira que chegar é a grande campeã. Calma... Enquanto os homens buscam maneiras de manter por mais tempo o prazer, as mulheres procuram desesperadamente chegar ao clímax. Sinceramente, é tudo uma questão de conhecimento. Conhecer bem o parceiro, conhecer a si mesma e, principalmente, ir conhecendo o sexo que é feito entre vocês dois. Pense bem, se você sente prazer e esse prazer vai aumen-

Se eu fosse você...

tando gradativamente (cada vez mais) significa que em algum lugar ele vai chegar, não se preocupe. Procure ir se conhecendo e percebendo o quanto ele aumenta e o quanto você pode estimulá-lo. Minha criança, aproveite todos os momentos ao lado do seu namorado. Pegue nele, faça sexo oral, sinta-se à vontade do lado dele e, principalmente, converse. O relacionamento, o sexo bom, começa bem longe da cama. Dois meses é muito pouco tempo para se falar em INTIMIDADE. Digamos que essa seja a palavra-chave. Acredite, se o seu namorado não sabe que você não atinge o orgasmo e você finge atingi-lo, como o coitado poderá se esforçar para segurar o dele e fazer com que você atinja o seu? Fale para ele e seja sincera, ele vai te amar ainda mais e vai ver o quanto o deseja e quer ter com ele o relacionamento mais gostoso que você já teve. Boa sorte!"

"**P**rimeiro que orgasmo ninguém pode sentir por você, mas vai uma dica: estimule seu clitóris até você sentir uma sensação de explosão; é o prazer, só você pode sentir. Também sente em cima do pênis dele e fique no movimento de vai e vem, vai ser ainda melhor. Boa sorte!"

"**Q**uerida, quando você sentir seu corpo por dentro, uma sensação leve, esquecer de tudo e até que seu namorado está ali e aquilo te deixar simplesmente fora de si. E se permanecer por mais alguns minutos depois, o que é normal, é porque gozou, não tenha dúvida…"

"**Q**uanto menos você se preocupar em atingir o orgasmo, mais fácil você atinge. Pode até tomar umas bebidinhas para se soltar mais e falar algumas coisas excitantes, fantasias que você tem para o parceiro na hora da transa, ele vai falar sacanagens para você e, certamente, o clima vai esquentar!"

"Eu partiria pra outra, porque, quando o cara é bom, ele te faz gozar uma, duas, três, enfim, muitas vezes! Orgasmo é uma sensação de prazer indescritível que quando você sentir, vai saber que sentiu. Ninguém vai precisar definir pra você. É o tipo da coisa que não se ensina: acontece e você sabe. Conhece aquele ditado: 'Quem nunca comeu melado, quando come se lambuza?' Pois é. Quando você sentir, vai querer se lambuzar todo dia.**"**

"Vai sair líquidos da sua xoxota. Você não vai mais conseguir ficar com a xoxota seca.**"**

"Se eu fosse você, pediria para seu parceiro massagear seu clitóris com a mão, enquanto lhe penetra. Com certeza, dá certo.**"**

"Eu já passei por isso, transei com meu marido (na época namorado) por vários anos sem saber o que era orgasmo. Ouvia todo mundo falar, mas não sabia e fingia ter. Até que comecei a ficar por cima, onde o clitóris é massageado, e a partir daí consegui. E o orgasmo nada mais é do que um turbilhão de sensações que te levam ao relaxamento depois. Experimente isso, talvez consiga também. E não fique frustrada se não consegue, nunca desista. Normalmente a mulher demora mais que o homem, e mesmo que seu namorado tenha atingido o orgasmo, não deixe-o parar até que você consiga. Aproveite cada segundo de ereção dele e boa sorte!**"**

"O principal meio são as preliminares. Faça, beije-o e seja beijada. Não fique pensando em problemas do cotidiano, faça de conta que só existem vocês dois.**"**

Se eu fosse você...

"Com certeza você ainda não gozou, pois, quando gozar, saberá, já que é uma sensação absolutamente única, incomparável e impossível descrever."

"É a coisa mais gostosa do mundo, você entra em outro mundo."

"A sensação do orgasmo podemos sentir através do conhecimento do nosso próprio corpo. Tente fazer a masturbação com o jato do chuveirinho, direcione-o mesmo para sua vagina e o jato acertará o clitóris e sua vagina internamente; você sentirá uma sensação tão gostosa que com o passar dos minutos aumentará, e aí, sim, você sentirá o orgasmo. É uma técnica que algumas mulheres usam, pois se você não conhecer seu corpo antes, nunca conseguirá sentir o prazer do clímax. Mas só tente se realmente não for contra a masturbação, afinal ela é muito reprimida por muitas mulheres que pensam muito na criação da família. Se você for uma pessoa que não tem esse problema, vá em frente e boa sorte com seu namorado."

"Bem, eu demorei muitos anos para conseguir gozar apenas com penetração. Antes disso, eu me masturbava enquanto meu parceiro me penetrava ou gozava com sexo oral. Nunca foi uma barreira para eu ter prazer, nem achava que eu tinha algum problema ou disfunção sexual. Eu descobri que tem alguns pequenos movimentos e posições que ajudam, mas acho que você vai ter que descobrir junto com seu parceiro. E se eu fosse você não me preocuparia tanto; acho que se você já se masturbou ou já recebeu sexo oral, você sabe o que é orgasmo. E com jeitinho você vai aprender a gozar com seu parceiro, tenha paciência e não fique tensa na hora, ok? Boa sorte!"

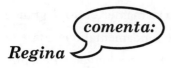
Regina

A maioria das pesquisas mostra que 60% das mulheres têm dificuldade para atingir o orgasmo. Sem dúvida, é um número muito alto e significa que a maioria delas desconhece o mais intenso prazer físico que um ser humano pode experimentar. Até quarenta anos atrás, isso não era motivo de preocupação. O sexo para a mulher era apenas uma obrigação, visando ao prazer do homem e à procriação, e seu orgasmo não era nem cogitado. Agora, as mulheres reivindicam o prazer e se sentem péssimas se nunca atingem o orgasmo. Muitas vezes isso se torna um problema tão sério que leva a mulher a evitar o sexo, como forma de se proteger da frustração, e acaba afetando sua autoestima, prejudicando outras áreas da vida.

Raramente a falta de orgasmo se deve a um problema orgânico. Mas as causas são variadas:

- Tabus e preconceitos quanto ao sexo fazem com que muitas mulheres fiquem tensas, não se sentindo livres para participar ativamente do ato sexual, descobrindo suas áreas mais sensíveis, as posições que lhe dão mais prazer e comunicando isso ao parceiro.
- Conflitos inconscientes evocados pelas sensações eróticas, sentimentos de culpa em relação à sexualidade, hostilidade inconsciente ao parceiro.
- O medo de se entregar às sensações pode fazer com que a mulher fique alerta, controlando tudo, mesmo sem perceber. A excitação, assim, só chega até certo ponto, não atingindo a fase de platô, que é o nível de excitação máximo necessário para desencadear o orgasmo.
- A preocupação excessiva em ter orgasmo gera ansiedade, impedindo o relaxamento necessário para desencadeá-lo.

Mas os homens não têm nada a ver com o orgasmo da mulher? Têm, e muito. A maioria deles ainda está presa ao mito da masculinidade e vai para o ato sexual para cumprir uma missão: provar que é ma-

Se eu fosse você...

cho. Mas o medo de falhar, de o pênis não se manter ereto, é grande. Aí, ocorre o desencontro. Para a mulher é fundamental que a fase do platô — que antecede a fase do orgasmo — se prolongue ao máximo para que seus órgãos genitais sejam irrigados com bastante sangue, proporcionando alto nível de excitação. O homem, por desconhecimento ou por ansiedade, quando seu pênis fica ereto, parte para a penetração, supondo estar a mulher tão excitada quanto ele. Só que ela necessita de pelo menos três vezes mais tempo que ele para estar no mesmo nível de excitação. Não estando suficientemente lubrificada, não está pronta para a penetração nem para o orgasmo.

Em outros casos, a mulher está bastante excitada mas mesmo assim não consegue ter orgasmo. Quando o homem penetra a mulher, parece haver uma certa pressa em ejacular. Ele vai se concentrando num esforço para expulsar o esperma. Aí é que reside o problema. A maioria dos homens acredita que, se houve ereção e eles ejacularem, foi tudo ótimo. Então, a frequência do vaivém do pênis é rápida, no mesmo ritmo e na mesma trajetória (ida e volta sempre da mesma forma). Ele em pouco tempo ejacula, mas a mulher dificilmente chega ao orgasmo. Ao contrário, se o movimento depois da penetração for mais lento e circular, de forma a tocar toda a parede do canal vaginal e pressionar o ponto G, a mulher atingirá o orgasmo mais facilmente.

Outra dificuldade surge quando o homem tenta que a mulher tenha orgasmo no clitóris. Muitas vezes a estimulação dessa área é feita com movimentos rápidos e com força, afastando qualquer possibilidade de prazer, sendo desconfortável e até dolorosa.

É muito provável que libertando-se dos modelos de amor, casamento e sexo impostos pela cultura patriarcal, que transformou o sexo num meio de afirmação da masculinidade para os homens e de submissão para as mulheres, ambos comecem a usufruir livremente da troca de sensações de prazer, e o orgasmo se torne muito melhor e fácil de ser alcançado.

18. Não sei o que está acontecendo comigo ultimamente, pois venho me sentindo muito insegura. Sinto muitos ciúmes do meu namorado. Não quero sentir isso, mas sinto ciúmes da minha mãe e da minha irmã. Se não estou em algum lugar que eles estão, fico imaginando que eles estão fazendo alguma coisa. Às vezes, minha mãe, conversando com ele, põe a mão na sua perna e eu fico com raiva. Se ele oferece alguma coisa a elas, eu fico com raiva achando que ele está sendo muito gentil. Não tenho dúvida de que ele gosta de mim, mas esses pensamentos não saem da minha cabeça. Quando estamos sentados em algum lugar, não quero que elas sentem ao lado dele. Estou desesperada. Há algo de errado comigo? Como eu faço para superar isso? É apenas uma fase? Vai passar? Estou com medo, pois nunca senti isso antes e sei que esse sentimento é ruim e me corrói por dentro. Fico achando que estou sendo traída, mesmo sabendo que não. Às vezes, acho que minha mãe ou minha irmã estão apaixonadas pelo meu namorado. Por favor, me ajudem.

☞ *Se eu fosse você...*

"**I**ria correndo procurar ajuda. Ciúme tem limite para ser normal, 'saudável'. Mas você já passou dos limites, pode estar doente e acabar afastando todos que realmente gostam de você. Se cuida!!!!"

"**O**lá, o que eu tenho a te dizer é o seguinte: passei pela mesma situação mas no papel de irmão. O que está ocorrendo com você acontecceu com minha irmã e foi muito desagradável para mim. Pois de forma nenhuma eu imaginaria ter algo com o namorado dela. O que houve foi que no começo do relacionamento dela eu não ia muito com a cara do namorado dela, por isso eu nem conversava com ele. Só que com o passar do tempo, ele indo todos os dias na minha casa, eu acabei me acostumando. Com isso, ela começou a desconfiar e fez uma coisa que me chateou muito. O que você deve fazer é parar para analisar a sua situação. Algo de errado está acontecendo com você para haver toda essa desconfiança, até das pessoas da sua família. Será que você não está vivendo demais para esse relacionamento? Você tem amigos? Você sai para passear sem teu namorado? Eu acho que a expectativa que você põe nessa relação está fazendo você se afastar das pessoas de quem você gosta. Procure conversar com seu namorado, explique para ele esse ciúme doentio que esta sentindo. Não para ele parar de falar com sua mãe e irmã, mas talvez a mudança de algumas atitudes dele faça com que você se sinta mais segura. Mas não esqueça de ser franca e dizer que está com problemas; não queira culpá-lo pelo que você esta sentindo, pois ele poderá se chatear achando que você não confia nele.**"**

"Você está realmente precisando de um tratamento.**"**

"Olha querida, já passei por isso. Já cheguei em casa muitas vezes tendo a sensação de que meu noivo e minha mãe estavam fazendo algo; pura ilusão, eu imaginava mil coisas, mil bobagens. Mas com o tempo isso vai passar, você vai confiar mais nele e no seus familiares. Isso ocorre porque escutamos tanta coisa, acontece tanta coisa louca ao nosso redor, que ficamos neuróticos achando que todos querem nos engolir, nos enfiar uma faca nas costas. Relaxe, curta seu namorado, esqueça essas neuras; se ele as trata bem é porque se sente à vontade com sua família, e quer que você saiba disso, e que curte não só você, mas todos que fazem parte da sua vida. ESQUEÇA ISSO."

"**I**magino como deve ser insuportável a vida do seu namorado, com todo esse seu ciúme. Tive uma namorada que me perdeu por causa disso. Ela queria me controlar o tempo todo e saber tudo o que eu fazia, com quem eu conversava etc. Chegou uma hora que não deu mais para aguentar. Se você não parar com isso imediatamente, vai sofrer muito e fazer as pessoas que te cercam sofrerem."

"**O** ciúme é o pior sentimento que existe. Nos tortura e atrapalha a vida do outro. Tente descobrir por que você acha que vai ser trocada o tempo todo. Se você insistir muito nisso, sem perceber, acabará criando meios para que a coisa aconteça de verdade."

"**A**cho que você não tem mais nada para se preocupar na vida. Por isso, não tira essa bobagem da cabeça. Tente fazer coisas que te ocupem e deixe isso de lado."

Regina **comenta:**

A qualquer momento, inesperadamente, pode surgir o ciúme numa relação amorosa: na fase da conquista, no período da paixão, durante o namoro ou casamento e até mesmo depois de tudo terminado. Alguns o consideram como universal, inato. Outros, entre os quais me incluo, acreditam que sua origem é cultural, mas que o ciúme é tão valorizado, há tanto tempo, que passou a ser visto como parte da natureza humana.

De qualquer forma, não há dúvida de que a relação amorosa entre homens e mulheres sempre foi prejudicada pelo ciúme. Inicialmente, o do homem estava ligado ao medo de falsificação da descendência — dar o próprio nome e criar um filho que não fosse seu. Esse temor serviu para justificar a extrema violência que as mulheres sofreram nas socie-

Se eu fosse você...

dades patriarcais. Para elas, que só podiam exprimir dedicação e obediência, esse sentimento era proibido de se manifestar, caso existisse.

A revolução sexual dos anos 1960 irrompeu no Ocidente trazendo a separação definitiva entre sexo e reprodução e, consequentemente, a igualdade de condições entre homens e mulheres nessa área. No entanto, com toda a liberação, e ao contrário do que se poderia supor, o homem ficou mais ciumento e a mulher passou a expressar ciúme na mesma intensidade que ele. Pesquisa feita nos Estados Unidos comprovou que nenhum dos sexos é mais ciumento que o outro — embora se comportem de maneira diferente. As mulheres, em geral, são mais propensas a fingir indiferença, enquanto os homens, com mais frequência terminam um relacionamento quando sentem ciúmes, acreditando que assim recuperam sua autoestima e reputação.

Mas por que o ciúme é aceito como parte do amor? Por que se defende a sua presença numa relação amorosa, mesmo sabendo que o preço a pagar é tão alto? Encontramos ao menos parte da resposta na forma como o adulto aprendeu a viver o amor, que é em quase todos os aspectos semelhante à forma da relação amorosa vivida com a mãe pela criança pequena. Por se sentir constantemente ameaçada de perder esse amor — sem o qual perde o referencial na vida e também fica vulnerável à morte física —, a criança se mostra controladora, possessiva e ciumenta, desejando a mãe só para si.

Esse risco, que é verdadeiro na infância, continua sendo alimentado por uma educação que não permite aos jovens se desligar da dependência emocional dos pais. Quando surge uma relação amorosa, eles passam de uma dependência para outra. Agora, por conta de todo o condicionamento cultural, é através da pessoa amada que se tenta satisfazer as necessidades infantis. Reeditando a mesma forma primária de vínculo com a mãe, o antigo medo infantil de ser abandonado reaparece e a pessoa amada se torna imprescindível. Não se pode correr o risco de perdê-la. O controle, a possessividade e o ciúme passam, então, a fazer parte do amor.

Quando a pessoa consegue elaborar bem a dependência infantil e também se libertar da submissão aos valores morais, se percebe menos ciumenta. Caso contrário, é difícil ter autonomia suficiente e podem reaparecer as antigas inseguranças, com exigência de exclusividade no amor. Como são poucos os que se sentem autônomos, observa-se uma busca generalizada de vínculos amorosos que permitam aprisionar o parceiro, mesmo à custa da própria limitação. A questão do ciúme também está ligada à imagem que cada um faz de si. Quem tem a autoestima elevada e se considera interessante e com muitos atrativos não supõe que será trocado com facilidade. E se a relação terminar, sabe que vai ficar triste e sentir saudade, mas também sabe que vai continuar vivendo sem desmoronar.

19. Sempre tive um enorme complexo por ter o pênis muito pequeno (cerca de 9, 10 cm). E isso foi criando uma barreira para mim, de forma que só me masturbo e não tenho relacionamento com mulheres. E quando noto que alguma delas se insinua acontece que, em vez de ereção, eu tenho uma contração do pênis que o faz praticamente sumir. Isso não é brincadeira. Será que deu para sentir o inferno que é minha vida nesse sentido?

☞ *Se eu fosse você...*

"Falando sério, já foi num médico?"

"Deixaria esse preconceito de lado que, aliás está te prejudicando. Meu marido também não é um superdotado e sinto satisfação como nunca senti. No início, fiquei encanada, mas depois, durante nossa convivência, tudo foi sendo muito bom."

"Imagino, mas a coisa começa na sua aceitação. Na minha opinião feminina, isso não é tão fundamental. Vale mesmo é você saber 'usar'."

"Rapaz, abra o jogo. Conheça uma pessoa antes de tudo e não vá já pensando no sexo. Tire um pouco isso da sua cabeça (das duas). Eu te aconselho a ter um relacionamento e descobrir com isso que o sexo não é o mais importante, acredite. Primeiro, conheça a sua parceira e se deixe conhecer. Com o tempo, você vai se sentir mais à vontade para se abrir e falar das suas dificuldades. Acredite em mim, você só vai conseguir se livrar desse pesadelo no dia em que você se abrir para a pessoa que estiver do seu lado e, se esta pessoa realmente gostar de você, ela vai ter o maior prazer em te ajudar. Quer que eu te diga, as mulheres são as criaturas mais sensíveis que você pode conhecer, e elas adoram ajudar. Demonstre que você tem interesse em superar essas dificuldades e que você precisa de ajuda. Mostre-se, confie; com o tempo, você vai ficar mais relaxado do lado de quem você gosta e o negócio vai subir, pode acreditar. Mas se abra, caso contrário, você vai cada vez se sentir mais reprimido e o bichinho (pobre coitado, que não tem nada a ver com os problemas da cabeça de cima) vai cada vez se encolher mais. Dica: as mulheres adoram caras sensíveis. Se você tiver a capacidade de se mostrar, tenho certeza que você vai ser um.**"**

"Tamanho, definitivamente, não é documento.**"**

"Se eu fosse você, eu procuraria um especialista no assunto, um urologista. Esse especialista é a única pessoa que poderá lhe ajudar!**"**

"Eu procuraria relaxar e me aprimorar na arte de fazer amor, saber paquerar sem ser grude, procurar deixar a mulher enlouquecida de tesão, sem partir correndo 'pros finalmentes'. Beber junto com ela pra relaxar, deixar acontecer, beijar, brincar bastante antes dos 'finalmentes' e se preocupar em comê-la bem e não com o tamanho do seu pênis. Sou mulher, e o homem que me deu mais prazer até hoje também tem um pênis assim pequeno e me enlouquece. Falo de cadeira, porque vivi mais de 20 anos com outro que tinha um pênis enorme e nunca me deu prazer. Eu nem sabia o que era orgasmo.**"**

Se eu fosse você...

"Tamanho não é documento. Dizem que o pequeno é melhor para atingir o ponto G.**"**

"Tenta uma daquelas operações que aumentam o pênis, cara. Agora tem opções.**"**

"Olha, cara, tenho um pênis de 15 cm e não tô satisfeito com o tamanho, não! Procure um ou mais urologistas e converse sobre um tratamento seguro para aumentar o tamanho. Atualmente, tem vários métodos. Porque realmente com 9 cm, não dá para proporcionar prazer à mulher não! Não com a penetração!**"**

"Já buscou se consultar com um médico urologista? Dependendo de sua idade, e sob o devido acompanhamento médico, é possível conduzir um tratamento com base hormonal para que seja obtido um crescimento do órgão. Mas é importante o acompanhamento médico. Eu enfrento problema similar. Realmente, cheguei a fazer o tratamento hormonal, mas eu já estava saindo da faixa de idade em que o tratamento é mais eficaz. Assim, o resultado do tratamento foi reduzido. Sou casado e minha mulher enfrenta dificuldades para ter orgasmo. Embora sempre leia que o tamanho não importa, desconfio fortemente que essa dificuldade dela de ter um orgasmo deva-se ao tamanho pequeno de meu órgão, que mal consegue fazer a penetração e, com os movimentos do ato sexual, sai do local a todo instante. Psiquicamente me aceito assim, deixei de infernizar a minha vida, principalmente nos últimos anos. Por incrível que possa parecer, meu concunhado, esposo da irmã de minha esposa, por ocasião de uma festinha familiar, tomou certas liberdades comigo. Eu repeli, delicadamente, mas ele foi insistindo a cada dia. Em resumo: um dia cedi aos seus desejos, gostei e, hoje, eu e ele mantemos um relacionamento muito gostoso, em que ele valoriza por demais o fato de ser eu 'mal-dotado'. Me sinto muito bem com ele, nos entendemos maravilhosamente, hoje sou outro homem."

"**B**om, se eu fosse você, faria um tratamento, porque não seria vergonha nenhuma tratar de um probleminha que te atrapalha, né?"

"**E**i, amigo! Já tive um namorado que tinha esse problema. Sabe, quando fiquei com ele, descobrimos coisas tão boas de fazer que isso passou a ser só detalhe. Tem várias maneiras de satisfazer a mulher na cama, pênis é só o complemento. Confie mais em sua capacidade e verá que seu pênis vai reagir bem mais aos seus desejos. Beijocas!"

"**J**ovem, o tamanho não é documento. O importante é o carinho que você for capaz de proporcionar à mulher nas preliminares."

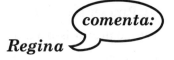

Regina comenta:

Não adianta médicos, revistas femininas e mesmo algumas mulheres afirmarem que é o desempenho, e não o tamanho do pênis, que importa. Nada convencerá o homem de que o maior não é necessariamente o melhor. Na realidade, quase todos os homens gostariam de ter um pênis maior — embora provavelmente não tão grande como o que bateu o recorde mundial: 35,56 cm e impossível de ficar ereto. Ao contrário do que se pensa, não existe relação entre a altura do homem, o tamanho da suas mãos, pés ou nariz com o seu pênis, e também entre as medidas de seu pênis flácido e ereto. Mas, apesar de qualquer avaliação e de todas as especulações, a esmagadora maioria tem pênis de tamanho médio. Por que, então, se preocupar tanto?

Se eu fosse você...

Não só no Ocidente, mas em quase todas as sociedades patriarcais, o tamanho do pênis é associado à força e à potência. Acredita-se ser prova de masculinidade, e desde pequenos os meninos são condicionados por esse mito. Nas antigas estátuas egípcias, com pênis imensos, já fica clara a importância que davam a esse órgão. E entre os Hausa, da África, os homens se gabam em suas canções de que são "quebradores de vagina", tanto por seu poder pessoal quanto pelo tamanho do seu pênis.

Nos Estados Unidos, um estudo mostrou que o medo de ter pênis pequeno é uma das fontes mais frequentes da ansiedade sexual masculina. Mesmo sem motivo real, o homem pode se sentir inseguro, acreditando-se incapaz de satisfazer a parceira. Isso sem falar na competição com os outros homens e no medo de que as mulheres comentem o fato entre si. Com a autoestima tão abalada, muitos se retraem, chegando a evitar qualquer contato sexual. Entretanto, um pênis grande é sempre admirado e é fonte de orgulho para o homem. Tanto que existe um clube em Los Angeles, The Hung Jury, em que os frequentadores se consideram privilegiados. Para ser sócio é obrigatório ter pênis de mais de 20 cm quando ereto, e provar isso a uma mulher encarregada da medição, que visita os candidatos em suas casas, munida de fita métrica.

E as mulheres, o que preferem, realmente? No mundo inteiro pesquisas demonstram que o tamanho do pênis é por certo significativo. Mas há uma interessante diferença na maneira com que homens e mulheres o consideram. Quando se pergunta a um homem qual ele escolheria entre um pênis comprido e um grosso, ele usualmente opta pelo comprimento. Se a mesma pergunta é feita às mulheres, as que tiveram apenas um ou dois parceiros dizem que tamanho não faz diferença. Mas as que tiveram vários parceiros, invariavelmente, optam pela grossura. Muitas declararam que o pênis ideal é o que for grosso o bastante para forçar a entrada da vagina e friccioná-la, para a mulher senti-lo dentro dela ao fazer sexo, provocando uma sensação de preenchimento. Afinal, o orgasmo feminino não depende da penetração profunda, não sendo necessário um pênis longo.

Quando o homem não se conforma com o comprimento ou a grossura do seu pênis e deseja mudar isso, pode procurar um médico especializado. Mas, segundo pesquisadores americanos, somente 2% dos homens têm indicação de cirurgia para aumentar o órgão sexual: os que têm pênis com menos de 7 cm de comprimento e 8,8 cm de circunferência durante a ereção. Em geral, pênis de até 12 cm é classificado como pequeno, de 13 a 16, médio e de 17 a 24, grande.

Contudo, talvez existam formas mais simples de resolver o problema. A maior parte das mulheres, mesmo preferindo pênis maiores, concorda que a habilidade do parceiro para usar o seu pênis é tão importante quanto o tamanho. Assim como o toque, o jeito de olhar, a tranquilidade — ao contrário da pressa em ejacular. É que as maiores queixas das mulheres no sexo não são em relação ao tamanho do pênis, e sim quanto à sintonia que o homem estabelece com a parceira.

20. Por favor, me ajudem, me ajudem, me ajudem... Estou namorando há quatro meses e até hoje, em todas as relações sexuais, meu namorado nunca goza pelas vias normais. Quando chega a hora "H", ele pede para eu chupar o peito esquerdo dele, enquanto ele fica se masturbando. Durante esses quatro meses, todas as relações terminaram dessa forma. Estou muito angustiada, será que ele tem tendências homossexuais ou isso é um distúrbio sexual? Na primeira vez que transamos, eu até achei normal; depois, fui conduzindo-o para que ele gozasse de outra forma, sem que precisasse se masturbar, mas foi inútil. Por favor, me digam o que é isso, eu amo esse homem e quero ajudá-lo!

☞ *Seu eu fosse você...*

"Pegaria um vibrador e colocaria perto das nádegas na hora da grande excitação. Aí ele vai gozar junto com você. Experimente.**"**

"Troca de namorado.**"**

"No sexo, todas as formas de prazer são válidas, e com o seu namorado não é diferente. Acho que você deve fazer algumas incrementações durante a transa. Procure usar o verbal e vá conduzindo a transa de uma forma que você seja a dominadora. Isso fará com que ele comece a entender que, na relação, todos tenham que se satisfazer. Em relação à estranha forma dele de gozar, acho normal, pois cada um procura fazer da maneira mais prazerosa, e isso não quer dizer que ele seja homossexual.**"**

"**L**iberou geral. Libera, deixa o cara à vontade. Você vai querer reprimi-lo? E deixar o cara complexado? Pense que você é uma privilegiada. Você tem uma pessoa do seu lado que se sente muito à vontade. Pare agora, deixe ele liberar todas as suas fantasias e faça com que ele se descubra ainda mais, criando novas fantasias dentro dele. O sexo é para essas coisas. Coitado daqueles que não fantasiam, não sabem o que estão perdendo. Entra na onda dele e aproveita para colocar as tuas fantasias para fora. Pelo jeito, esse cara é um prato cheio para isso (fantasias). Sugestão: compre uma cinta com um pau postiço e coma o rabinho dele. Tenho certeza que ele vai adorar e você também. Essas cinzas têm dupla penetração e tocam o clitóris também. Goze bastante. Agora, se for casar com ele, tome cuidado. Conheça-o bem, se não hoje você casa com o Marcão e amanhã acorda com a Margaret."

"**A**cabava de vez esse namoro. Na real, esse cara gosta mesmo de homem."

"**E**u já vi muita coisa nessa vida, mas um homem que só goza se você chupá-lo no peito esquerdo, ave-maria! Acho normal que um homem goste de se masturbar numa transa, mas acho que seu namorado precisa de ajuda mesmo. Talvez uma regressão ou um acompanhamento psicológico seriam a melhor opção. Acho que ajudará a relação de vocês, porque daqui a pouco você vai enjoar dessa história de gozar apenas se masturbando e chupando ele. Eu, com certeza, enjoaria!"

"**C**hamava uma puta e um travesti e gozaria muito. Eu e minha mulher transamos frequentemente com puta ou travecos. Eu vou lhe dizer, é muito bom, seu namorado tem que ter confiança total em você para realizar tudo, ou melhor, vocês têm que ter confiança mútua, só assim gozarão e serão felizes."

Se eu fosse você...

"Faça um fio terra nele durante a transa. Se ele gostar, pergunte se quer outra coisa no ânus e, caso você curta, pergunte se ele quer outro homem na cama com vocês. Se você topar, terá dois homens com você na cama."

"Tu ama ele, mas deveria TE amar. Que barco furado, hein? Vai ver o cara é veado reprimido, vai esperar ele te trocar por um macho peludo? Manda o cara passear!"

"Você já ouviu falar em fio terra? Então, existem certos homens que gostam que a mulher passe a língua na sua virilha, no saco, eles ficam enlouquecidos de tesão. Depois, você deve testar se ele gosta que você passe a mão no seu ânus. Muitos homens gostam disso e nem por isso são homossexuais. Faça o teste e boa sorte."

"É uma tara bem estranha mesmo, nunca ouvi falar disso. Eu acho que, como você mesma disse, se ele gozasse de outra forma tudo bem, mas sempre assim. Hmmm, sei não! Eu teria uma conversa séria e muito franca com essa figura."

Regina *comenta:*

A ejaculação retardada é uma disfunção sexual em que há uma inibição específica do reflexo ejaculatório. O homem fica excitado, tem ereção firme, mas é incapaz de ejacular, mesmo que a estimulação recebida seja mais do que suficiente para disparar o reflexo orgásmico.

Essa disfunção pode variar de uma inibição ocasional da ejaculação até o ponto de o homem jamais ter experimentado um orgasmo em toda a sua vida. Geralmente, cria uma situação de constrangimento para ele, que se empenha em atingir o orgasmo na relação sexual e não consegue. É comum suar, se esforçar por mais de uma hora, deixar a parceira exausta, e nada. Entretanto, com estimulação manual e, em muitos casos, com a oral, a ejaculação acontece sem problema algum.

É comum o homem proporcionar prazer à parceira e, então, retirar o pênis da vagina e se masturbar diante de uma mulher atônita que, sem entender nada, se sente rejeitada. Quando fica difícil se masturbar na presença da mulher, ele finge o orgasmo, se retira para o banheiro e se masturba em segredo. O homem portador dessa disfunção deve procurar uma terapia sexual, onde são empregadas técnicas psicoterapêuticas associadas a experiências sexuais especificamente estruturadas para tratar a impossibilidade de ejacular ou a ejaculação retardada.

21. Estou casada há quase sete meses e estou enfrentando uma situação que em nada me agrada! Meu marido não ajuda em nada, nada mesmo, nem a varrer o quintal. Eu trabalho e ele também. Normalmente, quando chego em casa ele já chegou. Se ele quiser comer algo, ele prepara o lanche pra ele e nem pergunta se eu quero também. Engravidei logo, mas quando eu pensava que ele ia ser companheiro, me ajudar, dividir problemas do dia a dia comigo, que nada, piorou! É normal eu ir deitar e ele ficar vendo TV até duas ou três da manhã e, quando decide que é hora de ir pra cama, ele quer transar. A essa altura, eu estou com raiva e não quero saber de transa! Durmo mal porque acordo de hora em hora pra ver se ele deitou ou não. Me irrita profundamente a falta de cuidado que ele tem. Acho que ele não se preocupa comigo, diz que me ama e tudo, mas esquece de demonstrar isso nas pequeninas coisas. Será que é pedir muito que ele divida os encargos de uma família comigo? Que ele me ajude nas tarefas da casa? Que ele se deite num horário normal, não pela simples vontade de querer sexo, mas de me fazer companhia? Será que eu quero muito? Será que eu estou errada?

☞ *Se eu fosse você...*

"Para começar, a base de um relacionamento é o entendimento. É aí que está, ele não está sendo compreensivo, ainda mais você grávida e com tão pouco tempo de casada. Se eu fosse você, chegaria nele e conversaria sobre essa situação tão incômoda, pois conversando tudo se resolve. Mas tem que ter compreensão e entendimento da parte de ambos.**"**

"Esse seu marido é um inútil e egoísta. Você tem que ter uma conversa séria e definitiva. Dependendo, coloque a fila para andar. Tenha amor próprio.**"**

"Cara amiga, está certíssima. Eu tenho um marido que fazia isso também, ficava na TV até altas horas e quando ia se deitar, me procurava pra fazer sexo. Eu ficava muito irritada com isso, parecia um objeto sexual na mão dele, só deitava comigo pra fazer sexo; e quando terminava de fazer comigo, voltava pra sala pra assistir televisão. Eu ficava muito chateada com esse tipo de comportamento. Hoje, graças a Deus, ele mudou 100%. Sou tratada como uma princesa na mão dele, porque se ele não mudasse em relação a isso, ele me perderia de vez. Tenha uma conversa séria com seu marido a respeito desse assunto, tenho certeza que ele vai te escutar.**"**

"Vamos trocar? Meu marido divide ou faz todas as tarefas domésticas, deita cedo, mas nunca faz sexo. Vou te dizer, é mais fácil você arrumar uma empregada do que eu outro marido. Dá muito mais trabalho.**"**

"Teria uma conversa franca com ele, tipo assim, olho no olho.**"**

"Amiga, você precisa explicitar para o seu marido o que espera dele. Não vai mudar nada se você apenas ficar na expectativa de que ele seja mais participativo. Tenha uma conversa sincera, num tom calmo, e seja objetiva, apresente um planejamento das atividades e horários em que você quer e precisa contar com ele, fale sobre a necessidade daquele tempinho para colocar a conversa em dia, namorar, antes de dormir. Negocie, mas deixe claro que ele precisa participar efetivamente. Se, mesmo com esse diálogo franco e com as propostas de mudança, ele continuar

Se eu fosse você...

indiferente às suas reivindicações, faça as mudanças você mesma, na sua rotina; não se sobrecarregue, deixe que as coisas parem de funcionar tão bem, pois você não pode carregar o mundo nos ombros. Use a essência floral Agave dos Florais de Minas ou Curculigum dos Florais de Saint Germain e boa sorte!"

"Errada, com certeza, você não está. Nem o papel de pai ele está cumprindo. Sei que a situação é difícil, mas se você já tentou conversar com ele e não adiantou, tente partir para o lado ativo. Quero dizer que, se com conversa não funciona, então, com atos, pode ser que ele fique mais esperto. Saia de casa. Vá ficar na casa de sua mãe por alguns tempos. Diga a ele que você não está mais aguentando essa situação e veja o que acontece; se ele correr atrás é um bom sinal, mas mesmo assim dê um tempo. Se ele não correr, dê mais um tempinho e, se mesmo assim, não adiantar, parta para o lado brusco: separação. Mesmo que você o ame, você tem que se valorizar como mulher, mãe e esposa. Nas condições em que você se encontra, ficar sozinha estando com alguém é pior do que simplesmente estar sozinha sem ninguém. Pense!"

"Eu chamaria ele para uma conversa e tentaria por algumas vezes. Se não desse resultado, eu começaria a tratá-lo da mesma forma que ele estivesse me tratando e também dava um gelo. Se mesmo assim tudo continuasse igual, eu pediria a separação e tentaria ser feliz longe dessa pessoa que diz que me ama mas, com os seus atos, mostra o contrário!"

"Meu marido também é assim. A diferença é que ele só pensa em dormir. Quando procuro por ele na cama, ele sempre está com sono. Passa 15 dias sem me procurar, e quando procura, vem, goza e dorme. Não me ajuda em nada nas tarefas de casa e diz que é obrigação da mulher. Nunca me elogia, por mais que esteja sempre bonita; pra ele sempre tem um defeito, mas sempre diz que me ama e não vive sem mim. Mas vacilei, através de e-mail, comecei a me corresponder com um amigo nosso e ele tocou na minha carência e já faz 4 meses que saímos. Ele é 15 anos mais velho, mas me faz muito feliz na cama, me elogia, me agrada de todas as maneiras. Ele também é casado. Sei que sou errada, mas no momento ele me faz feliz e vou levando. Não sei até quando. Acho que isso só aconteceu porque cansei de não ser valorizada. Por mais que eu tente, nunca tá bom, alguma coisa sempre tem algum defeito para ele."

"**E**u conversaria abertamente com ele e, se nada adiantasse, eu daria o troco: quando ele deitasse, eu levantaria e iria ver TV."

"**A**cho que teu marido te ama muito, sim, pois o meu é igual, mas não me sinto da mesma forma que você. Pelo contrário, me sinto muito amada por ele e tento entender os motivos dele, como diferença de ritmo, por exemplo (claro que sem que eu me reprima a ponto de relevar tudo). Procure tentar perceber o que ele faz para demonstrar o amor dele por você em vez do que ele NÃO faz. E você, como tem agido com ele? O que ele falaria a seu respeito, fosse ele indagado quanto a isso? Acho que tomar algumas atitudes para elevar nossa própria autoestima também ajuda muito. Passamos a nos sentir mais amadas quando valorizamos o que temos de bom."

"**A**cho que os homens têm um ponto de vista a respeito de casamento muito diferente de nós, mulheres. Deveriam ter uma conversa. Ficar do jeito que você está só vai piorar a situação. O diálogo em uma relação é muito importante."

Se eu fosse você...

"**A**ntes de tudo, acho que está faltando um diálogo entre vocês. Se isso ainda não aconteceu, procure ter uma conversa com seu esposo. Em um casamento deve-se ter cumplicidade e parceria em todos os aspectos. Se você para para pensar, vive só! Então do que adianta ser casada?"

"**A**cho que você deveria fazer outras coisas que te deixam feliz. No momento em que ele perceber que sua felicidade não depende só dele, então ele irá lhe dar mais valor. Outra coisa, cuidar da casa, você sempre vai ter que fazer, não se preocupe tanto com isso. Louça para lavar, pátio para varrer, você sempre terá; mas o tempo para você se curtir, de repente, não. No momento em que você começa a se dar mais valor, as pessoas em volta sentem isto e se aproximam mais. Boa sorte."

"**S**abe aquela frase básica: tem que haver conversa? Não dá pra mudar ninguém, mas dá pra dizer para o outro o que você quer. Se o outro puder oferecer, beleza. Se não puder, vai pelo menos tentar fazer um pouco mais. Porque gosta de você, porque te quer por perto. Geralmente, a gente pede as coisas que quer no momento do limite emocional, aí não dá certo. Tem que ser num momento calmo e com calma."

"**S**e você deixar como está, a tendência é só piorar."

"**C**laro que não! Com certeza, ele tem demonstrado que não tem atenção para você. Por que os homens são assim, hein? Poxa!"

"**S**e eu fosse você, me divorciava dele e já era."

"Oi, não acho que você esteja querendo muito não. Você é mulher e tem suas obrigações e, além de tudo, é humana. Todos nós precisamos de carinho e do reconhecimento dessas pequenas coisas que você destacou. Sente com ele numa boa e tenha uma conversa franca, diga o que está sentido, jogue limpo mesmo, imponha algumas coisas como as tarefas do dia a dia. Pelo menos, em alguma coisa, ele tem que se tocar.**"**

"Cara amiga, eu estou casada há oito anos. Meu marido, no começo do nosso casamento, era a mesma coisa, não me ajudava, não queria saber de fazer as coisas, nas tarefas de casa que normalmente nós fazemos, mais aquelas de trocar uma lâmpada, arrumar uma tomada etc. Aquilo foi me deixando uma pessoa muito estressada, fisicamente e mentalmente, minhas crises de estresse eram muito fortes e constantes, tanto que estava a ponto de me separar. Eu tinha muito apoio da minha mãe, que me aconselhou a passar em uma psicóloga. Eu já estou passando há dois anos e não quero mais parar. Aprendi muitas coisas e, principalmente, a lidar com meu esposo. Hoje, sou outra pessoa. Meu esposo, depois de quase um ano meu com a psicóloga, começou a perceber muitas mudanças em mim e começamos uma terapia juntos. Mas é claro, a terapia só começou a dar certo porque meu marido também estava convencido através do meu exemplo de que tinha alguma coisa errada com ele também. Hoje, vivemos muito bem. Acima de tudo, valorize a você mesma, pois as pessoas só começam a nos valorizar quando nós mesmos mostramos a elas o quanto nos valorizamos.**"**

"Cruzes, parece minha vida! Mas estou casada há 17 anos, tenho uma filha e, como somos sócios e gosto de ter conforto, me separei de quarto e arrumei um amante, amigo, namorado, companheiro. Minha filha aceita e minha família também, já que

Se eu fosse você...

passei por tudo isso e, ainda, ele me batia. Agora, ele está com hepatite C e cuido dele como um filho. Mas não te aconselho nada, porque sei que você achará um meio de resolver, no momento certo. Nada é por acaso, nada acontece antes da hora. Apenas eu te digo, tente ser feliz de qualquer jeito. Boa sorte!"

"Se eu fosse você, já tinha me divorciado dele há muito tempo. Desculpa falar, mas ele parece ser muito folgado. Espero que um dia ele mude. Boa sorte!"

"Não, você não está errada de jeito nenhum, essa sociedade é muito machista e os homens acreditam que cuidar da casa e dos filhos é obrigação única e exclusiva das mulheres, mesmo que elas trabalhem fora. Acho que você deve pensar se esse relacionamento realmente vale a pena para você, porque para ele, com certeza, vale, você faz tudo por ele."

"Homem é assim mesmo, experimenta ir com outra mulher. Aí você vai ver o que é prazer de verdade."

"Você tem que conversar com ele e explicar o que está sentindo, tem que expôr o que deseja e ele tem que ser compreensivo e colaborar."

"Você está absolutamente certa. Um casamento, além de um compromisso afetivo, é também uma forma de sociedade, na qual cada sócio tem suas obrigações e, consequentemente, seus lucros. Segundo um poema de Arnaldo Jabor intitulado 'Eu te amo não diz tudo': as pessoas não precisam só serem amadas, elas têm que se sentir amadas. Afinal de contas, de que lhe adianta seu marido lhe fazer juras de amor, mas no dia a dia não te dar provas desse amor? Não fazer com que você se sinta importante, querida, amada? Muito pelo contrário: agindo assim, ele faz com que você se sinta desvalorizada e desprezível. Mas, que uma coisa fique certa, 'algumas' coisas só fazem conosco até o dia que deixamos. Tome uma atitude. Não é fácil em tão pouco tempo de casamento, mas é algo que vai ser fundamental para que este seja preservado. Se valer a pena, claro! Boa sorte!"

"**N**ão, muito pelo contrário, amiga, o seu marido que, infelizmente, não consegue perceber o quanto você é importante para ele. Converse com ele e deixe bem claro o que está sentindo. Só não vale você esconder as coisas com medo dele terminar ou discutir com você. Deixe claro que o relacionamento de vocês já deu um fruto bom e que, por causa da falta de compreensão de ambas as partes, o amor, o carinho, o afeto e até a dedicação à criança está acabando. Boa sorte."

"**T**omaria coragem de expor minhas angústias e decepções pra ele e exigiria uma atitude sob pena de separação."

"**V**ocê não está errada e nem quer muito; afinal, ele casou ou continua só a namorar contigo? Quando apetece está, quando não apetece, não está nem aí. Não deve ser assim, principalmente agora que essa barriguinha vai crescer e você precisa descansar. Espero que, com uma conversa calma, você se explique e obtenha resultados."

"**A** única coisa que falta é a comunicação. Se vocês estão casados, deveriam ter mais intimidade para conversar sobre as coisas que desagradam. Experimente a conversa, botar em pratos limpos e se acostumar a fazer isso. Boa sorte."

Se eu fosse você...

"O que me assusta é você estar casada há 7 meses e já estar assim. O meu casamento só ficou assim depois de 20 anos. Sinceramente, o que mais broxa uma mulher é a falta de companheirismo. Como sexo também é cabeça, não dá pra retirá-la para ligar o corpo. Colecionando mágoas do jeito que você está, então, é o fim... Sinceramente, jogue tudo no ventilador. Fale ou, se não conseguir, escreva... Mas fale o que a está magoando. Não há outra maneira de saber, os homens só entendem linguagem direta. Agora, se ele é um egoísta contumaz, que só pensa em si, não espere muitas mudanças. Então, é você que vai avaliar quanto tempo vai conseguir viver nessa tortura, se ele não modificar nadinha. A melhor coisa é: vamos dividir as tarefas. Se não quiser dividir, pague uma empregada. No meu casamento foi uma sacudida. Comecei a cuidar mais de mim e não me senti mais a coitada. Em suma, verifique se você também não faz tudo e não dá espaço pra ele ajudar (ele acha que você vai achar que não é capaz de tudo, a síndrome da supermulher)."

"Eu daria uma chamada no cara. Ninguém merece ficar sofrendo desse jeito. Outra coisa, aposto que você não casou para ser empregada e objeto sexual de ninguém. Você não está errada em querer tudo o que diz, mas será que está certa em manter esse casamento que parece que não lhe agrada em nada?"

"Eu sei bem o que é isso. Você não pode deixar isso se prolongar, resolva agora que é começo. Tenho 4 anos de casada e te digo uma coisa: assim como a mulher endireita um homem, também entorta. Então, imponha que ele te ajude, mas vá com calma. Ensine-o a te ajudar com prazer. Não sei você, mas eu não consigo pedir algo para o meu marido fazer e ter que ficar dizendo faz isso, faz aquilo. Prefiro pegar e fazer. Não é obrigação do homem e nem da mulher, mas uma ajudinha é sempre bem-vinda. Não está errada em querer um carinho, atenção, então exija. Não tenha medo. Se não der certo, arrume quem dê."

"Olha, se eu fosse você, procuraria conversar com ele, demonstrar tudo que está acontecendo e falar francamente. Se ele não mudar, terá que suportar as consequências. Por mais dura que seja uma separação, ela é bem menos dolorosa do que viver sob um teto com alguém que não dá a mínima para nós. Ainda mais quando é o seu companheiro, alguém que poderia, melhor do que ninguém, estar cuidando de você."

"Será que você faz a tua parte certa? Pense nisso. Se você der mais carinho, você receberá mais carinho."

"Se eu fosse você, teria uma conversa muito franca com meu marido, faria uma divisão das tarefas e daria um prazo para as coisas se ajeitarem. Caso o problema não fosse solucionado, passaria para uma outra etapa: começar a pensar e organizar as coisas para uma futura separação."

"Oi, amiga, olha... se eu fosse você, tentaria conversar e exporia o que está acontecendo, porque a maioria das mulheres quer que o homem adivinhe ou que perceba o que lhe agrada, mas, na realidade, eles só se tocam quando a gente fala na bucha. Se, por acaso, você já conversou com ele, saiba que existem homens muito boa-praça por aí e não tem por que continuar com esse casamento. Sei que para você é difícil ouvir isso, pois parece que o ama! Mas saiba que tem tantas coisas boas por aí para conhecermos e não dá para ficar perdendo tempo com alguém que não está nem aí para nós. O importante na vida é ser feliz e estar satisfeita em todos os sentidos. Procure pensar mais em você e vai ver como você pode transformar sua vida. Seja feliz!"

Se eu fosse você...

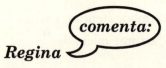
Regina

Os modelos tradicionais de relacionamento são insatisfatórios e causam sofrimento. Por que se repetem tanto os mesmos padrões de comportamento? Pouca gente tem coragem de tentar novos caminhos. O desconhecido assusta, dá medo, mas, apesar das frustrações, quase todos recorrem ao que já é conhecido. No que diz respeito à vida a dois, isso quase sempre acontece.

Depois de algum tempo, as relações estáveis — e aí tanto faz estar namorando ou ser casado, morar junto ou não — se tornam tediosas. São tantas regras a seguir, tantas concessões a fazer, que a vida vai ficando sem graça. Quando observamos o silêncio absoluto de um casal na mesa de um restaurante, por exemplo, onde se percebe uma total falta de interesse um pelo outro, fica claro que já não têm mais nada para conversar. E nem percebem, de tão acostumados que estão. Agem como se isso fosse natural. Quanto ao sexo nem se fala. A excessiva intimidade anula a emoção que havia antes, tornando-o mecânico. Mas, apesar de tudo, os dois continuam juntos, se agarrando um ao outro e à relação, como náufragos aguardando um milagre acontecer.

Antigamente, até a década de 1960, era muito mais fácil a vida a dois. As expectativas sendo bem mais modestas, sentir-se seguro e protegido dentro do lar era o que importava; o prazer sexual não era levado em conta. Além disso, as opções de lazer eram limitadas, não havia nem televisão, nem tolerância social para ousadias existenciais. Hoje, ao contrário, os apelos são muitos. Existem muitas coisas para se descobrir fora do espaço privado da família. Para cada área de interesse são oferecidas inúmeras atividades, e o mais perturbador: é possível conhecer várias pessoas diferentes.

Nesta época em que vivemos, ninguém mais está disposto a fazer sacrifícios só para ter alguém ao lado. Portanto, é possível que a relação amorosa fixa e estável com uma única pessoa esteja com seus dias contados. Para haver chance de se viver a dois sem tantas limitações, homens e mulheres precisam efetuar grandes mudanças na maneira de ser e de pensar, para continuarem, eles mesmos, preservando sua própria maneira de ser e de pensar.

Para que uma relação a dois valha a pena, alguns fatores são primordiais:

- Total respeito ao outro e ao seu jeito de ser, suas ideias e suas escolhas.
- Nenhuma possessividade ou manifestação de ciúme que possa limitar a vida do parceiro.
- Poder ter amigos e programas em separado.
- Nenhum controle da vida sexual do parceiro, mesmo porque é um assunto que só diz respeito à própria pessoa.

Poucos concordam com essas ideias, na medida em que é comum se alimentar a fantasia de que só controlando o outro há a garantia de não ser abandonado. Chegamos, então, a um ponto crucial: para haver uma relação amorosa gostosa entre duas pessoas, elas têm que estar juntas somente pelo prazer da companhia um do outro, e não reproduzindo a mesma dependência emocional que tinham com a mãe quando eram crianças. Como conseguir isso? O primeiro passo é desenvolver a capacidade de viver bem sozinho. É descobrir o prazer da própria companhia.

22. Transo com meu namorado há quase três anos, mas sinto que ele ainda está preso a muitos preconceitos e eu estou cada vez mais disposta a ser livre e descobrir outras formas de prazer. É muito bom transar com ele, mas ele não aceita praticar sexo oral em mim. Já conversei muito com ele a respeito, mas ele diz que tem nojo. O que devo fazer para que esse bloqueio dele não nos prejudique futuramente, pois sei que tenho potencial para muito mais prazer e gostaria que fosse com ele. Muito obrigada.

☞ *Se eu fosse você...*

"Olá, já pensou em sugerir que ele faça o sexo oral com você coberta por um plástico filme? Comece mostrando que ele não vai ter contato direto, depois ele se acostuma e pede pra tirar.**"**

"Três anos? O cara diz ter nojo? Olha, se ele não tem vontade de chupar gostoso e esse é teu prazer, realiza com alguém legal, pois como vai ser? Você nunca vai realizar seu prazer porque o bonitinho tem nojo? É puro prazer, não tem essa de nojo. Faz com outro.**"**

"Se ele tem nojo de você, é melhor você cair fora. Não se tem nojo de quem se gosta.**"**

"**N**ossa... esses homens. Se prendemos demais, eles esnobam; se queremos nos libertar, eles ficam nessa bobeira. Mande ele catar coquinho e não pague um boquete para ele; deixe ele de castigo e avise que ele só sai quando ele se lambuzar na sua perseguida."

"**V**ocê está certa, tem uma mente livre e liberal, mas pelo jeito ele é um cara de mente poluída e não sabe viver o prazer da vida. Seu futuro será muito duvidoso com esse cara. Mais tarde, ele vai te jogar na cara que é coisa de prostituta. Tenha cuidado, não force a barra para não ser usada como um papel e jogada no lixo. A vida a dois é bela, mas tem que haver muita compreensão e muito carinho, senão todo o seu sonho vai por água abaixo por um simples gesto."

"**L**arga desse cara. Ah, se um homem falasse que tinha nojo de mim!!!"

"**V**ocê não disse qual é a idade do seu namorado. Suponho que ele seja jovem. Ele pode ter tido alguma experiência de sexo oral com uma mulher pouco higiênica e ficado enojado. Falo isso porque já ouvi comentários masculinos a esse respeito. Você precisa conversar mais com ele e fazê-lo entender que cada mulher é diferente da outra, e que ele está perdendo um momento precioso com você por ser tão inflexível."

"**B**om, minha amiga, sua pergunta ou questão é uma coisa que só pode ser resolvida por você e seu namorado. Mas com um porém: temos que aprender a respeitar a individualidade de cada um. Você, por exemplo, quer sexo oral, sente desejos por isso, mas tem que pôr em mente que o ato sexual tem que ser feito de uma forma que os dois sintam prazer, não por obriga-

Se eu fosse você...

ção ou desejo só de um lado. Lembrando também que, para essa prática, tem que ser feito com muito cumplicidade. Tudo é uma questão de conversar."

"**O** grande problema do homem é não saber dar prazer a uma mulher. Na verdade, muitos 'machistas' pensam que é só socar, socar. Não sou nenhum *expert*, mas o que mais gosto é de dar prazer a uma mulher com sexo oral."

"**M**inha cara, eu cairia fora desse relacionamento, por mais dolorido que isso pareça e por mais que você goste de pensar que o ama e que podem ser felizes para sempre. É que se no auge da paixão e do tesão não consumados ele invoca 'nojo' para não fazer sexo oral, e se você está 'cada vez mais disposta a ser livre e descobrir outras formas de prazer', das quais o sexo oral é apenas uma pequena parte, acredite: vocês estão em um franco descompasso sensorial que vai impedir que sejam felizes à medida que a rotina se instalar na vida do casal. Se você já conversou e ele não quer abrir mão de seus prurido, vejo poucas possibilidades de vocês serem felizes. Crie coragem e vá à luta — com outro."

"**S**e eu fosse você, me esforçaria para terminar aos poucos essa relação. Porque se não está feliz dessa maneira, apesar de gostar dele, saiba que é muito triste estarmos com alguém que sente repulsa numa coisa tão íntima. O sexo faz parte de uma entrega total com muito sentimento. Se isso não acontece, é porque ele ainda não está preparado para entregar-se totalmente a você. Pense bem se vale a pena, pois não adianta ficar com alguém que não te aceita totalmente."

"**T**rocaria de companheiro. Um homem tem que ser tudo para uma mulher, em todos os sentidos."

"Infelizmente, o bloqueio do seu namorado vai prejudicar muito a relação de vocês futuramente. Comigo acontece o contrário: a minha companheira é que não gosta de sexo oral, e eu adoro! Moralismos à parte, após sofrer muito, decidi 'separar' amor de sexo. Minha vida sexual mudou para melhor. Acho que você me entendeu!"

"Se eu fosse você, estimularia a fantasia, a criatividade com pequenos toques, como quem não quer nada. Faria nele o mesmo, mas como se estivesse provando. Sussurraria no ouvido dele palavras de amor, seguida de palavras eróticas, tais como: 'me fode gostoso'. 'Desejo você. Você é gostoso! Quero você todo dentro de mim.' 'Preciso sentir teu corpo inteiro.' 'Quero sentir teu gosto, teu cheiro.' Vá aos poucos, enquanto ele se apropria de suas fantasias. Faz do teu homem a tua roupa, fazendo com que ele faça o mesmo. Só tenho certeza de uma coisa: se existe coisa melhor do que gozar, principalmente com quem se ama, Deus ainda está guardando para uma nova geração. Boa sorte, amiga."

"Você tem que arruma um namoradinho pra fazer um serviço completo em você."

Regina *comenta:*

O sexo oral é alvo de dois tipos de preconceito: imoralidade e falta de higiene. Na nossa cultura judaico-cristã, qualquer prática que não leve à procriação sempre foi condenada, e os genitais são, para muita gente, considerados uma parte suja do corpo, por sua proximidade com os órgãos de excreção. Claro que nada disso tem fundamento. É sabido que a grande maioria do sexo que se pratica não é para a procriação, e com a higiene comum os órgãos sexuais podem ficar tão limpos e cheirosos como qualquer outra parte do corpo. Além disso, em condições normais, o pênis e a vulva contêm muito menos germes do que a boca.

Se eu fosse você...

Alguns acham uma pouca vergonha, outros uma imundície, mas, apesar de tantos tabus, o sexo oral é a atividade que mais se pratica antes da penetração. Calcula-se que hoje, no Ocidente, cerca de 75% dos casais experimentam a estimulação oral-genital, e pelo menos 40% o praticam com frequência. E as pesquisas indicam que esses casais têm mais chance de se ajustarem sexualmente. Não é para menos. A boca e os genitais são os órgãos mais sensíveis do corpo, e bastante receptivos às sensações de prazer. Sem contar com o adicional que a criatividade erótica pode proporcionar. Os homens de uma ilha da Micronésia, por exemplo, colocam um pequeno peixe dentro da vagina da mulher, que é gradativamente lambida por eles nas preliminares.

Muitos homens, sem coragem de sugerir às esposas o sexo oral, procuram, com as prostitutas, a satisfação desse prazer proibido em casa. As mulheres, além de todo o constrangimento por conta da repressão sexual, temem engasgar com o pênis na boca e, para decepção de seus parceiros, evitam engolir o esperma. Coisa que, indevidamente, é vista como falta de amor. Existem outras dificuldades na prática do sexo oral. Os homens reclamam das mulheres que sugam o pênis com força ou roçam os dentes, causando desprazer. As mulheres dizem que os parceiros, não conhecendo bem a anatomia feminina, concentram a estimulação nos grandes lábios vaginais, onde há poucas terminações nervosas, e por isso não proporcionam prazer. Ou então, o que é pior, friccionam o clitóris de forma rude, causando dor.

Como o sexo é um aprendizado, se houver vontade, é possível melhorar o desempenho. Contudo, o mais complicado de resolver, e que gera sérios desentendimentos, deixando a mulher ressentida, é a atitude do homem em relação ao sexo oral. A grande maioria deseja que a mulher sugue seu pênis, mas evita, sempre que pode, fazer o mesmo na vagina da parceira.

23. Gostaria de saber por que meu marido nunca me satisfaz no sexo. Ele fala que o nosso relacionamento tem muita briga e ele não consegue relaxar na cama. Brigamos quase todos os dias. É raro o dia que passamos bem. As cobranças e críticas são inúmeras, e de ambas as partes. Aí, ele fica de 15 a 20 dias sem querer sexo. Eu quase subo pelas paredes de tanta vontade de transar, e fico triste, porque quando a gente transa é muito rápido.

☞ *Se eu fosse você...*

"**B**rigar muito pode atrapalhar, mas deixar que isso interfira de um modo crítico na sua vida sexual com ele já é de mais. Se você está procurando ajuda aqui, é porque você o ama muito. Então, mostre isso a ele! Eu sei que o sexo não é solução pra tudo, mas, no seu caso, eu sugiro que você converse com ele sobre isso fracamente. Se não se sentir à vontade pra falar disso com ele, simplesmente prepare uma noite romântica pra vocês e se divirta! Mostre a solução pra ele. Boa sorte!"

"**S**e eu fosse você, daria um gelo nele. O meu marido também era assim, eu me sentia muito rejeitada por ele. Depois que dei uma de durona e fria toda vez que ia me deitar com ele, ele começou a me dar valor. Faça isso, amiga, que você terá muito sucesso!"

"**V**ocê pode tentar retardar a ejaculação dele, o que pode aumentar o tempo da transa, mas esse lance de 20 dias sem transar pode ser falta de estímulo. Você o procura? Talvez, se você começar a procurar com bastante frequência, ele volte a fazer. Pode ser simplesmente um relaxamento. No mais, converse… externe seus sentimentos."

"Olha, essa situação pode ter duas respostas: ou seu marido está tendo um caso com outra pessoa e não sente muita atração por você, ou de fato as brigas de vocês fazem com que ele sinta menos prazer em fazer amor. Tente conversar com ele, pois um casamento sem sexo não é saudável. Converse também sobre o pouco tempo que dura a relação. Se ele não está se importando se você tem prazer ou não na hora, aí tem coisa errada."

"Sua situação é braba. Por que você não tenta conversar?"

"Chame seu marido para uma conversa e pergunte a ele e o que está acontecendo. Já fiz isso com o meu marido e ele me falou que o problema era eu, pois eu era gorda. Ouvi aquilo com muita dor e tratei de me cuidar; emagreci 30 kg e, hoje em dia, tenho um corpo de princesa e ele continua do mesmo jeito. A relação não passa de cinco minutos e sempre fico a ver navios. Hoje, tenho uma pessoa que faz todos os meus desejos e fantasias sexuais, e ele, eu vou levando com muito desprezo. Mas nunca mais deixei ele me humilhar."

"Largava ele, deve ser broxa e ter ejaculação precoce. Já tive um namorado assim, sei como é. É horrível não ser satisfeita na cama pelo homem. Larga ele que, com o tempo, você arruma um que goste de sexo tanto quanto você."

"Você já conversou com ele sobre isso?"

"**M**inha colega, você deve seguir suas vontades, orientando seu marido no que fazer, como fazer e quando fazer. Deve se colocar de maneira que ele siga suas orientações, se possível, sem que ele saiba. Como fazer? Basta você ir colocando seu corpo de maneira que ele entenda o que você quer. Por exemplo: se você quer sexo oral, vá se colocando de maneira em que o rosto dele fique o mais próximo de suas partes íntimas, direcione a cabeça dele de forma delicada para baixo etc. Procure variar as posições para que ele faça do jeito que você gosta. Uma boa conversa também é importante. As preliminares são fundamentais para uma boa relação sexual, por isso abuse delas. Se, em último caso, você perceber que ele não está a fim de fazer você chegar ao orgasmo, procure um sexshop e compre um vibrador peniano, você vai adorar. Abraços."

"**V**amos fazer o seguinte: minha mulher fica com teu marido e eu com você, e todos serão felizes. Ou você se habitua a não ter sexo ou se separa. E logo, viu? Porque quanto mais o tempo passa, fica mais difícil se separar. Eu deixei o tempo passar. Quem sabe mudava... mas não mudou nada, até piorou. Hoje, mantenho um relacionamento paralelo que me satisfaz plenamente como homem, marido e companheiro. Certamente você terá sensibilidade para avaliar o que é mais indicado no seu caso. Felicidades."

"**S**e seu marido não te satisfaz é porque ele com certeza não gosta de aranhas, baratas, ainda mais que ele fica mais de 15 dias sem sexo. Com certeza, é aboiolado. Se sua aranha tá subindo pelas paredes, e ele só faz ela descer um pouquinho deixando-a triste, não perca tempo com ele."

"**A**cho que o tempo passa muito depressa para desperdiçarmos com pessoas que não nos fazem felizes. Daqui a pouco você vai estar com 80 anos e se lamentando que poderia ter feito diferente e, consequentemente, ter sido mais feliz. Entendo que ele tenha pontos positivos, mas isso todo mundo tem. Acho que você deveria se permitir viver."

"Dificilmente um homem fica este tempo sem sexo. Se ele não pratica com você, é bom ficar de olho aberto. E, pelo que eu vejo, ele também não te satisfaz. Creio que é hora de repensar a relação."

"Cara amiga, já diz o ditado 'Quem não dá assistência, perde a preferência e abre concorrência'. Se o santo de casa não faz milagre, procure um santo fora, no trabalho, quem sabe? Você deve e merece ser feliz."

"Não fique triste, amiga! Infelizmente, briga não é desculpa para o cara não satisfazer uma mulher. Talvez ele esteja com algum problema como ejaculação precoce e está com medo ou, até mesmo vergonha. Tente conversa mais com ele para ver o que está acontecendo com vocês. Invista em fantasias, motéis, comidas, climas. Para você reconquistar uma pessoa vale tudo, ainda mais quem você ama. Antes de você começar a discutir com ele, respire bem fundo e conte até dez. Tenho certeza de que, se você pelo menos tentar, você verá que o seu poder de sedução ainda está em alta; ele que irá te implorar para ir para cama novamente. É só ousar mais. Boa sorte!"

"Tentaria incentivá-lo mais."

"Acreditando que você é uma mulher bonitinha e sensual, com certeza, o seu marido não gosta muito de sexo. Leia artigos sobre testosterona, talvez isso ajude. Se não ajudar, a vida é curta e não vale a pena ficar se enganando."

"Ele deve estar com baixa autoestima por não satisfazê-la, por isso ele não sente mais vontade de transar. Explica pra ele como te deixar mais excitada, como te dar mais prazer. Olha, tem algumas coisinhas que ele deve estar fazendo que fazem com que ele tenha o orgasmo mais rápido.**"**

"Olha só, tenho uma esposa que, se eu não a procurasse, ela passaria semanas sem transar. Mas eu já sou o contrário, gostaria de transar a toda hora, de todo jeito: anal, vaginal, oral etc. Que faço: se ela não vem até a mim, vou até ela. Transamos quase todos os dias, demorado mesmo, e ela sente muito prazer e goza duas, até três vezes. Mas se eu não for atrás, ela nem sente falta. Por isso, vá atrás do prejuízo, se doe a ele sem restrições. Se não der certo, o cara é boiola e você não sabia.**"**

"Amiga, se eu fosse você eu arrumaria um amante, pois convenhamos, seu marido tá pedindo, né...**"**

Regina *comenta:*

Na maior parte das brigas de casal, é difícil perceber o motivo. O que menos importa é o tema da briga; por qualquer razão o rancor que existe e que se tenta negar escapa, sem controle. As brigas também podem ser silenciosas. Caras, olhares, gestos, tons de voz, ironias disfarçadas, tudo tornando bem desagradável o dia a dia do casal e constrangendo quem está por perto. Alguns chegam ao ponto de, após anos de vida em comum, ir deixando de se falar. Mas ficam ali, juntos, sem nem pensar em separação. "Casamento é assim mesmo...", dizem. Por que, afinal, os casais brigam tanto?

No mundo ocidental há a ideia de que ninguém é inteiro, faltando um pedaço em cada um. Com o casamento, as pessoas imaginam que estarão de tal forma preenchidas que nada mais vai lhes faltar. A certe-

Se eu fosse você...

za de ter enfim encontrado "a pessoa certa", "a alma gêmea", "a outra metade", faz com que a satisfação das necessidades e carências pessoais seja vista como dever do parceiro. Além disso, estabelece-se uma relação simbiótica propícia para que ambos projetem, um no outro, seus aspectos que consideram inaceitáveis, vergonhosos, sujos.

Em pouco tempo o outro se torna insuportável, porque passa a ser visto como um poço de defeitos — os próprios e os que foram projetados nele pelo parceiro. Devido ao descompasso entre o que se esperava da vida a dois e a realidade, as frustrações vão se acumulando e, de forma inconsciente, gerando ódio. Para uma famosa terapeuta familiar americana, Virginia Sapir, por causa da sensação de fracasso, o que mais se vê no casamento são sentimentos de desprezo e de desvalor, de um para o outro, e de cada um por si. E, claro, o sexo é bastante afetado.

Contudo, até chegar a esse ponto, o casal se esforça para manter a fantasia do par amoroso idealizado. Toleram demais um ao outro, fazendo inúmeras concessões, abrindo mão de coisas importantes, acreditando que é necessário ceder. Como nem sempre isso traz satisfação, eles se cobram, se criticam e se acusam. As brigas se sucedem. Dependendo do casal, as acusações podem se renovar ou ser as mesmas, sempre repetidas.

Mas as coisas estão mudando. Na medida em que se começa a desconfiar que a complementação por meio do outro não passa de uma ilusão, torna-se cada vez mais difícil fazer coisas contra a vontade, assim como diminui muito a disposição para sacrifícios visando manter uma relação.

Hoje, ao contrário de outras épocas, é comum as pessoas terem vários interesses além dos amorosos, e já encontramos quem acredite que se desenvolver como pessoa é mais importante do que ter alguém ao lado.

Buscam-se formas de viver a dois em que os encontros se deem por prazer e não mais por dependência ou pela imposição de um compromisso. A questão é que romper com os vícios do relacionamento, sem dúvida alguma, requer coragem.

24. Tenho 25 anos e ainda não tive relação sexual, porém me masturbo com grande frequência. Esta semana experimentei introduzir uma borracha cilíndrica em meu ânus. Confesso que tive muito prazer, mas gostaria de saber se tenho algum risco e se a masturbação vaginal pode me prejudicar de alguma maneira.

☞ *Se eu fosse você...*

"**A**rranjaria logo um gato sarado e fogoso pra tirar esse atraso. Qual é? Vinte e cinco anos ainda virgem, fala sério! Você não sabe o que está perdendo..."

"**D**e jeito nenhum, a masturbação não traz risco pra ninguém. Você sente muita sensação de prazer, é uma fonte muito boa de prazer pra quem começou a se descobrir agora e quer ativar uma relação sexual tranquila."

"**N**unca prejudica; masturbação é saudável. Apenas, quando utilizar um objeto no ânus, jamais o coloque na vagina, porque as bactérias do ânus vão te causar uma infecção. Mas aproveite porque é supersaudável."

"**P**or que tem de permanecer virgem se tem tesão, vontade de transar?"

Se eu fosse você...

"Oi, tenho 22 anos e me masturbo com frequência. Tem dias que subo pelas paredes, mas como não tenho parceiro sexual ou namorado, não saio por aí à procura de alguém disposto a me satisfazer. Me masturbo e não vejo nenhum problema nisso; introduzo um vibrador e no momento, me satisfaz. Mas você ainda não teve um parceiro sexual, acho então que pode se desvirginar com sua borracha cilíndrica.**"**

"Cuidado com esse produto, pode te machucar e contaminar, aí você vai ver quanto você vai gastar com médico e remédio. Você é jovem; aconselho a ler muito artigo e livro sobre o sexo. Existem bons livros, como também bons sites que esclarecerão suas dúvidas. Abraços.**"**

"Olha, não vejo problema. É que você já está na idade e não fez ainda, mas é assim mesmo.**"**

"Não existe nenhum risco, manda bala.**"**

"Menina, você ainda tem esse preconceito, com tanto homem dando sopa? Libere-se. Sinta prazer de verdade.**"**

"Em vez de introduzir no ânus, por que você não introduz na vagina? É muito bom.**"**

"Vinte e cinco anos?! Prazer anal?! Vai viver a vida, meu amor. Sexo é bom e você já está mais do que pronta para ser feliz!**"**

"Vinte e cinco? Nada contra você ser virgem, mas ter esse tipo de dúvida com 25 é um pouco demais, não?! Enfim... Lógico que a masturbação vaginal não te prejudica! Só cuidado com a limpeza do que você for colocar ou encostar em você, ok?! E nunca coloque nada na frente que você usar atrás sem antes lavar muito bem.**"**

"A masturbação não prejudica em nada, só traz alegrias e um ótimo frescor na pele. Quanto mais você faz, o orgasmo vai ficando cada vez melhor. Quanto ao seu prazer anal, você está de parabéns. Agora, não sei o que está esperando.**"**

"Oi, amiga! Eu acho que a masturbação não prejudica de modo algum, muito pelo contrário. Quando você tiver relação com alguém, você vai perceber que foi muito importante se masturbar, porque você já vai conhecer seu corpo e as formas de carinhos que lhe darão prazer. Não fique encanada com isso! Quanto à penetração que você fez com esse objeto cilíndrico, se tudo foi com segurança, que legal!**"**

Regina **comenta:**

Na Antiguidade a masturbação era uma forma aceita de obter prazer, embora os greco-romanos a desestimulassem até a idade de 21 anos. Em outros lugares ela adquiriu significado religioso. Os antigos egípcios acreditavam que a criação do universo havia ocorrido por meio de um ato de masturbação do deus Atum, que teve por parceira divina a própria mão. Mas a nossa história tomou outro rumo. Para a cultura judaico-cristã, qualquer prática que não levasse à procriação foi, durante muito tempo, objeto de severas punições. A condenação bíblica à masturbação perdurou por milênios, chegando ao ponto de, na Inquisição, o acusado ser considerado herege, podendo ser sentenciado à morte na fogueira.

No século XVIII, a masturbação ascendeu à categoria de doença extremamente grave. Nessa guerra contra o prazer, o suíço Tissot lança, em 1760, a condenação científica dessa prática no seu tratado *Dissertação sobre as doenças produzidas pela masturbação*. "Que me permitam aqui uma pergunta: aqueles que matam com um tiro de pistola, que se deixam afogar ou que se enforcam são mais suicidas que esses homens

Se eu fosse você...

masturbadores?", indagava o autor. A partir daí foi desenvolvida uma absurda literatura médica, com uma extravagância nunca igualada. Essa loucura antimasturbatória continuou no século XIX. Diversos textos aterrorizavam as pessoas quanto ao malefício da masturbação. Loucura, ataques epiléticos, cegueira, câimbras dolorosas, pelos nas mãos, era o mínimo que aconteceria. Diziam até que, se o vício não fosse contido, o fim do mundo estaria próximo.

Com o objetivo de impedir a atividade masturbatória, várias invenções proliferaram. A mais conhecida era a atadura antimasturbação do Dr. Lafond. Os órgãos genitais eram escondidos embaixo de envelopes que permitiam a excreção da urina. Por baixo disso, um cofre da forma e do tamanho do pênis o vestia de ouro ou prata, garantindo que estava ao abrigo de qualquer tentação. Um médico inglês criou um cinto de castidade solidamente fechado com ferrolho para o dia e um anel peniano de metal com quatro pregos voltados para dentro para a noite. O homem seria despertado à menor ereção.

Havia também um detector de ereção ligado a um fio que ficava ao lado do quarto dos pais do jovem. À mais leve ereção, uma espécie de sino tocava, alertando os pais para a ereção do filho. Quanto às meninas, a extirpação do clitóris foi preconizada na Europa, demonstrando a atitude extrema de repressão sexual do período vitoriano. As maiores sumidades médicas a praticavam sem hesitação. Alguns especialistas se vangloriavam de ter "curado" várias meninas, queimando seu clitóris com ferro quente.

Não é à toa que é grande o número de pessoas culpadas e amedrontadas com seus próprios desejos e com a forma de realizá-los. Não são poucos os jovens que, aflitos, perguntam se a masturbação faz mal, causa peito duro, impotência ou ejaculação precoce. Contudo, isso não impede que praticamente todos se masturbem. A questão é que a culpa não permite que se desfrute o máximo, evitando que a masturbação se torne a experiência libertadora e satisfatória que pode ser.

Hoje, sabe-se que a masturbação na infância é importante, já que equivale à autoexploração do corpo. Na adolescência ela é vista pelos especialistas como uma prática fundamental para a satisfação sexual na vida adulta, por permitir um autoconhecimento do corpo, do prazer e das emoções. No tratamento das disfunções orgásticas, a masturbação é o elemento principal para capacitar a mulher a ter o primeiro orgasmo. Diante dessas evidências, o sociólogo canadense Lionel Tiger pergunta: "Por que será que a masturbação não é ensinada na escola?" Talvez a resposta ele mesmo dê em outra passagem do seu livro *A busca do prazer*, quando afirma que controlar os prazeres das pessoas é controlá-las.

25. Tenho 19 anos e tenho uma dúvida. Sou virgem e pretendo continuar assim até o casamento, mas como ninguém é de ferro, troco carícias fortes com minha namorada, só que vêm acontecendo coisas muitos desagradáveis. Quando estamos envolvidos, chegamos a simular um papai-mamãe, só que com roupa, e ela já chegou a acariciar meu pênis (quase uma masturbação) e eu acariciei as partes íntimas dela. Meu pênis dificilmente fica totalmente ereto. Às vezes, não fica nem um pouco ereto e já cheguei a ejacular com ele "mole". A situação piora se faz poucos dias que ejaculei. Eu a amo e a acho linda, não acho que é problema psicológico (como já estou cansado de ouvir), mas, se for, o que tenho que fazer? O que está acontecendo?

☞ *Se eu fosse você...*

"Que bobeira é essa de virgindade? Virgindade para mim é mais mental do que física. Virgindade está na pureza e na inocência. Tem menina que não quer perder o hímen, mas faz sexo anal. Se tiver vontade de transar e fizer com responsabilidade, você tem mais é que aproveitar. E seja feliz.**"**

"Se eu fosse você, procuraria um médico. É a melhor solução para seu problema, certo, amigo? Se você gosta de acariciar sua namorada, chega até mesmo a gozar quando está fazendo carícias nela, é porque você está com algum tipo de bloqueio, concorda comigo? Nenhum homem consegue ficar só nas caricias com uma mulher.**"**

"**N**ão sei se você é cristão e, mesmo que não seja, você está no caminho certo. A Bíblia diz que sexo é para depois do casamento. Deus diz que é bem-aventurado o leito sem mácula, isto é, feliz. E, principalmente, se vocês se amam, o que está acontecendo é normal. Só tome cuidado para não ir além disso. Quanto a ejacular com o pênis mole, procure um médico e veja o porquê disso, pois quando você casar e for ter relação sexual com sua esposa, para satisfazê-la, você vai precisar que seu pênis esteja ereto, para que ela possa alcançar o tão desejado prazer, o orgasmo."

"**A**cho que isso é um limite que, automaticamente e inconscientemente, você se colocou. As pessoas, bem ou mal, têm uma alta defesa que ativam no momento do 'perigo'. O mais viável para você fazer seria conversar sobre isso com sua namorada. Talvez uma conversa franca ajudasse a definir mais o que você realmente quer, além de te deixar mais à vontade e confiante, esclarecendo que não é por falta de tesão."

"**S**abe o que eu acho? Que você não relaxa. Fica pensando em casar virgem. Acho que é isso. Quer transar, mas não pode, pois colocou isso na cabeça. Se a ideia é essa, tem que aguentar até o seu casamento! Isso é por causa de sua religião?"

"**P**rocure ajuda! Acho que por você ser jovem, não deve ser nada sério, mas psicológico, por vocês serem virgens, e tal! Mas, vem cá, você acha que vale a pena dizer-se virgem e fazer outras coisas? Intimidade também é sexo, viu?"

"**E**m 1º lugar, te dou nota 10 por você querer casar virgem com sua namorada. Isso mostra que você é um rapaz de responsabilidade e não está interessado só em sexo com ela. Sou homem,

Se eu fosse você...

já passei por essa fase e sei que é muito difícil (quase impossível) o cara virgem, na hora do amasso, não ejacular. Várias vezes voltei pra casa com a cueca toda molhada e ficava me perguntando se quando eu casasse teria alguma disfunção. Mas fique despreocupado pois, depois que você perder a virgindade, seu pênis funcionará normalmente.**"**

"Calma. Saiba que isso ocorre com todos os homens antes de sua primeira relação sexual. O que simplesmente está acontecendo é que os seus órgãos sexuais estão seguindo corretamente os passos de uma introdução. Isso significa que você tem uma facilidade muito grande de se excitar. O motivo de você gozar ainda com pênis mole não quer dizer que você não possa satisfazer uma mulher, até porque você ainda é virgem. Quando o pênis entra em contato com a mucosa vaginal de uma mulher e acontece a penetração, ele automaticamente fica duro. Não se preocupe, isso é normal. Mas deixe bem claro para sua namorada que você nunca teve algum tipo de relação sexual antes. Felicidades para você e sua namorada!**"**

"Olha, amigo, pode ser que o que está acontecendo com você seja o mesmo que aconteceu comigo. Tudo eu achava que era errado, isso não é pecado, aquilo é pecado. E a coisa não fluía. Um dia eu pensei comigo: preciso me sentir bem. Então, desencanei. Procurei me descobrir e tirei tudo isso da cabeça. Olha, o importante é a gente não prejudicar ninguém, não brincar com o sentimento das pessoas. Não matar, se cuidar e ser feliz. Se você está com alguém que ama, poxa... Aproveita seu momento. A virgindade não se resume apenas em um hímen. Você já imaginou, já sentiu vontade, já acariciou e foi acariciado. E aí? Quando você se sentir legal para fazer amor com sua namorada, vai! Você vai ver que se tirar algumas coisas de sua mente na hora, vai tudo correr bem. Sei porque já vivi isso e te digo: resolvi isso porque, entre quatro paredes, o que acontece é sua intimidade e dela. Ninguém vai poder te julgar por isso. Desde que exista carinho, não é errado, não. Vale tudo!"

"**Eu** fui virgem até os meus 21 e não me arrependo, mas não tenha em sua cabeça a ideia de casar virgem, isso não existe! Perca a virgindade no momento que você achar certo, e não por causa do casamento. Isso é uma ideia absurda que a igreja tenta impor. Só cuidado para não engravidar sua namorada, hein! A respeito da falta de ereção, isso não é problema psicológico, não. Isso é problema físico com certeza. Se eu fosse você, procuraria um urologista rapidinho."

"**Amigo**, na boa, procure orientação médica, você pode estar com alguma disfunção ou, ainda, um problema mais sério. Acredito que não deva ser nenhum problema psicológico. Há tratamentos com medicamentos que poderão resolver seu problema, mas procure um especialista."

Regina *comenta:*

A maioria dos jovens no Ocidente declara não pretender se casar virgem, mas, mesmo assim, não é tão simples o início da vida sexual, ao contrário do que possa parecer. Sentimentos confusos de medo e vergonha se mesclam ao intenso desejo sexual que surge na puberdade.

Tanto os rapazes como as moças temem a primeira relação sexual. Entretanto, falar em perda de virgindade para os homens é impróprio, já que essa primeira experiência para eles é um ganho, simbolizando sua condição de macho. Para as meninas a cobrança de que escolham o momento, a circunstância e a pessoa *certa*, além de toda a expectativa romântica que aprendem a alimentar, retardam a iniciação sexual.

Se eu fosse você...

Contudo, deixar de ser virgem não significa a mesma coisa para todas as pessoas: tanto pode ser vivido como uma experiência sem importância, como dramatizado ao ponto da ostentação pública de lençóis manchados de sangue.

Com o sistema patriarcal, a sexualidade feminina passou a ser controlada para garantir a paternidade, além do fato de que uma virgem era uma mercadoria valiosa. Recatada, daria ao homem muitos filhos legítimos que lhe assegurariam a futura mão de obra. Todas as prescrições bíblicas para proteger a virtude feminina na verdade visavam a proteger os direitos de propriedade do homem em relação às suas esposas e filhos. Um homem que fizesse sexo com uma moça solteira e virgem, se descoberto, deveria ressarcir o pai da moça em dinheiro. Quando havia a exigência legal de que ele desposasse a moça, o único objetivo era proteger a economia masculina. A jovem se tornou mercadoria sem valor e não seria justo sobrecarregar o pai com ela, e o homem que causou a perda deveria adquiri-la.

Se um homem depois de casado descobrisse que sua noiva não era mais virgem, seguia-se o preceito bíblico: "levem a donzela até a porta da casa do seu pai e os homens da cidade deverão apedrejá-la até que morra" (Deuteronômio, 22.13-19). Essa lei visava a proteger também o pai da moça. Uma noiva desonrada não poderia ser revendida; então, se providenciava a destruição desse bem, agora sem valor econômico.

Contudo, não há dúvida de que os preconceitos diminuíram bastante e o número de moças que chegam virgens ao casamento é cada vez menor. Nos Estados Unidos, no início dos anos 1960, metade das moças se casava virgem, e nos anos 1980, nem 20%. Não é espantoso, então, que no século XXI, muitos rapazes ainda rotulem de *galinha* a mulher que gosta de sexo e não finge?

Com todo o liberalismo trazido pela Revolução Sexual, a expectativa do prazer continua a ser mais complicada para as moças do que para os rapazes. A nossa cultura estimula a culpa da menina quando percebe o despertar de seus desejos sexuais. A repressão é tão grande, embora muitas vezes sutil, que elas se tornam amedrontadas e inseguras. São tantos os conselhos e advertências, tantas as proibições e alertas quanto aos perigos que podem estar envolvidos, que em raros casos o sexo é vivido com tranquilidade e prazer. Apesar de a pílula anticoncepcional ter resolvido a questão da gravidez indesejada, muitos rapazes, vítimas da cultura patriarcal, sem saber explicar por que, declararam preferir moças virgens para um relacionamento duradouro.

Surge, então, o que durante muito tempo ficou camuflado sob a preocupação da legitimidade dos filhos: a insegurança do homem quanto à sua competência sexual. Temendo ser comparado com outros homens, a maioria prefere mulheres inexperientes. Só os que se sentem seguros quanto ao seu desempenho não se importam com a virgindade da mulher.

2ª PARTE

Polêmica

Dividir os parceiros para multiplicar o prazer

O futuro do sexo exigirá mais capacidade de nos livrarmos do passado do que de nos acostumarmos com o novo presente. Afinal, seremos mais livres para dar vazão a nossas fantasias e teremos plenas possibilidades de viver sem culpas. A maioria dos seres humanos já sentiu vontade de viver uma relação ligeira com alguém que lhe agradou, e isso não só devido a fatores físicos. Os mais variados aspectos podem provocar o desejo, mas somos historicamente limitados pela ideia de exclusividade.

No início dos anos 1980, uma pesquisa nos Estados Unidos indicou que 54% das mulheres e 72% dos homens, todos casados, tiveram relações extraconjugais. Pode ser que atualmente nem haja mais essa diferença entre os sexos. Já se passaram mais de vinte anos. O que acentua a mudança de comportamento, além do fato de que os homens tendem a se vangloriar quando se relacionam fora do casamento, e as mulheres, a ser mais discretas.

Num futuro próximo, casais podem estar ligados por questões afetivas, profissionais ou mesmo familiares, sem que isso impeça que sua vida amorosa se multiplique com outros parceiros. Viver junto será uma decisão que vai se ligar muito mais a aspectos práticos.

As pessoas podem vir a ter relações estáveis com vários parceiros ao mesmo tempo, escolhendo-os pelas afinidades. Talvez um para ir ao cinema e teatro, outro para conversar, outro para viajar, a parceria especial para o sexo e assim por diante. A ideia de que um companheiro único deva satisfazer todos os aspectos da vida pode se tornar coisa do passado.

Se eu fosse você...

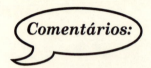

"Cara Regina, apesar das diversificações de opiniões sobre o assunto, cheguei a seguinte conclusão, usando as palavras do Freire: 'Ao seu amor, ame-o e deixe-o amar para que descubra as diversas possibilidades do amor...' É somente ter cumplicidade, respeito e confiança. Como no Cosmos, seríamos egoístas demais em dizer que somos os únicos seres vivos deste mundo, igualmente em sermos os únicos parceiros desejados pelos nossos pares maritais."

"Acredito que a tendência seja exatamente essa. A monogamia é coisa que já está no fim. Afinal, temos é que buscar nossa felicidade plena em todas as áreas de nossas vidas, mesmo que para isso tenhamos que separar nossos relacionamentos pelas características que mais nos agradam em cada pessoa."

"Achei muito interessante essa posição. A exclusividade entre os casais casados, que nos foi passada e que é cantada por todos, só prejudica a todos, também. Muitos homens e mulheres sufocam os seus desejos ou se sentem culpados por quererem e/ou se relacionarem sexualmente com outros parceiros. Eu acharia interessante, até para o desenvolvimento de cada um, ter essa liberdade."

"As pessoas são, hoje em dia, amantes de si, amantes da carne e esqueceram de DEUS. Mas terá que ser assim para que se cumpra o que diz a Bíblia: 'Os perdidos serão como areia na praia, e os caminhos daqueles que estarão fazendo a vontade do Senhor serão poucos e o caminho é muito estreito.' Isso tudo é aberração aos olhos do criador."

"**V**ocês estão com as mentes conturbadas. Deixa disso, vamos mostrar o bom-senso às pessoas. Só se fala em putarias, são gays, masculinos e femininos, traições... Vamos deixar bem claro que sexo só com amor e entre homens e mulheres."

"**E**u acho que isso não tem nada a ver. Uma pessoa pode, sim, satisfazer a outra por completo e vice-versa. O que precisa é apenas que você aceite e respeite as diferença do seu parceiro."

"**S**ó no dia em que inventarem uma droga que extirpe o ciúme do cérebro humano, porque senão o sofrimento amoroso vai continuar."

"**N**ão duvido que isso possa ocorrer, de os seres humanos acabarem tendo vários parceiros para compartilhar a vida. Mas acredito que a exclusividade não seja ruim, nem deve ser. O fato de nossa concepção ser a de nos relacionarmos com apenas uma pessoa (havendo, é claro, algumas exceções) é muito bom para o crescimento das duas pessoas envolvidas. Isso porque, juntas, podem se entender como seres imperfeitos que são e que podem ser felizes mesmo sendo diferentes. É o que faz a vida conjugal ser realmente interessante: duas pessoas, duas vidas, unidas pelos mesmos sentimentos, interesses etc. A vida dividida com várias pessoas pode não ser cheia de confiança e entrega total, como é mais provável de ocorrer quando se está com uma pessoa só. Neste mundo moderno, a confiança no outro, a abertura do coração para as pessoas é algo complicado demais. Pode resultar em muitas decepções."

"**N**ão concordo, acho sexo ligado ao amor. Caso contrário, não leva ninguém a nada."

Se eu fosse você...

"**E**u acho um absurdo. Vocês estão loucos: em plena era da aids, hepatite etc... Eu tô fora! Espero que todos tenham bom-senso e responsabilidade, pois o preservativo não faz milagre e a hepatite se pega com um simples beijo na boca; cuidem-se."

"**A**cho complicado, pois sou casada com um homem encantador, mas conheci outro homem e transei com ele, e vivo num conflito real. Acho que se o afeto ficar de fora, talvez seja possível. Mas questiono qual é a maior busca do ser humano."

"**A** humanidade caminha para relacionamentos não duradouros que trazem sensações de prazer momentâneas e que não preenchem o vazio. O que mais me preocupa é saber que o ser humano está em busca de sentido. Mas do que vale alcançar prazeres dos mais diversos se acabamos não valorizando nossas vivências? Grande parte da humanidade não passa por um processo de reflexão e isso a torna vazia, apenas com uma carcaça. Gostaria muito que a humanidade não fosse tão imediatista, uma vez que os desejos hoje realizados muitas vezes aprisionam. Estamos ainda numa camisa de força. Regina, leia o livro da Elisabeth Roudinesco *Por que a psicanálise?* e perceberá que a liberdade aprisiona."

"**G**ostaria de lhe informar e de lhe dizer que a senhora está coberta de razão, pois sou casado há quase 15 anos, e bem casado, só que eu e minha esposa nunca fomos a um *swing* ou fizemos nada de errado. Tanto eu quanto ela temos desejo de ver cada um com outro parceiro, mas nenhum dos dois tem coragem de concretizar o fato. Não por mim, mas sim por ela. Toda vez que nos relacionamos, falamos sobre esse assunto ou imaginamos alguma história, já que nossa relação é bem agradável e fazemos sexo até quatro dias por semana. Além de nos respeitarmos muito, também temos nossos desejos e nossas fantasias."

"**A**pesar dos meus 72 anos, sempre senti essa tendência nas pessoas. O problema é o sentimento de posse que ainda está muito arraigado nas pessoas; não estou falando de promiscuidade só para sexo. Tenho amigos com os quais gosto de conversar sobre os mais diversos assuntos. Uns sobre política, outros sobre sexo, outro sobre carros e outros sobre cultura geral; por alguns me sinto atraído, muito embora não faça comentários sobre o que vai na minha mente."

"**Q**uerida Regina, tenho 48 anos e, quando eu tinha uns 18, eu pensava: não sei se vou conseguir me casar com uma pessoa só! Bom seria se eu pudesse ter vários casamentos: um romântico, outro divertido, outro com alguém que goste de viajar, outro pra ter filhos! E agora assisto você dizendo na TV que essa é uma tendência para o futuro? Fala sério... Pensei que era coisa de 'aquariana-doida-varrida'! Adorei!!"

"**S**inceramente, achei muito interessante tudo o que li dessa senhora, até porque, embora eu seja bem mais nova que ela e casada, aprendi a despertar sobre o sexo, aqui na net, aos 38, 39 anos, numa sala de chat. Matando todas as minhas curiosidades, usando o bom-humor, brincadeiras, para as quais sempre fui bloqueada, aprendi a me soltar e fantasiar coisas que nem mesma eu imaginava. Hoje, posso dizer que fiz excelentes amizades, mesmo a distância, e sei o que é sentir prazer de verdade, querer o outro, senti-lo, enfim, é indescritível. Quem nunca entrou ou conheceu, não custa nada tentar. Garanto que vale a pena. Sem contar que aprendi muito mais da minha capacidade de seduzir, de conhecer mais meu corpo e de atrair quem eu quero."

Se eu fosse você...

"Não é tão fácil assim dividir os parceiros ou, o que seria mais correto dizer, multiplicá-los, ter vários. É preciso saber que a prática sexual ainda é muito representada como coisa em que um conquista, leva vantagem, 'come' — desse modo, deixando pouca margem de confiança em se viver uma vida assim. Em sociedade, a natureza pressiona, mas não manda. Daí porque tendemos a querer em sociedade as coisas que atendam à nossa natureza, aos nossos impulsos naturais. O problema é que tudo isso será representado socialmente, avaliado socialmente. Deixar a natureza acontecer em sociedade é arriscá-la em um universo de razões exteriores a ela. É, tenho muito a dizer, mas o espaço é pequeno."

"Cadê a moral, o respeito, a ética? Isso faz com que cada vez mais o ser humano se destrua. Moral, bons costumes, respeito fazem com que tenhamos uma sociedade muito melhor do que temos hoje."

"Tenho a firme convicção de que sexo e amor podem caminhar em estradas paralelas. Faço isso sem nenhum problema de consciência. No entanto, não estou aqui para convencer ninguém a fazê-lo, pois isso exige um elevado grau de amadurecimento pessoal. Admito a possibilidade de ligações terceiras, sejam elas de cunho intelectual, afetivo ou puramente sexual, que são as mais comuns, uma vez que as demais, mais cedo ou mais tarde, terminam em sexo. Penso que seja uma maneira menos hipócrita de viver. E admito que minha mulher faça a mesma coisa, embora eu não pergunte nada."

"Concordo com seu pensamento e acho que hoje em dia já estamos convivendo com isso. Só não sei se será bom para as pessoas ficar trocando tanto de parceiros. A exposição pode não ser tão boa!"

"**A**cho extremamente triste isso. Ainda acredito no amor romântico. Gostaria de mudar de opinião e de pensar assim como o texto diz, mas, ao mesmo tempo, ainda desejo alguém em quem eu possa confiar que estará comigo nos momentos bons e ruins, compartilhando a vida. Sinto-me uma tola atualmente, mas ainda não sei o que pensar."

"**E**u não concordo, pois acho que esses relacionamentos são muitos instáveis, baseados no descompromisso. O que dá segurança a uma pessoa é o compromisso que assume diante da sociedade."

"**L**egal. Essa coisa de viver escravo de uma relação com uma única pessoa é muito complicada, porque as pessoas são muito diferentes. Podemos ter vários(as) parceiros(as) para programas diferentes. Para nós, homens, parece normal; a questão é explicar para elas, que são muito possessivas e pensam que a pessoa tem que ter exclusividade. Por favor, a vida é muito curta para ficarmos sofrendo com coisas contra a nossa vontade só para agradar a outras pessoas."

"**M**uito complicada essa ideia! Os conceitos e valores morais de hoje já estão totalmente doentes. Se for pensar pelo ponto de vista exposto, o que será da sociedade no sentido da humanidade? Beijos."

"**I**sso não é novidade. O mais impressionante é que a questão sexual é sempre a mais relevante. Pergunto: isso não é coisificação das relações? Não é mercantilismo? E, segundo, as vanguardas sempre o fizeram. Agora, acho complicado quando se propõe esse comportamento sem reflexão. Isto me cheira a modernidade sugerida pelo Fantástico, da Globo. Não tem nada de novo.

Se eu fosse você...

Escolher alguém para se relacionar, para ir ao cinema, ter outro para filhos etc. é o mesmo que especializar o sexo, e não tem nada a ver com amor. Desculpe-me, mas será que a sua abordagem não está muito americana?! Cuidado, eles são bem burrinhos. Inventam problemas para vender soluções. Sugiro que leia Freud, Young, acompanhado de filósofos e boa literatura. Assim, a senhora terá uma compreensão mais vasta do mundo. Talvez uma visão humanista que não aceite a reedificação do homem, que não o veja em departamentos estanques. O homem é um ser social (Rousseau) e precisa de laços, e não de relações especializadas. Como psicóloga, atente para a responsabilidade social. As pessoas de pensamento médio muitas vezes acabam comprando ideias tolas e pagam alto preço na vida, desfazendo-se de pessoas e de laços, isolando-se, perdendo a oportunidade de viver experiências ricas de relacionamento."

"É legal esse assunto. Sou uma pessoa casada e gostaria de estar em outra relação, curtir outro homem, outras ideias e fazer sexo diferente. Deu até vontade de trair meu marido, no bom sentido."

"É fácil falar para termos outros parceiros, seria incrível; porém, o que vamos achar dos nossos maridos terem outras parceiras? Eu acho que vai doer. Direitos iguais são difíceis na prática."

"Nos dias de hoje, com doenças de todos os tipos, por mais cuidados e proteção, é muito difícil alguém ter vários parceiros. Mesmo porque acho que quando alguém ama de verdade e a pessoa que está a seu lado corresponde pelo menos parte de seus desejos, principalmente em relação ao sexo, dificilmente esse alguém vai procurar um outro alguém. Num casamento, o que faz o parceiro(a) procurar outros é a falta de carinho, cumplicidade, amizade, parceria, diálogo e, principalmente, a falta de sexo. Por mais que se ame, sem sexo, se trai. Ninguém, por mais que resista, consegue ficar sem sexo, sem sentir desejos e ser desejado(a). Isso que leva à busca por novos parceiros, fazendo as pessoas esquecerem dos valores da família."

"**O**lha, gostei do tema e acho que a sociedade moderna caminha para se desvencilhar de conceitos ultraconservadores."

"**C**oncordo plenamente. No meu caso, convivo com três homens ao mesmo tempo. Demais? Não, absolutamente. O primeiro, aquele que mantém o aspecto familiar; o segundo, como se fosse um 'namoro de adolescentes'; finalmente o terceiro, o amante perfeito. Nem por isso carrego alguma culpa por me sentir promíscua; ao contrário, tenho a certeza de que sei viver."

"**E**ssa é a verdadeira Revolução Sexual: livre dos tabus, dos rótulos. Ser livre para realizar as fantasias sem remorso. Fazer valer as nossas vontades."

O casamento é necessário?

"Um casamento atrapalha meus planos de viajar e estudar. Não gosto da ideia de abrir mão do que quero fazer por causa do relacionamento. Nunca pensei em me casar, nunca tive vontade", afirma a redatora de 26 anos. "Não tenho nem perspectivas nem interesse em casar. Às vezes, tenho uma namorada light. No Rio, só fica solitário quem quer. E ser solteiro é melhor em qualquer lugar.", diz o administrador de empresas de 28 anos.

As declarações acima constam de matéria do *Jornal do Brasil* (31-03-01) a respeito do relatório de desenvolvimento humano realizado pela ONU, que aponta o crescimento entre os cariocas da opção pela vida de solteiro. A vida a dois numa relação estável torna-se cada vez mais ameaçada diante das transformações e dos apelos da sociedade atual. A família não é mais necessária para a sobrevivência da espécie, nem o casamento é um vínculo divino, uma aliança entre duas famílias ou uma união econômica, que durante tanto tempo justificaram a sua existência. O que ele proporciona hoje, para a maioria, é um modo de vida insatisfatório.

Não são poucas as pessoas que consideram o casamento um obstáculo à liberdade. Apreciam a descoberta, a aventura, a falta de rotina, o convívio com pessoas diferentes e, principalmente, não se sentem obrigadas a fazer alguma coisa só para agradar ao outro. Na França, uma pesquisa comparativa indica que os solteiros compram três vezes mais livros do que os casados, vão duas vezes mais a restaurantes, nove vezes mais ao cinema. Suas despesas de fim de semana e de férias são dez vezes superiores às de um casal.

Contudo, alguns alegam que o casamento deve ser conservado pela felicidade que pode proporcionar. Mas a questão não consiste em saber se o casamento encerra uma potencialidade de felicidade, mas, sim, se a realiza. E isso acontece?

Na televisão, por exemplo, os programas de humor, a publicidade, as novelas não se cansam de mostrar o pesado fardo que é manter uma união conjugal. Entretanto, o desamparo em que o ser humano vive desde o nascimento, aliado à única possibilidade que lhe é oferecida socialmente — o casamento — faz com que a maioria dos indivíduos continue desejando uma relação amorosa estável e duradoura. Nesse sentido, a propaganda é maciça e costuma opor o amor, a solidariedade e o apoio que se supõe encontrar numa relação de casal à frieza da solidão.

Na segunda metade do século XIX, os estatísticos perseguiam o solteiro nos registros de presos, hospitais, asilos, necrotérios, para demonstrar sua nocividade e seu infortúnio. Alegavam que eles morriam mais do que os homens casados, mais bem-cuidados por suas mulheres, e afirmavam que eram os melhores candidatos ao suicídio e ao crime.

A historiadora francesa Michelle Perrot pesquisou a maneira como eram vistas as "solteironas": "Solteira, a mulher, ao mesmo tempo está em perigo e é um perigo. Em perigo de morrer de fome e de perder sua honra. Ameaça para a família e para a sociedade. Ociosa, se as instituições de caridade não a monopolizam, ela passa seu tempo fazendo intrigas e mexericos. Sem família onde exercer seu poder, ela vive como parasita na família dos outros. Não consignadas como residentes em seus lares, as mulheres sozinhas circulam. Elas são vendedoras nos toaletes, alcoviteiras, aborteiras, um pouco bruxas."

Ainda até algumas décadas atrás, quem não casasse tinha uma vida infeliz. A discriminação atingia homens e mulheres. O homem só podia ter sexo com prostitutas e, depois que passava dos 30 anos, suspeitava-se de sua virilidade. As mulheres solteiras viviam reclusas ou eram malfaladas. Ficavam então ansiosas com o passar do tempo, já que no caso delas a situação era mais difícil. Havia a incapacidade de se sustentarem sozinhas, além do peso de transgredir a "lei da natureza", a realização na maternidade.

Ambos tinham dificuldade de convívio social, visto que a maioria das pessoas ficava casada a vida toda e esses desgarrados representavam uma ameaça constante aos casais. Poderiam interessar a um dos cônjuges ou poderiam servir como um perigoso exemplo. Não formar um par era associado a não ter uma família, até então único meio de não se viver na mais profunda solidão. Tudo isso causava tanto medo — e para muita gente ainda causa — que era preferível contentar-se com uma relação frustrante e difícil de suportar entre o casal a arriscar viver sozinho.

Entretanto, de cerca de 40 anos para cá, vem diminuindo muito a disposição para sacrifícios. Muitos continuam ainda presos à ideia de que viver só é uma coisa triste, mas diminui progressivamente o esforço para se salvar uma união vacilante. Na mesma medida, aumenta o número dos que aceitam o risco de viver sem parceiro fixo, recusando-se a uma vida a dois. Estatísticas mostram que em Nova York existem três milhões de pessoas morando sozinhas. Em Paris, os números não são muito diferentes.

Essa tendência pode ter entre suas causas a precocidade dos divórcios e os anseios de individualidade. Hoje, os que vivem só têm respeito social e, nesse momento em que o sistema patriarcal começa a ser seriamente questionado, tanto pelas mulheres quanto pelos homens, as formas de relacionamento afetivo-sexual tradicionais abrem-se para muitas possibilidades.

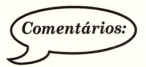

Comentários:

"Estou casada há 20 anos, tenho dois filhos, um de 20 e outro de 16, sempre tive um ótimo relacionamento com o meu marido, mas depois, na adolescência dos meus filhos, passamos por uma fase muito difícil. Hoje, acho que dou mais atenção para os meus filhos do que para o meu marido. Acho que estou errada, mas não consigo dividir as coisas.”

“**A**tualmente, não há necessidade de se casar para ser feliz e realizar-se. As pessoas independentes e ativas sentem-se muito bem quando estão sozinhas. O ideal é encontrar alguém compatível, que olhe na mesma direção, com respeito, amor e admiração, sem cobranças e sem hipocrisia. A sinceridade é importante, é uma questão de ética com a própria consciência. Mais importante, ainda, é manter a própria identidade, a individualidade e a independência.”

“**A**ntes as mulheres eram desinformadas, dependentes da vontade masculina, omissas, oprimidas, dependentes economicamente, não podiam demonstrar suas opiniões, adquirir cultura, ter prazer com seu parceiro, e separação era coisa de mulher que queria levar uma vida à toa. Hoje, apesar de ainda vivermos num sistema machista mundial, cultivado pela cultura e hábitos, por homens e também mulheres, é inegável a mudança. É fácil de verificar isso quando numa roda de mulheres é feita a seguinte pergunta: você continuaria casada se tivesse condições de se manter sozinha? A maioria responde que não. Provavelmente o homem drible a rotina com mais facilidade, e o tesão não precise ser acompanhado de paixão, ou daquela sedução que nós mulheres tanto gostamos, mesmo sabendo ser passageira. Este drible de que eu falo é a permissividade da sociedade à traição masculina. De fato, normalmente uma mulher só se separa de um homem que a traiu se já havia uma predisposição dela para isso. Senão, com briga ou fazendo de conta que nada sabe, não ocorre, pelo simples fato do desgaste, filhos e situação financeira — que é a que pesa mais pois, com estrutura, o resto se acomoda. Hoje, as

Se eu fosse você...

mulheres estariam muito mais para as relações em casas separadas, para continuar o namoro que tanto apreciam, para proibir a entrada da rotina em sua vida, das obrigações, das exigências ao outro e a si mesma, da culpa. Assim como os homens, as mulheres também têm vontade de ter outro. Outro que lhes proporcione aqueles momentos fantasiosos de intensa paixão e bem-estar, que lhes valorizem, mesmo que por poucas horas, que as façam sentir simplesmente mulher, coisa que há muito tempo o seu companheiro esqueceu de fazer..."

"Casamento não é garantia de felicidade. E também você tem muitas obrigações, como dar satisfação, por exemplo. A perda da liberdade nem sempre compensa."

"Realmente estamos passando por tempos difíceis para nossas relações. Nem nossos namoros estão dando certo. Como esperamos que um casamento venha a nos deixar satisfeitos? Fica difícil, as mulheres estão cada vez mais autoritárias e individualistas, como os homens já são há algum tempo. São poucos homens e mulheres que atualmente querem e lutam pelos ideais de construir uma família, ter alguém com quem compartilhar a vida, se é muito mais prazeroso para eles uma aventura a curto prazo, uma coisa sem maiores responsabilidades."

"Os que optam pela vida de solteiro chegaram a um estágio em que eles se bastam. Aprenderam a viver consigo mesmos, com suas limitações, seus fracassos e principalmente com a solidão. Conheço uma pessoa na minha família que fez essa opção. Hoje ele refere-se aos seus relacionamentos como namoros. O casamento tornou-se uma instituição falida; hoje em dia as pessoas estão em busca da felicidade, do autoconhecimento, de uma relação onde o prazer é o luxo."

"Acho que casar, manter uma família, é muito legal, preenche a vida de qualquer pessoa. Sem dúvida! Mas o legal é casar depois de ter estudado, de ter uma profissão, de ter namorado muito, de ter viajado muito, dormido muito à tarde e, principalmente, de ter ficado sem fazer nada quando quisesse. Só depois disso tudo, quando estiver bem satisfeito e cansado de tanta liberdade, buscar formar uma família. Porque senão a vida fica vazia!!**"**

"Esse é o grande problema, 'a consciência', mas onde ficam seus desejos e anseios recalcados… Perdidos no tempo?**"**

"Como fica a consciência de quem tem uma relação extraconjugal? Como não se torturar toda vez que olhar para a pessoa e saber que se esconde algo dela?**"**

"Gostaria de saber mais. Venho de uma época, os anos 1950, na qual poucas coisas eram faladas e, como estou no meu terceiro casamento, gostaria de encontrar uma forma de ser mais feliz.**"**

"Sou casado e gosto de estar ao lado da minha companheira. Conversamos muito sobre a nossa parceria e, por enquanto, temos concluído que termos nos conhecido foi um divisor de águas nas nossa vidas. Nos casamos há quatro anos, e tanto eu quanto ela tínhamos a fama de difíceis e exigentes nos relacionamentos. Nos conhecemos e fomos morar juntos no mesmo ano. Nossa relação, ao contrário das previsões da lógica, se fortaleceu e o sexo é melhor hoje do que no primeiro ano do casamento. Não sabemos exatamente o 'segredo', mas talvez seja o fato de não termos pudores um com o outro e de nos respeitarmos. Para nós só importa estarmos juntos enquanto houver tesão, cumplicidade e uma troca boa de energia. Nun-

Se eu fosse você...

ca fizemos 'sacrifícios' para que a relação desse certo. Já passamos por situações em que as diferenças imperaram, mas até nesses momentos soubemos preservar nossas individualidades. Sabemos que a nossa relação pode durar muito ou não, mas o importante é o momento presente. Pra mim a questão não é estar casado ou solteiro, mas a forma como cada um se relaciona consigo mesmo. Quem não consegue ser feliz sozinho não conseguirá a felicidade ao lado de outrem. Nós somos os únicos responsáveis por nossa vida. Mesmo que façamos concessões em alguns momentos ou 'setores' da relação. Isso não poderá ser motivo para que um ou outro não realize seus desejos e aspirações."

"Concordo plenamente com tudo. Sou casada, feliz no casamento, mas perdi a disposição sexual que tinha no início. Não penso em me separar, pois verifiquei que essa perda de interesse sexual foi comum em todos os outros relacionamentos que vivi. Mas gosto do estado de paixão, único, no meu caso, que me traz pleno prazer sexual. Será que depois de oito anos é possível mudar o 'contrato' de casamento? Tenho 31 anos."

"Sou umas dessas pessoas que vive só. Sou divorciada, tenho um filho, estou só, mas gostaria muito de ter um namorado. Estou numa fase muito carente, mas concordo que viver só hoje é um dos melhores planos."

"Realmente, essa é a nossa realidade... mas qual será o futuro da instituição família?"

"Quando amamos, queremos dividir as 24 horas do dia ao lado desse amor, e achamos que a melhor forma é chegar ao casamento, que é o início de um grande desmoronamento desse sentimento. Seria bom estarmos mais distantes para que pudéssemos sentir a falta sempre de alguma coisa e criar uma expectativa. Hoje, após 20 anos de casamento, e que por sinal é de uma boa convivência, fui despertada por uma outra pessoa que fez aquecer o coração, sentir o sabor dos beijos ardentes, sendo minha preocupação tamanha que não chegamos ainda ao sexo (vontade é o que não falta). Esse é meu grande problema de hoje. Gostaria, mesmo tendo uma união estável, de um novo envolvimento, uma nova energia na minha vida."

"**V**ou casar ano que vem por estar apaixonada e querer isso pra mim. Jamais casaria para provar algo ou por obrigação. Eu e meu noivo estamos muito felizes e ano que vem selaremos nosso amor."

"**R**ealmente posso afirmar que não concordo em casar e viver dentro das regras que estabelecem o casamento. Sempre pensei assim, mas não consegui isso para mim. Lutei muito, mas perdi a batalha com a minha família e lá fui eu. Casei, mas realmente perdi a fleuma da vida... Tá certo que, naquele tempo, pensar de uma maneira mais aberta causava arrepios nos pais. Hoje são mais bem aceitas essas condições. Não desgosto da minha mulher, mas não pratico o amor que poderia praticar em outras situações. Nunca tive coragem de abandonar tudo. Hoje, com mais de 60 anos, vivo o dia a dia, mas realmente ainda penso nos meus tempos de solteiro, que poderia ir aonde quisesse e com quem quisesse... liberdade acima de tudo! Quando ouço falar em casamento me dá tristeza... realmente é horrível... é uma prisão. Cheguei ao ponto de me conformar com a morte. Realmente é uma loucura, mas vou em frente!"

Se eu fosse você...

"Namoro com uma pessoa que é a quase 20 anos mais velha que eu. Ele já me disse várias vezes que não quer se casar e nem ter filhos. Hoje, tenho certeza que não quero, pois quero minha estabilidade financeira antes de tudo, mas penso em morar com ele no futuro. Apesar de ele falar que não quer casamento, há momentos em que diz: 'quando eu tiver mais dinheiro e você também tiver, podemos, quem sabe...' Percebo que um dos grandes problemas hoje em dia é principalmente a questão financeira. Hoje a mulher tem que ajudar em casa, sim; o homem também deve apoiá-la neste sentido. As pessoas estão conseguindo a estabilidade financeira mais velhas, e consequentemente se casarão mais velhas, ou escolherão não casar."

"No início do casamento só se observam as qualidades; quanto mais o tempo passa nos tornamos mais críticos e parece que só vemos defeitos. Tudo isso é muito burro e irreal."

"Acredito que o casamento é necessário para aqueles que nele acreditam. Viver sozinha ou a dois tem suas compensações. Quando sozinhos, isso se torna um fardo se temos medo da solidão ou crenças de que estar (e não ser) sozinho é ruim ou um demérito pessoal. O casamento se torna um fardo quando o prazer da convivência, a cumplicidade e a paixão acabam. Nesse caso, há de se ter coragem o suficiente para finalizar esse ciclo da vida. O casamento é necessário para aqueles que nele acreditam. No final das contas, acredito que é necessário ser feliz, casado ou solteiro. Não podemos acreditar que o casamento em si nos trará felicidade, que é mais um estado de espírito árduo e corajosamente construído."

"Gostaria de poder viver como estou expressando meu pensamento agora, ou seja, sem maiores consequências. Passei por uma situação, digamos, traumática. Me envolvi com um rapaz casado, sendo também casada, e fomos descobertos pelos respectivos cônjuges. Apesar de estarmos no século XXI, foi horrível. Mantive, a duras penas, meu casamento. Primeiro porque a 'traição' foi algo passageiro. Segundo, porque vivemos bem. Terceiro, porque acredito que nossos filhos vivem melhor com o pai e a mãe juntos, e ao lado deles. Mas só eu sei o que tenho passado."

"**A**credito que a realidade está sendo exposta, a tal 'matrix', e com isso as consequências... O casamento de papel assinado e contratos se revelou uma farsa. As pessoas buscando preencher seus buracos dentro de um relacionamento em que o ápice seria o casamento, ou seja, depois de um tempo muitos veriam que o que buscavam nada mais era do que fruto da carência. O mais saudável, portanto, seria a busca do 'masculino e feminino' em cada um de nós, suprindo assim nossos desejos infantis, e só assim seguir em busca de um amor incondicional, raramente experimentado nos dias de hoje. A valorização dos solteiros se dá devido à maneira individualista e egoísta como vivemos. Mas, para mim, antes assim do que falsos casamentos. Maridos enganando mulheres, mulheres enganando maridos, por causa de papéis. Acho que é hora de olharmos um pouco para dentro e aprendermos a nos relacionar com o outro de uma forma mais sincera."

"**T**enho uma relação nada sólida com meu esposo. Namorei com ele desde os meus 15 anos; depois de seis anos, casamos, e já se passaram sete anos dessa união. Detalhe é que no namoro eu o traía, e depois de casada também! Já nos separamos várias vezes, mas não consigo ficar sem ele, nem ele sem mim. Temos um sexo maravilhoso, só tenho orgasmo com ele, somos cúmplices, mas tenho esse problema sério, não consigo ficar sem olhar para outro homem e paquerar etc... A mais pura verdade é que já traí apenas no sentido de querer beijar outra boca, e não pelo sexo, porque não sinto falta, afinal, me completo com meu marido. Isso é uma doença? Meus casos duram no máximo um ano, então enjoo, termino e volto ao normal... Me sinto mal porque minto, escondo e ainda faço sofrer a terceira pessoa. Gostaria muito de poder me tratar e falar com alguém que me ajudasse e entendesse minha história, afinal, está tudo errado. Desculpe se saí um pouco do assunto."

"**E**stou casada por causa dos meus filhos, por questão financeira..."

"**O** casamento é a perda da identidade do ser humano. Você passa a só fazer o que agrada a outra pessoa, ou seja, aquele que sai para o trabalho. É ruim ser casada."

"**A**cho que só casando é que se pode viver feliz."

"**H**oje, pelo que vejo, há uma total falta de opinião. Temos uma mídia forte, poderosa, que se acha no direito de nos dizer quanto devemos pesar, que roupa devemos usar, o que devemos falar e até de que maneira devemos nos portar sexualmente. A grande diferença do homem para o animal sempre foi a capacidade de raciocínio, minada pouco a pouco por propagandas voltadas ao interesse de grandes capitais. Há pouco li um artigo sobre o fim do casamento como instituição e a prática do sexo com amigos, companheiros de trabalho, conhecidos ocasionais sempre que isso fosse para a satisfação do indivíduo. Voltamos, me parece, à situação do primata. Não pensamos, apenas agimos, sem pensar se estamos magoando ou mesmo destruindo os que nos cercam. Não li nesse artigo como ficariam os filhos. Mas, nesse contexto, filho deve ser algo inimaginável, que, se por acaso acontecer, você deixa para adoção. Ao homem foi dado o livre-arbítrio. Com certeza, muitos nem sabem o que isso significa. É lamentável que o egoísmo seja um sentimento tão aplaudido e cultivado.**"**

"Somos criaturas de Deus e assim devemos viver o que Ele nos aconselha (não nos impõe) para uma vida equilibrada e saudável. Ele próprio dá o exemplo: Deus é comunidade de três pessoas distintas. Jesus Cristo, ao vir ao mundo, quis nascer e viver em uma família. As pessoas vão sendo levadas pelo 'modernismo' e aderindo a costumes desorientados que as levam ao isolamento, individualismo. Isso gera desorientação, egoísmo e a necessidade da busca de realização pessoal longe de compromissos mais estáveis e duradouros, que produzem o equilíbrio emocional e de vida. Quando Deus diz que 'o homem deixará seu pai e sua mãe e se unirá à sua mulher', coloca isso como uma união para o bem dos dois e, sobretudo, duradoura e transcendente. Respeito a opinião das pessoas, porém não concordo com a eliminação da família, nem com a afirmação de que ela é responsável pelas misérias que existem na sociedade mundial. A família e a união matrimonial de homem e mulher são e sempre serão sustentáculos da sociedade em qualquer época e nação.**"**

"A questão do casamento é bem ampla. Compreendo a opção de algumas pessoas por não se casarem ou não colocarem o casamento como uma necessidade para a felicidade. Há mil formas de se relacionar — o casamento não é a única. Por outro lado, o fato de não casar traz uma tendência das pessoas a se individualizarem, de não saberem mais dividir nem compartilhar, que acho meio perigoso. É como os filhos únicos... e há ainda outra questão, que é a incompreensão do que pode ser o

Se eu fosse você...

casamento. Numa sociedade mais livre, em que casamento não significasse propriedade do outro, talvez essa tendência (de ser solteiro) não tivesse tanta força no mundo ocidental..."

"Sou a favor do relacionamento a dois, seja homo ou hétero, bem como pela conjuntividade representada pela união."

"Prezados amigos, gosto de acompanhar os temas do 'cama na rede' e considero os comentários e as pesquisas realizadas aqui como uma espécie de 'termômetro' das profundas transformações sociais que podemos perceber em todos os aspectos da sociedade. Quanto ao casamento como forma de convívio entre duas pessoas, acho que já estão mais que claras as novas possibilidades que se abriram de relacionamentos de todos os tipos. Novos espaços estão sendo criados, testados... e penso que possivelmente assistiremos também a um retorno de valores (ou pelo menos a uma releitura ou readequação deles) que hoje estão sendo massacrados pela mídia. Para não falar que devemos considerar também os próprios interesses do capital... pois não é o próprio conteúdo dessa coluna que afirma, como se pudesse ser vantagem: 'os solteiros gastam dez vezes mais que os casados... em seus fins de semana... férias... etc...' Bem... eu pergunto: se gastam tanto os solteiros é por que serão também mais felizes? Será que podemos medir a quantidade de coisas que fazemos e a felicidade que temos pelo dinheiro que gastamos? Queridos, acreditem, somos felizes pelo que somos e não pelo que temos... não acredito em felicidade comprada... mas há quem pense assim... ou será levado a pensar assim por não ter outra possibilidade de visão além dos seus próprios interesses? Que tipo de sociedade e de desenvolvimento estaremos pensando para o futuro? Basta pensar um pouco para perceber que em uma sociedade cada vez mais superficial como a nossa, a sua transformação atual também corresponde a uma crise sem precedentes de valores e aos respectivos interesses do consumo em todas as esferas... consumo quase paranoico na busca incessante e egoísta de felicidade. Não sou a favor de qualquer dogmatismo religioso, muito menos dos valores calcados ou recalcados do que chamamos de tradição, quando trazem preconceito e intolerância a essa magnífica diversidade do homem... em uma metáfora podemos dizer que somos, como espécie, como humanidade, constituídos de cores e de nuances diferentes... e temos direito a isso!!!! Mas a crise atual da família, dos ataques incessantes da mídia aos relacionamentos estáveis, o incentivo da exploração sensorial sem limites, a beleza perfeita almejada e projetada pela moda e para o corpo... tudo tão vazio... que tipo de futuro pode haver nisso? Eu pergunto: e se deixarmos de pensar primeiro nas crianças, nos filhos e no seu futuro, para pensarmos somente em nós mesmos, como se fôssemos adultos irresponsáveis preocupados prioritariamente com a satisfação pessoal e com a nossa felicidade... o que será do futuro sem o outro? A isso quase chamo infantilização do homem... medo das responsabilidades, ausência de solidariedade, indiferença e falta de compreensão... especialmente... falta de amor... Aprender a dar de si para receber. Eu tenho 72 anos e nasci em um mundo diferente. Como disse no início, gosto de acompanhar o que acontece no mundo e percebo as mesmas angústias, dúvidas e medos se reproduzindo em tempos diferentes. Mas a crise de valores hoje é maior... e se cria um horizonte cada vez mais aberto sem construção de referências espirituais. Acho que por isso tanta gente está se interessando hoje pelo Oriente, pelo misticismo, pelo esotérico... e acho também que a desconstrução de valores espirituais talvez também seja um valor em si... não sei.... Casamento é também um valor espiritual e um maravilhoso ato de comunhão entre dois seres humanos."

"Namorei durante nove anos e onze meses uma mesma pessoa, que na realidade foi o meu primeiro e único namorado. Passado

Se eu fosse você...

esse período de namoro, nos casamos e estamos casados há oito meses. Nossa vida durante o namoro teve vários períodos diferentes. No início, foi muito complicado, brigávamos muito, às vezes sentia até vontade de me separar dele, mas, com o tempo, fomos amadurecendo e tendo mais diálogo. Passamos a ser não somente amantes, mas também grandes amigos. O início do nosso casamento foi praticamente muito frustrante, não combinávamos em quase nada; foi a partir desse momento que conversamos melhor um com o outro e colocamos os pingos nos 'is'. Hoje, me sinto muito feliz ao lado dele; tudo bem que existem alguma briguinhas, enfim, é natural. Não me sinto presa para nada, pois sabemos lidar muito bem com o espaço um do outro. Nos amamos muito e também somos grandes amigos. Sempre digo a ele que se em algum momento ele não estiver de acordo com algo que eu faça que então converse comigo, e vice-versa. Nossa vida é assim, com muito amor, união e principalmente com Deus em nosso coração, pois eu tenho certeza que foi Ele quem me deu muita força no início do meu casamento."

"O casamento não é necessário, não. Pelo contrário. Falo por experiência própria. Fui casada três vezes e, em todas elas, perdi a vontade de transar com meus maridos. Era um suplício fazer sexo sem vontade. Não consigo imaginar viver na mesma casa, dormir na mesma cama, todos os dias, durante anos, e continuar sendo bom estar casada."

"Tenho 47 anos e sou solteiro. Durante muito tempo, acreditei que um dia iria casar. Mas como essa ideia não me empolgava, fui adiando. Hoje, vendo o que meus amigos de juventude vivem no casamento, fico muito feliz por nunca ter me casado."

Quando o marido é bissexual

Recebi o seguinte e-mail de uma leitora: "Tenho um relacionamento de 20 anos, com filhos. Meu marido, agora com 40 e poucos anos, diz que se descobriu bissexual. Diz que começou a ver os homens de outra forma, a partir de papos na net. Não sei o que fazer. Ele afirma que me ama e não quer mudar nossa vida, mas quer descobrir o que há nessa faceta obscura, segundo palavras dele. Ele quer sair, ir a bares e boates gays, e lógico que não posso ir junto. Fico para morrer, mas não tento impedir. Ele diz que não rolou nada com ninguém até agora, mas não descarta a hipótese. Não quero perdê-lo, eu o amo, e a gente se dá muito bem. Será só uma fase?"

Muitas pessoas vão afirmar que numa situação semelhante romperiam o namoro ou casamento. Mas o fato é que há homens casados que sentem amor e desejo sexual pela parceira, mas também sentem necessidade de manter relações sexuais com outros homens. Pesquisas indicam que nos Estados Unidos a quantidade de homens casados que se envolvem regularmente em atividades homossexuais aumentou muito nos últimos tempos, apesar da aids. Calcula-se que mais de 40% deles, durante toda a vida de casados, praticaram sexo regular com outros homens.

Seríamos todos bissexuais dependendo apenas da permissividade do nosso meio social? Para Freud o ser humano é biologicamente bissexual. Nasceríamos com um impulso sexual dirigido tanto para pessoas do sexo oposto como para as do mesmo sexo, e a orientação sexual — homo ou hétero — seria determinada na infância. O pesquisador

Se eu fosse você...

americano Alfred Kinsey acredita que a homossexualidade e a heterossexualidade exclusivas representam extremos do amplo espectro da sexualidade humana. Para ele, a fluidez dos desejos sexuais faz com que pelo menos metade das pessoas sintam, em graus variados, desejo pelos dois sexos. E a terapeuta americana June Singer afirma que "quando exploramos o material sexual nos níveis profundos da psique, inevitavelmente chegamos a um estado no qual os sentimentos sexuais são muito mais soltos e fluentes do que as pessoas normalmente se dispõem a admitir."

O gaúcho Fernando Seffner, professor da UFRS, e maior pesquisador do assunto no Brasil, declara que, em geral, as esposas ou namoradas ignoram as atividades de seus parceiros, e que os homens com quem eles mantêm relações sexuais são, em sua maioria, companheiros passageiros. Mas esse é um assunto que eles não conversam com ninguém.

Outro dado interessante de sua pesquisa é que alguns homens vivenciam esse desejo bissexual como a melhor coisa do mundo, enquanto outros acham isso a coisa mais complicada do mundo. Os primeiros argumentam que quando vão a uma festa podem escolher entre homens e mulheres com quem transar, tendo assim o dobro das chances dos heterossexuais. Há ainda os que dizem que fazer sexo com um homem aumenta o tesão na hora de fazer sexo com a esposa, então eles se sentem melhores amantes. Muitas mulheres têm dito que gostam de manter relações com homens bissexuais, pois na cama eles são mais liberais, estão dispostos a fazer mais variações, entendem melhor os desejos da mulher.

Por outro lado, há os que se queixam muito, gostariam de se definir e esperam que isso seja apenas uma fase de suas vidas; acham que complica a possibilidade de casar e ter filhos. Contudo, uma coisa quase todos têm em comum: o medo de serem descobertos em seu desejo, e de ter de se explicar aos outros homens, à companheira, aos seus parentes e colegas de trabalho, pois, acreditam, todo mundo vai pensar que eles são homossexuais enrustidos.

Que atitude deve tomar uma mulher quando fica sabendo dos desejos homossexuais do marido? Penso que, antes de tudo, seja melhor avaliar a própria relação afetiva e sexual que tem com ele, sem se deixar contaminar por moralismos e preconceitos. E mais um detalhe fundamental: jamais fazer sexo sem camisinha.

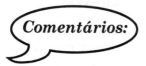

Comentários:

"Tive um passado sendo ativo e passivo, e por vários anos mantive relações sexuais com meu primo. No começo, ambos éramos ativos e passivos e, com o passar dos anos, eu acabei sendo passivo, mas somente com ele e com ninguém mais. Sempre transava com ele sendo passivo para agradá-lo e um pouco porque gostava, mas sempre tive namoradas e sempre mantive relação com elas. Morria de medo de alguém descobrir minhas relações com meu primo, por isso éramos sempre bem discretos e fazíamos tudo bem escondido. Hoje, não transamos mais. Eu acabei casando e ele também, mas sempre sinto uma vontade muito grande de transar sendo passivo. Entretanto, uma força divina provida por Deus me segura e me faz refletir sobre o que estou fazendo, daí acabo não cometendo mais essas relações e, por sinal, acabo achando um nojo o que eu fazia. Um grande problema está me afetando agora: não consigo manter uma relação sexual com minha esposa; fico excitado sempre, mas gozo em dois minutos. Eu começo a penetrá-la e um minuto depois não consigo segurar a ereção e acabo gozando. Tem algo que eu possa fazer para melhorar meu desempenho sexual? Afinal de contas, ela não me procura justamente por eu não conseguir transar com ela."

Se eu fosse você...

"Concordo inteiramente quando se diz que o importante é ser honesto e não enganar ninguém. Mas isso vale para qualquer situação, seja a pessoa homo, bi ou hétero. Honestidade e sinceridade são fundamentais, sempre. Agora, com relação às crianças, acho que cabe aos pais orientá-las corretamente — e isso inclui saber (e, se for o caso, restringir) aquilo que elas acessam na net."

"Se você sabe que seu namorado é bi, ok. Mas e se você não sabe e depois descobre? Temos que ser democráticos e dar a chance de alguém não se envolver com alguém bi, caso sua cabeça não suporte o peso disso. Será que descobrir que seu parceiro é gay ou lésbica não pode acarretar em traumas? E em infelicidade?"

"O que vale mais? Transar, transar e ir passando por tudo feito um trator? Se quiser algo proibido, ou que provoque danos a você ou alguém, vai tentar assim mesmo? Temos que aprender a escolher, a não enganar, a não satisfazer somente desejos... mas aprender a sermos pessoas coerentes. Ser bissexual estando com alguém que não sabe disso em um relacionamento convencional é ferir, matar o outro. Não interessa se gosta ou não de homem ou mulher. Interessa ser honesto, sincero e franco. Abrir-se primeiro e não ferir as pessoas com descobertas ao acaso ou confissões depois que ocorre o envolvimento."

"Nossa. Vivo isso, e me atormenta. Descobri que meu namorado entra em chats gays e tecla com outros caras. Ele disse que foi brincadeira e que nunca saiu para a vida real. Meu Deus, tenho tanto medo! Eu engulo porque o amo, mas qualquer homem que passa por ele, eu sinto arrepios de pensar que ele está sentindo algum desejo. O que devo fazer? Se ele se abrisse... mas nega tudo. Tenho muito medo, ciúmes, repulsa, tristeza, angústia. Será que a maioria dos homens tem desejos por outros homens?"

Regina Navarro Lins

"É justamente por causa de opiniões (o que são opiniões, senão a exacerbação dos egos?) como algumas das anteriores que as pessoas vivem infelizes, reprimidas e insatisfeitas; não apenas no campo sexual, mas na vida em geral. Não têm coragem de procurar seus próprios caminhos, viver suas próprias vidas. Ficam se apegando a modelos, a dogmas religiosos, a ideologias furadas, a padrões anacrônicos, e simplesmente fecham seus olhos para o mundo. Uma pena que tenha gente que escolha viver assim. Ainda bem que eu não.**"**

"Um mulher que se preze, consciente de sua posição social, moral e religiosa, não pode sequer cogitar um marido nesses termos. Como pode ser mulher de um pervertido que se descobre homossexual? A mulher que não se divorciar imediatamente e NUNCA mais olhar na cara de um pseudo-homem desses condena-se a viver na ignomínia. Um homem que degrada-se a tal ponto não merece ter contatos nem com os filhos. É a destruição total e irreparável da família. A mãe deve, judicialmente, proibir ao máximo a presença do pai aos filhos, e dependendo da idade desses, informar, claramente, as atitudes tomadas pelo pai, para que se enojem e o rejeitem como modelo de pai. Como pode uma esposa sair na rua com um pederasta como marido? Como pode uma mulher, que depois de tantos anos de luta, de tantas mulheres, para se impor perante a sociedade como uma igual, ser ultrajada por tal indivíduo? A relação de uma mulher que se preze, em um casamento, deve ser completamente única e restrita ao parceiro. Qualquer mudança nessa regra equivale ao fim do matrimônio. São somente dois lascivos que moram juntos, ou nem isso. A mulher que permite que o cônjuge tenha outra mulher não vale nada. A mulher que permite ao marido satisfazer seus desejos doentios com outros homens, nem existe. É um vácuo. A resposta da sra. Regina, 'Penso que, antes de tudo, seja melhor avaliar a própria relação afetiva e sexual que tem com ele, sem se deixar contaminar por moralismos e preconceitos. E mais um detalhe fundamental: jamais fazer sexo sem camisinha' — é uma afronta direta a qualquer pessoa que tenha uma mínima moral, que se dê o mínimo de respeito como ser humano. Permitir ao parceiro aventurar-se fora da cama do casal é a mulher voltar a ser uma coisa, é voltar a ser um objeto, é não se dar o respeito. A repulsa a tal conduta me revira o estômago. Mulheres, deem-se o respeito: com um parceiro dessa qualidade, livrem-se dele e nunca mais dirijam-lhe a palavra; procurem um homem de verdade, ou permaneçam solteiras! E protejam seus filhos desta vergonha."

"**O**lha. Eu aconselharia a essas mulheres que também propusessem a esses maridos que elas o comam. Muitas vezes, o sujeito 'confessa' ou mente que tem desejo só pra sentir a reação das esposas. Ver se elas ficam excitadas, entram no jogo. Então, metam o(s) dedo(s) neles, vibrador e o que mais eles pedirem."

"**D**ifícil, mas difícil mesmo é fazer sexo com camisinha com a própria esposa, não? Quais as motivações para isso? A não ser que ela saiba da condição do marido e a aceite com tranquilidade. E vice-versa, se a esposa pede para o marido usar camisinha, o que vai ser? E quando a esposa é bissexual? Não seria bom ela experimentar com a outra ao mesmo tempo? Tem muito marido, creio a maioria, que gostaria."

"**N**ão queria, mas acabei descobrindo a bissexualidade. Hoje, não me arrependo; é mais uma forma de sentir prazer, e que prazer!!! Só usem camisinha!"

"A situação da leitora que escreveu a mensagem ao site é exatamente a minha há algum tempo. Hoje, mais de dois anos depois, o que eu tenho a dizer é que o fato de descobrir que meu marido é bissexual (e dele próprio ter 'descoberto' isso, no sentido de ser capaz de admitir para si mesmo) foi uma espécie de 'pretexto cósmico' para que algumas mudanças significativas se operassem no nosso casamento. Aprendi, depois disso, a enxergar com muito mais clareza e menos preconceitos a incrível variedade de nuances da sexualidade (inclusive a minha), e a ver as coisas sem mitos, sem transformar em bichos de sete cabeças. Claro que, no início, foi um choque muito grande, mas o choque foi grande também para ele, ao perceber que essa orientação estava vindo à tona de forma mais forte que antes. Com o tempo, porém, percebi que isso simplesmente não ameaça a minha posição em nossa história, uma vez que, numa pessoa bissexual, o desejo por um dos sexos não exclui o desejo pelo outro — eles são complementares. Nunca rolou, da parte dele, falta de interesse, de tesão e de vontade de estar junto de mim. Mas o fato é que a questão da bissexualidade envolve dois dos grandes mitos relativos aos relacionamentos e à sexualidade: o da orientação sexual propriamente dita e o da 'fidelidade'. Na questão da orientação, a bissexualidade ainda é bem pouco aceita e compreendida, tanto pelos héteros quanto pelos homos. Os homossexuais tendem a olhar com desconfiança para os bi, e os héteros idem (sem contar que, em alguns casos, rola uma certa inveja). Do outro, entra em discussão a inesgotável questão da fidelidade, da traição, da exclusividade, da monogamia. Aprendi, ao longo dessa 'experiência', que fidelidade não tem a ver com exclusividade, e que se relacionar com outra pessoa não é necessariamente trair. No fim das contas, o surgimento da bissexualidade dele serviu para tornar nossa relação muito

Se eu fosse você...

mais aberta, sincera, honesta, gratificante e madura do que antes. Mas é preciso ter uma certa dose de vontade de mudar para que uma situação como essa dê certo. Uma leitora mais abaixo disse que pularia fora imediatamente, porque isso representaria uma mudança nas bases do casamento. Pois pra mim essa foi justamente a grande vantagem: a oportunidade de rever as bases tradicionais do casamento e transformar a relação em algo mais interessante e menos convencional do que o velho 'casamento' certinho.

Outra observação relevante é a de que a bissexualidade (masculina, já que a feminina é até festejada pelos homens) é tão mistificada que as pessoas já viajam na maionese, propondo transas a três, uso de apetrechos etc. — como se só existissem bissexuais passivos, ou como se a questão fosse meramente anatômica, e não de objeto de desejo. A tendência é a de generalizar, transformando a coisa num bom motivo pra uma boa sacanagem, sem que este seja necessariamente o caso. Nem ele nem eu, no nosso caso, tivemos vontade de 'juntar' as duas coisas. A outra é a de achar que o bissexual é sempre alguém pervertido, o que também não tem nada a ver com a realidade. Ou seja, é uma situação que mexe, e muito, com uma série de preconceitos e ideias distorcidas — e que por isso mesmo é uma ótima chance de nos reavaliarmos."

"**M**inha esposa vive louca para me ver sendo possuído por outro homem, e me incentiva muito a realizar isso. No começo, eu achava muito estranho, mas agora fico muito excitado quando falamos nisso. Assim que tiver oportunidade eu faço, mas só na presença dela."

"**C**reio que não existam pessoas bissexuais. São hétero ou homo. O que acontece é que o preconceito da sociedade acaba por reprimir a sexualidade de muitos homens homossexuais que se escondem atrás de um casamento com uma mulher e se protegem de certa forma pela expressão 'bissexual'."

"**R**ealmente é uma fase complicada. Vivi um momento parecido com esse, só que foi com minha namorada e não mulher. Nunca tinha tido relação com um homem, só ficava com mulheres, até um dia sair para a farra com os amigos e um deles veio dormir em minha casa. Como estávamos meio embriagados, começamos conversando besteiras sobre sexo. De repente, nós já estávamos um acariciando o outro, porém sempre fomos homens, e nunca passava por minha cabeça fazer isso. Hoje, já se passou um ano e eu estou com minha namorada e meu amigo. Tanto um como o outro me proporcionam prazer igual. Mas ela não sabe de nada, nem desconfia, pois não tenho jeito de gay."

"**L**endo os comentários, uma única coisa me chamou a atenção. Todas as pessoas que condenam, criticam e discriminam as outras são extremamente religiosas. Engraçado, vocês não acham? Penso que cada um deve cuidar de sua vida e fazer o que bem entender com ela. Não fazendo mal a ninguém, está ótimo! E quanto aos babacas católicos, LIMITADOS pelas ditas 'leis divinas', realizem seus desejos... e parem de condenar os outros! A propósito... o ser humano vive em função do juízo final, ou é impressão minha? Leis divinas criadas por uma sociedade hipócrita! Será que eles acreditam em Papai Noel?"

"**G**ostei dessa matéria, pois sou super a fim de transar com outro cara. Muitas vezes, não gosto de pensar nisto, mas o fato de me imaginar chupando um cara me deixa louco. Não sou a fim de dar, mas chupar um cara eu adoraria."

Se eu fosse você...

"**M**eu namorado dorme de cueca com os amigos dele e penso que ele tem uma certa afinidade com eles. Mas eu nem dou bola, ele é muito dedicado a mim na cama. Já brincamos que ele era bi, mas acho que não. No caso dela, eu tentaria diversificar na hora do sexo, fazer coisas diferentes, usar roupas excitantes etc."

"**A**credito que hoje existam muitas pessoas na situação do marido da leitora. Sou casado há 17 anos, tenho dois filhos e, de uns tempos pra cá, me encontro na mesma situação que ele. Não tive a coragem de me abrir com minha mulher. Amo-a demais, mas tenho desejos de fazer sexo com outro homem e, confesso, está ficando complicado me segurar. Como eu queria poder me abrir com ela... mas, infelizmente, ela não tem a cabeça tão boa quanto a da leitora e, por certo, seria o fim do meu relacionamento. Procure, cara leitora, entender e aceitar, se é que vale a pena, pois tenha a certeza que seu relacionamento vai ficar fortalecido com essa cumplicidade."

"**A**cho eu que o caso dessa senhora não é um bicho de sete cabeças. Tudo deve ser resolvido às claras, ou seja, hoje existem profissionais. Será que não seria o caso de fantasiar para ver se é legal, convidar um garoto de programa para sair com o casal, ir a um motel? Acho que não se deve comprometer toda uma vida juntos."

"**E**stou namorando há dez meses e descobri que meu namorado tem o maior tesão por sexo anal; comprei até um brinquedinho prá nós. Agora estamos pensando em arrumar um homem para transar conosco. Sinto o maior tesão só de pensar nesse homem conosco."

"**A**cho que a mulher deveria incorporar fantasias de inversão de papéis passando a tratá-lo como mulher para suprir suas fantasias, e até participar de suas fantasias a três com um travesti para não perdê-lo."

"**O**lha, quem não tem pecado, atire a primeira pedra! Essa frase já é bem antiga, então vamos inovar, criar e, principalmente, realizar as nossas fantasias e sempre, sempre nos amar."

"**B**em, acho que, com minha colocação aqui, serei criticado por uns e elogiado por outros. Cara amiga, eu vejo pelo lado da confiança e do amor. Se você e seu marido se amam realmente, com certeza, vocês vão passar por isso da melhor forma possível e, aqui vai meu ponto de vista, você já quebrou uma barreira ao pedir ajuda, agora é sentar com seu marido e procurar realizar essas fantasias que ele tem e, com isso, pôr para fora as suas. Juntamente, os dois não terão medo de enfrentar a sociedade ou as dificuldades que ela nos impõe. Para isso, vocês terão que ter a certeza de que se amam. Aproveitem a vida de vocês em sua plenitude, não tem nada melhor do que ver quem a gente ama feliz."

"**S**em dúvida alguma todo ser humano é capaz de sentir prazer sexual com as pessoas, independentemente do sexo. Tenho certeza que a opção sexual é feita ao longo da infância, portanto devemos ter compreensão com as pessoas que, por algum motivo, não reprimiram completamente a opção homossexual e que, em algum momento ao longo de sua vida, deixaram essa opção surgir com alguma força. É importante destacar que muitos homens admiram e incentivam relações entre duas mulheres, com a participação dele. Então por que não é possível a relação entre dois homens com a mulher participando?"

Se eu fosse você...

"**E**stou passando por um momento muito difícil. Descobri que meu marido usava minhas roupas e maquiagem. No começo, era só uma brincadeira; agora, ele já tem as unhas dos pés pintadas, o corpo todo depilado. As unhas estão crescendo e tenho que fazer sexo anal com vibradores ou até mesmo com o meu dedo todos os dias. O seu maior sonho é ter uma(um) amante travesti, pois só assim ele poderia sentir o prazer total do sexo ao natural. O que posso fazer? Sei que se ele tiver um relacionamento assim poderá mudar nossas vidas. Não quero ser egoísta, mas tenho dois filhos ainda pequenos e dependemos financeiramente dele. Ele está sempre frustrado, depressivo, nervoso, infeliz. Falei para ele procurar ajuda de um psicólogo, mas ele não admite esse tipo de tratamento porque pensa que é coisa de louco."

"**R**ealmente depende do ponto de vista do casal. Meu marido tem vontade e eu também, então decidimos viver novas emoções juntos. Por que não?"

"**A**cho que o homem deva buscar uma definição da sua sexualidade para hétero ou homo. Não pode ficar eternamente bissexual. Precisa se definir."

"**E**u acho que ele deve assumir sua personalidade. Deve ser muito ruim para a mulher dele presenciar esse fato."

"**É** muito fácil dar a sugestão para a leitora de que deverá 'avaliar sua relação afetiva e sexual que tem com ele, sem se deixar contaminar por moralismos e preconceitos', pois tal atitude em nada poderá ajudá-la, uma vez que ela quer o seu marido apenas para ela; não dividir com mulher alguma e muito menos com homem algum. O conselho ora dado demonstra a posição de 'estar em cima do muro' e cria a falsa expectativa de que isso é 'normal'. Ela, leitora, deveria procurar o conselho de Deus, que, certamente, lhe instruiria com sabedoria sobre a situação e, tenho certeza, poderia dizer que o marido dela não a ama e que a prática do sexo 'ilícito' já é real, pois o que ele tem falado, ele já fez."

"Seria bom que todos entendessem que o tesão não tem limites. Às vezes, entramos em um outro campo, o da traição. Pois trabalhar o tesão com pessoas do mesmo sexo, para mim, é super normal; o problema é trabalhar a traição num relacionamento matrimonial. Aí, caímos no 'cada um por si'. Acho que podemos viver sem hipocrisia, sou bissexual e tenho o maior tesão do mundo pela minha esposa, o que me permite que eu olhe e paquere outros homens, mas não passe para a relação propriamente dita, pois aí vira traição. Adoro boates gays e vou com minha esposa. Não vou a saunas, porque acho esses ambientes para solteiros hétero e homossexuais. Mas sou casado e acho que minha esposa me entende! Graças a Deus."

"Sinceramente, eu me sentiria traída em uma situação como essa. Nem é por preconceito ou moralismo, mas você ficar 20 anos com alguém e sem mais nem menos ele virar e dizer que agora está interessado em homens... Ahhh... Eu particularmente diria que ele fosse buscar a felicidade dele onde achasse que deveria, mas que eu, de minha parte, não aceitaria esse comportamento porque, ao casar, eu havia feito uma escolha, baseada no que queria para minha vida. Modificando-se a formação dessa escolha, automaticamente tenho o direito de não querer permanecer com ela."

"Eu sei que existem muitas pessoas idiotas, mais daí para vir uma dessas e fazer apologia ao homossexualismo e achar ainda

Se eu fosse você...

que quem não tem desejos pelo mesmo sexo está 'contaminado por preconceitos e moralismos', faça-me o favor de rasgar o diploma de jornalista (se é que possui um), e vá procurar uma igreja ou algo assim, e aprenda que homens existem para se relacionarem com mulheres e vice-versa. Qualquer coisa além disso não passa de relações bizarras. Se seguirmos o seu caminho, logo estaremos aprovando pedofilia, zoofilia."

"Creio que o melhor a fazer é conversar e nunca acabar o relacionamento, pois muitas vezes é uma fase passageira. E, quanto mais importância se dá, pior fica."

"É um absurdo ter que conviver com esse lado obscuro masculino. Quando sabemos que Deus criou o homem e a mulher, um para acompanhar o outro e serem um só corpo que é o que acontece quando há o ato sexual, o corpo dos dois se tornam uma só carne; sendo assim, homem com homem fica repugnante aos olhos de Deus."

"Todos devemos ter o direito de sentir e ter o que for para o seu agrado, mas eu próprio me desdenho. Certa vez, tivemos uma experiência, eu e minha esposa, quando ela e eu nos relacionamos com uma moça, minha amiga que estava muito a fim da minha esposa e eu acabei participando da festinha e, depois disso, senti vergonha e um pouco de ciúme. Será que realmente aceitamos esses atos contrários às realidades do dia a dia?"

"Achei muito interessante o assunto e confesso que tenho também essa vontade de transar com outro homem, preferencialmente com um travesti, pois não tenho atração pelo corpo masculino. Sinto uma forte atração pelo pênis, para chupar e sentar em cima de um bem durinho e bem lubrificado, não deixando de frisar que sinto atração por mulheres. Portanto, um travesti me fascina muito (corpo feminino, porém com um pênis entre as pernas). Essa vontade inclui a presença da minha mulher. Imagino-me sendo penetrado e ela ajudando na penetração. Outro detalhe, eu uso calcinha direto e minha esposa sabe. Há mais de quatro anos que deixei de usar cuecas.**"**

"Tenho 46 anos, sou casado há 25 anos, três filhos. Desde o casamento, moro em Porto Alegre. Vivo uma situação que, pela semelhança, parece ser a leitora minha esposa. A abordagem do tema retrata que a orientação heterossexual no homem já não é maioria. Talvez a orientação bissexual também tenha uma parcela significativa entre as mulheres. Mas acho que o marido da leitora está simplificando a descoberta de sua bissexualidade, para não admitir para si que tal preferência sempre existiu. Vejam meu caso. Minha primeira experiência ocorreu ainda criança: um amigo adolescente me colocava no colo para ler livros de histórias. Dá para entender, né? As primeiras vezes foram um misto de estranheza e um certo desconforto, com o membro dele tocando em minha bunda. Mas, com a repetição, tornaram-se momentos agradáveis, a ponto de não saber do que mais gostava, da história ou da 'coxeada'. Ainda lembro que chegava a arrebitar a bunda ao sentar, para facilitar o 'encaixe'. Quando pré-adolescente (10 anos), tive um companheiro regular para a prática de muitos arretos, onde sempre fui passivo nas relações. Aos 15 anos, outro amigo teve a importância de deflorar, pela primeira vez, meu ânus. Depois dessa experiência, parece que foi ligado um 'bit' no cérebro: assumi um comportamento heterossexual. De certo modo, 'esqueci' tudo. Esse comportamento manteve-se até dez anos atrás, quando eu e minha esposa passamos a nos 'liberar' sexualmente. Foi um período erotizante, onde cada um de nós, separados, teve a oportunidade de viver

Se eu fosse você...

uma experiência extraconjugal. Ela envolveu-se com um amigo nosso. Mas o envolvimento só ocorreu porque eu a incentivei. E nesse período de convencimento dela, passei a relembrar da minha infância e adolescência. Nesse momento, aquele 'bit' foi 'desligado' e eu passei a me sentir erotizado com as lembranças, principalmente as últimas. Minha esposa sabe que sou bissexual, mas não sabe que desejo voltar a me relacionar com homens. Mas, independente de voltar a transar, estou consciente de minha bissexualidade. E me sinto relativamente bem. Lido com o desejo de não poder transar com homens da mesma forma que o objeto de desejo fosse uma mulher, pois há várias amigas de minha esposa que eu adoraria levar para cama. Tento demonstrar que ser bissexual não é um bicho de sete cabeças. É apenas uma faceta de um homem comum."

"Como mulher, também já tive meus desejos homossexuais, não numa relação exclusivamente a dois, mas numa fantasia a três, envolvendo um homem com duas mulheres. A fantasia é ótima para liberar a libido e aumentar o tesão, mas daí a pôr a termo é uma outra questão. Por outro lado, não consigo achar graça numa relação exclusivamente homossexual. Não aceitaria continuar casada com um marido que fizesse esse tipo de opção, na prática."

"Esse artigo me interessou porque tenho quase certeza que meu ex é bissexual. Quando ele terminou nossa relação, me disse que precisava fazer uma série de escolhas na vida dele e, para ele, escolha implicava em perda. Mas não foi apenas isso que fez com que eu chegasse a essa conclusão. Já peguei um bilhete suspeito de um 'amigo' dele, de quem ele vivia falando. Apesar disso, não deixei de amá-lo e caso ele quisesse voltar, eu aceitaria, mesmo sabendo que ele jamais abriria o jogo comigo."

"Achei interessante o assunto. E, ultimamente, tem me chamado atenção esse aspecto homossexual do homem. Entrando em salas de chat, observo a procura de homem por outro homem. Normalmente, eu entro para ver o que eles sentem, perguntando sobre os motivos pelos quais eles procuram os homens. São muitos os motivos, mas não sei se eles se relacionam tão afetivamente. Acredito que é mais pelo tesão, pelo prazer de desafiar e romper barreiras."

"Todos nós temos o feminino e o masculino, mas acredito que o que traz o conflito é a falta de se conhecer. Ter desejos é natural; fazê-los acontecer gera uma responsabilidade com os nossos conceitos. Devemos estar expostos ao nosso parceiro, liberar a nossa sexualidade sem preconceito e buscando o prazer, pois o prazer é tão mental que, experimentado com o mesmo sexo ou não, é puro êxtase."

Quanto tempo dura uma paixão?

Êxtase, euforia, apreensão, dias inquietos, noites insones... É raro encontrar alguém que não saiba o que é uma paixão. O envolvimento é tão forte e invasivo que pode levar a pessoa a ignorar suas obrigações cotidianas, além de induzi-la a fazer sacrifícios e a tomar decisões radicais. Por essa razão, e por ter no ardor sexual um forte componente, ela sempre foi considerada perigosa do ponto de vista da ordem e do dever social.

Na maior parte das culturas nunca se aceitou que o casamento fosse consequência de um amor apaixonado, embora o amor fatal seja o mais antigo dos temas nos versos e lendas. O francês Denis de Rougemont, grande estudioso do amor no Ocidente, afirma que raramente os poetas cantam o amor feliz, harmonioso e tranquilo. E que o romance passa a existir unicamente onde o amor é fatal, proscrito, condenado... e não como a satisfação do amor. As provas, os obstáculos, as proibições, são as condições da paixão. Afinal, paixão significa sofrimento. Por que, então, as pessoas a valorizam?

O desejo e o sofrimento fazem com que todos se sintam vivos, proporcionando um frisson, e muitas surpresas. Necessita-se do outro, não como ele é no real, mas como instrumento que torna possível viver uma paixão ardente. Somos envolvidos por um sentimento tão intenso que por ele ansiamos, apesar de nos fazer sofrer. Os apaixonados não precisam da presença do outro, mas da sua ausência. Contudo, a maioria reconhece que a paixão acaba logo. Se é assim, por que nos apaixonamos e quanto tempo, afinal, dura uma paixão?

Regina Navarro Lins

Vários estudos já mostraram que esse violento distúrbio emocional é desencadeado por algo físico que acontece no cérebro. Talvez aí se explique por que as pessoas apaixonadas são capazes de ficar acordadas a noite inteira, conversando ou fazendo sexo. Mas existem alguns pré-requisitos: certo distanciamento e mistério são essenciais para a paixão; em geral, as pessoas não se apaixonam por alguém que conhecem bem.

Segundo uma pesquisa sobre a natureza do amor e da paixão, feita recentemente nos Estados Unidos, em que foram entrevistadas cinco mil pessoas em 37 culturas, há uma série de evidências de que essa exaltação seja criada por um coquetel de substâncias químicas cerebrais e deflagrada pelo condicionamento cultural. Os pesquisadores observaram que esse tipo de emoção não dura mais que dois anos e meio, quando a pessoa começa a voltar a um estado mental relaxado. Em meados da década de 1960, a psicóloga americana Doroty Tennov já havia chegado à conclusão de que a duração média de uma paixão é de 18 meses a três anos. Suspeita-se que seu término também se deva à fisiologia cerebral; o cérebro não suportaria manter eternamente essa excitação.

Mesmo durando pouco, a paixão sempre foi sentida como uma doença da alma que, além de limitar a liberdade individual, pode levar ao assassinato ou ao suicídio. Mas a paixão está em vias de extinção. As mentalidades estão mudando e a situação hoje é outra.

A filósofa francesa Elizabeth Badinter acredita que agora homens e mulheres sonham com outra coisa diferente dos dilaceramentos. Se as promessas de sofrimento devem vencer os prazeres, preferimos nos desligar. Além disso, a permissividade tirou da paixão seu motor mais poderoso: a proibição. "Ao admitir que o coração não está mais fora da lei, mas acima dela, pregou-se uma peça no desejo", diz ela. Então, mesmo que ainda quiséssemos, não poderíamos mais. As condições da paixão não estão mais reunidas, tanto do ponto de vista social quanto psicológico.

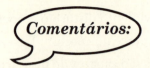

Comentários:

"A paixão dura enquanto achamos que somos idênticos ao nosso parceiro. Tudo o que ele diz é exatamente o que esperávamos ouvir de um homem. É tudo como um sonho. Até que sutilmente começamos a perceber algumas diferenças. Como ser fanático por algum esporte ou por algum tipo de música ou não se lembrar do seu aniversário etc. No começo é uma desilusão, mas, para quem sabe lidar com essas diferenças, a paixão pode dar lugar a um convívio agradável, feliz e muitíssimo gostoso."

"Paixão é um descontrole tão gostoso e saudável que dá saudade quando termina. E não há como retornar."

"Gostei muito do artigo e me identifiquei com as sensações da paixão. Tive uma avassaladora que me tirou a vontade de viver. Durou cinco anos e agora, graças a Deus, estou recuperada, mas tenho muito de medo de me envolver com as pessoas e sofrer novamente."

"A paixão é como a febre. Há tempos febris; há outros mornos."

"Eu sou apaixonada pela mesma pessoa há oito anos. Sinto o mesmo friozinho na barriga quando ela está por chegar, sinto a mesma sensação de prazer do início, o beijo é tão gostoso quanto o primeiro. As brincadeiras continuam engraçadas e o ciúme permanece. Como se explica o prazo de 18 meses?"

"Sou casada há vinte anos e o meu marido ainda é demasiadamente apaixonado por mim. A paixão pode ser eterna, e vivo essa experiência, sem dúvida alguma!"

"As condições para a paixão persistirão enquanto o ser humano existir. A paixão é irresistível e involuntária, tal qual o são a vida e a morte."

"Gostei bastante do artigo. Ele retrata mais ou menos duas situações que vi. Fui noivo com apenas quatro meses de namoro, todos da minha família eram contra. Passei dois anos e meio de namoro e noivado. Após a aceitação dela, e quando passei a conhecê-la bem, não conseguia mais nem olhar para ela depois de transarmos. Com o tempo, me cansei e acabei o noivado. Agora estou namorando com uma mulher que nunca vi na vida e vive a mais de 3000 km daqui. A conheci pela net, sentimos muito tesão um pelo outro, a ponto de no telefone trocarmos palavras muito excitantes. Estamos marcando para nos encontrar e imagino que vai ser um momento muito prazeroso, mas realmente acho que a atração está nesse descobrimento, bem como acho que o que sustenta essa paixão é esse 'surrealismo' ilógico que nos tira da realidade e nos faz esquecer o cotidiano, nos fazendo sentir únicos. É como se essa loucura fosse uma escapatória da própria vida normal, passamos a esquecer dos problemas e vivemos só para o prazer. Acho até que estou ficando louco com isso. Sei que é paixão e sei que ela vai passar, mas, como diz Vinicius de Moraes, 'que seja eterno enquanto dure'."

"Eu concordo com a pesquisa porque já passei por isso várias vezes e durou no máximo dois anos."

"Acontece o mesmo comigo! Fantasio o meu primeiro namoradinho de infância até hoje. Às vezes até sofro, e sou noiva."

"Dura até aparecer uma outra paixão..."

Se eu fosse você...

"**B**om, uma paixão dura quanto tempo os dois se queiram, não depende que alguém diga que durará de maio até junho, não. Depende se os namorados se gostam e compartam junto a vida, se confiam os dois um ao outro."

"**A**cho que estar apaixonado revigora as células e faz a coligação do estar vivo e continuar apaixonado por si próprio. É possível que nos apaixonemos por nós mesmos ou pelo que o outro despertou tão forte em nós. E o melhor da paixão é continuar analfabeta para poder existir."

"**D**iscordo de alguns itens ditos. "Não nos apaixonamos por quem conhecemos." Eu, quando me apaixonei, foi por garotas que conheci muito e detalhadamente. Conhecia seus desejos e aspectos negativos (para mim), como valores amorais ou mesmo imorais. Minha última paixão, ainda atual, nada platônica, o que justificaria demorar tanto (nove anos), tem um monte de defeitos e, entre eles, não gostar mais de mim. Convivo com isso, sofro, sinto saudades, mas não passa. Convivo com outras mulheres, mas ela não passa. Fico sem ar quando percebo que falam dela e evitam falar perto de mim. Não sou *démodé* mas, se para alguns, a paixão prejudica, para mim ela é a esperança de sentir tudo aquilo que senti nos braços dela."

"**D**istanciamento e mistério... é verdade! Concordo que a paixão dura pouco, mas me sinto ainda apaixonada por um homem, o qual foi o meu primeiro amor na infância, foi o meu primeiro beijo. Nunca transamos e hoje nem nos falamos, mas quando a gente se cruza, os olhares se encontram e aquele frio no estômago vem, parece coisa de criança e, sinceramente, acho que é. Somos vizinhos, mas há uma distância entre nós. Parece um bloqueio e há o mistério, pois eu queria tanto falar com ele, saber da sua vida, e ele me olha de um jeito tão curioso. Já faz 13 anos do meu primeiro beijo e não estou carente no momento, pois tenho namorado e gosto dele, mas quando vejo esse homem, algo acontece! Serão os restos da paixão?"

"Foi o psicanalista Jurandir Freire Costa que apontou que, para o amor existir — e no caso, também pode incluir-se a paixão —, se requer três condições na sociedade: uma identidade individual densa, um 'eu' complexo das pessoas, considerado único, exclusivo e muito valorizado, ou seja, uma sociedade de 'indivíduos'; o reconhecimento da igualdade entre os amantes, ainda que só na intimidade, e até mesmo um certo endeusamento da mulher amada, quer dizer, uma certa inversão dos papeis públicos entre os dominadores e dominadas; e uma boa dificuldade para a realização cotidiana de uma vida sexual considerada satisfatória entre as pessoas. Na medida em que algumas barreiras até então existentes para a vida sexual caíram, ou se alteraram razoavelmente, as condições de possibilidade para a existência do amor romântico tradicional começam a erodir-se. Talvez surjam agora condições para o desenvolvimento, numa escala razoável, de um bom número de pessoas que passem a valorizar mais uma espécie de amizade erotizada sincera, que reconheça o tesão e o ciúme como partes integrantes do jogo conflituoso e instigante que pode ser a relação entre pessoas maduras e que tentam estar de bem com a vida, com lucidez e diversão."

"Quer coisa melhor do que estar apaixonada(o)? Não importa quanto dure, o que a ciência explica... É simplesmente uma delícia. O resto a gente vê."

"Estamos discutindo algo que nunca vamos realmente ter certeza do que se trata. Uma paixão pode durar um dia, um ano ou

Se eu fosse você...

toda uma vida. A paixão foge à nossa própria vontade. A paixão move montanhas e acaba por dilacerar todo um sistema que até então supostamente estava funcionando em perfeitas condições. Simplesmente perdemos o controle de nossas palavras, gestos e pensamentos. É uma fantasia que se torna realidade e quando nos damos conta, já estamos amando e sendo amados, independente de tudo que gira ao redor. É demais!"

"**S**aí de um casamento onde pensei ser amada e, quando vi era apenas paixão, que acabou friamente, durou sete anos. Hoje, não sei o que é amor e paixão, mas conheci alguém que está me fazendo muito feliz. Somos realmente apaixonados e estou muito bem comigo mesma; não me importa o que aconteça amanhã, penso no hoje, loucuras e muito prazer. O importante é que ele me faz mulher."

"**P**aixão é se deixar levar pelos instintos, sem se importar com pudores. Paixão é ficar horas namorando, beijando, carícias ousadas, estando completamente vestida. A paixão tem que ser feito furacão. Uma simples ventania frustra. Já tive duas paixões, distintas, mas igualmente intensas. Paixão tem que desafiar nossa razão, tirar do prumo o inabalável. Sem a instabilidade da paixão, não há como galgar o degrau que leva ao amor. Paixão é o frio na barriga, é o tremor das pernas, o beijo despudorado, o olhar que diz mais que palavras. Duas pessoas apaixonadas tocam-se mais, beijam-se mais e olham-se muito mais. O sexo, de fato, nem sempre é o que prevalece."

"**I**nteressante seu texto! Às vezes, penso na paixão como algo necessário para nos 'desligar' da pressão do dia a dia, pois assim entramos em um estado mais eufórico de amor diante da própria vida. Pois, se formos analisar friamente, é atualmente muito competitiva e estressante! Então a paixão seria uma droga inebriante, mas podemos acabar 'dependentes'."

"**A**cho que a paixão é tudo isso que foi colocado. Só não concordo muito com o tempo de duração. Acho que, nos dias de hoje, esse tempo é bem menor. Pelo menos, essa é a minha experiência."

"**C**oncordo com o artigo em vários aspectos, pois esse 'estado', digamos peculiar, nos leva a sentir na presença do objeto de nossa paixão além da excitação, algo parecido com tensão emocional e ansiedade. É como se, naqueles momentos de entrega intensa, só existíssemos nós dois no mundo."

"**É** uma pena a paixão estar em vias de extinção, pois é uma coisa tão gostosa de sentir, uma coisa que não sai do seu pensamento, onde seus pensamentos não são seus e, sim, daquele por quem se está apaixonada."

"**O**lá! Muito interessante a matéria sobre paixão. Concordo em parte com o que foi dito, talvez você tenha se esquecido de focar que podemos nos apaixonar mais de uma vez pela mesma pessoa. Segundo a matéria, a paixão seria desejo, excitação e descoberta, e a partir do momento em que se conhece a pessoa acaba-se tudo. Tenho 21 anos e, pela primeira vez, me apaixonei de novo pela mesma pessoa. Quando achei que tinha enjoado e que a conhecia, fui surpreendido com algumas atitudes dela. Sou uma pessoa que pensa da seguinte forma: 'Quando se está apaixonado, você tem mais força, vontade, garra, enfim, tudo é mais intenso.' Por isso, quero sempre me apaixonar. Por que, quando nos apaixonamos, sempre achamos que é a pessoa da nossa vida?"

Se eu fosse você...

"**O**i, adorei este artigo, pois me identifiquei muito com ele. Há dois anos estou em um relacionamento conturbado e cheio de idas e voltas. Quando volto para ele, minha família arma o maior barraco e, aí, tenho que ficar um bom tempo me encontrando às escondidas até a minha família se acostumar de novo com a ideia, mas aí é que tá a confusão. Depois de enfrentar a maior barra com a minha família, eu penso que vai ficar tudo bem, mas não é isso que acontece. As três vezes que voltamos a namorar de novo, não dá seis meses e começam as brigas, a desconfiança e as ofensas; daí eu penso que não dá mais e terminamos, pois sofro demais. Parece que tudo se apaga quando ele me pede para voltar. Como consigo esquecer tão rápido das coisas ruins que ele me fez, como sabendo que vou sofrer, ainda volto pra ele? Sinceramente, acho que sou louca ou será que é apenas uma paixão? Você se casaria com uma pessoa por quem está apaixonada?"

"**G**ostei do seu comentário, mas não o achei totalmente verdadeiro, pois há alguns meses sou vítima de uma violentíssima paixão, que tem tirado toda minha paz e racionalidade. E o pior de tudo, nem o conheço pessoalmente."

"**S**erá mesmo que a paixão tem como forte componente o proibido? Não concordo com essa ideia de que quanto mais proibido, melhor. Pelo menos, comigo não funciona. Quando conheci meu namorado, há cinco anos, me apaixonei por ele, sem que tivéssemos qualquer impedimento para continuarmos nos relacionando. Hoje, ainda sou apaixonada por ele, mas sem aquele êxtase de antes. Mas ainda acho que é paixão. Ou é só amor? Eu não posso estar apaixonada e amar meu namorado? Que confusão, hein! Acho que essa paixão perturbadora acaba quando passamos a ver que o nosso par é somente uma pessoa, não um deus que virava nossa cabeça enlouquecedoramente. Ele deixa de ser deus para se tornar um humano comum. Não tão comum assim que me faça desgostar dele, quando descubro que ele não é esse deus todo. Ainda bem que a paixão está mudando."

"**L**endo o texto, surgiu a dúvida: e o amor? Como distingui-lo da paixão? Hoje em dia, com o sentimento de urgência que assola todas as pessoas, dois anos e meio passa a ser tempo suficientemente grande para fazer com que pessoas tomem a decisão de casar, acreditando sentir amor — e não paixão — pelo companheiro. Como diferenciar o amor da paixão?"

"**A**té concordo que a paixão seja assim avassaladora e rápida, mas em dizer que é o sofrimento o motor ou tempero, é como se para se apaixonar tivéssemos que só almejar uma ideia, uma imaginação nossa e a pessoa só um objeto ao qual projetamos a nossa maneira de sentir. Se estamos vivos, sentir paixão é sinônimo de vida, então direi que estou mais para um Drácula."

Sexo no casamento

É muito maior do que se imagina o número de mulheres que fazem sexo com seus maridos sem nenhuma vontade, por obrigação. Sempre foi assim. O casamento visava apenas à união econômica e política das famílias, nunca tendo sido considerado lugar de amor. Acreditava-se que era algo muito sério para se misturar a emoções tão fugazes. Por isso, marido e mulher eram proibidos de se lançarem um ao outro com ardor. No século XII, havia o consenso de que entre o casal poderia haver estima, mas nunca amor, porque o amor sensual, o desejo, o impulso do corpo seria a perturbação, a desordem. Contudo, as mulheres não podiam se esquivar do dever conjugal e deveriam, portanto, se dobrar às exigências do marido. Exatamente como, 800 anos depois, muitas continuam fazendo.

Na primeira metade do século XX, casar significava formar um lar e se situar socialmente dentro da coletividade. Ainda em 1930, na hora de decidir um casamento, a profissão, a situação econômica e as qualidades morais eram mais importantes do que os interesses afetivos. As pessoas se casavam para ter o apoio de uma família, aumentar o patrimônio e deixar a herança para os filhos. Como os valores familiares eram centrais nessa época, os indivíduos eram julgados em função do êxito de sua família e do papel que desempenhavam nesse êxito. Até a década de 1940, a importância da atração sexual entre o casal se colocava depois de vários outros aspectos como a fidelidade, as qualidades de caráter, e principalmente da divisão das tarefas e preocupações. As mudanças começaram a ocorrer mais claramente em meados do século. A valorização do amor conjugal sob todos os pontos de vista, sobretudo o sexual, começa a se manifestar.

Portanto, a ausência de desejo no casamento só passou a ser problema — o maior enfrentado pelos casais — quando, recentemente, o amor e o prazer sexual se tornaram primordiais na vida a dois e se criaram expectativas em relação a isso. Jornais, revistas e programas de tevê fazem matérias, tentando encontrar uma saída para a falta de atração sexual no casamento. Como resolver a situação de casais que, após alguns anos de vida em comum, constatam decepcionados terem se tornado irmãos? Alguns entrevistados dizem que é necessário quebrar a rotina e ser criativo. Outros dão sugestões concretas: ir a um motel, viajar no fim de semana, visitar um sexshop.

Entretanto, quem se angustia com essa questão sabe que as sugestões apresentadas de nada adiantam. Desejo sexual não se força — existe ou não. A excessiva familiaridade desenvolvida no casamento faz com que o sexo seja, na maioria das vezes, sem emoção e com pouco desejo. Ficamos surpresos quando tomamos conhecimento de que aquele casal amigo, com tantas manifestações de carinho entre si, tem uma vida sexual limitada. E não é rara a escassez de sexo progredir até a ausência total. Mas isso não tem nada a ver com amor. Em muitos casos as pessoas se amam profundamente, não conseguem imaginar viver sem o outro, apenas não sentem mais vontade de fazer sexo com o parceiro. Na medida em que vai aumentando o carinho, a solidariedade, o companheirismo, o desejo sexual vai diminuindo e o amor assexuado toma conta da relação.

O mais comum é que o desejo da mulher deixe de existir primeiro. Dor de cabeça, cansaço, preocupação com trabalho ou família são as desculpas mais usadas. As mulheres tentam tudo para postergar a obrigação que se impõem para manter o casamento. Quando o marido se mostra impaciente, não tem jeito: a mulher se submete ao sacrifício. Há algumas décadas, o filósofo Bertrand Russell afirmou que "o casa-

Se eu fosse você...

mento é para as mulheres a forma mais comum de se manterem, e a quantidade de relações sexuais indesejadas que elas têm que suportar é provavelmente maior no casamento do que na prostituição".

Mas como hoje muitas mulheres que podem se sustentar sozinhas também se submetem a essa situação, constatamos que a dependência emocional acaba sendo tão limitadora quanto a financeira. Ambas podem conduzir a uma vida sexual pobre, mas se imaginar sozinha, desprotegida, sem um homem ao lado, é considerado insuportável. O homem, como foi educado a fazer sexo de qualquer jeito, a não recusar nenhuma mulher, e também por se excitar muito mais rápido do que a parceira, não tem dificuldade, mesmo se houver pouco desejo.

Não é necessário dizer que existem exceções, e que em alguns casais o desejo sexual continua existindo após vários anos de convívio. Mas não podemos tomar a minoria como padrão. O que fazer? Depende do que você deseja para sua vida. Pode ser que a escolha seja o próprio título de um dos livros de Wilhelm Reich: *Casamento indissolúvel ou relação sexual duradoura?*. Para quem não quer viver sozinho, talvez o primeiro passo seja desidealizar o par amoroso e, em vez de se sentir fracassado, começar a aceitar o que sempre se soube: casamento tem mais a ver com amizade do que com sexo.

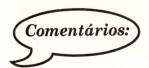

"Olha, pelo que vemos hoje em dia, a dependência econômica se reverteu. Hoje, a mulher é a chefe da família, e os homens, desempregados e folgados, ficam em casa. Dificilmente a mulher é dependente do homem, ela sempre se vira e cria a renda da família, mas ainda assim tenta salvar um casamento sem sexo. Eu ganho mais que meu marido, e ele não transa de jeito nenhum, mesmo assim estou com ele e nunca o traí. Eu não dependo dele financeiramente!!!"

"Não se pode negar que houve, até alguns anos atrás, dependência econômica e social na vida a dois, mas hoje em dia raros são os casos em que um casal vai para o sexo sem desejo. Isso é coisa do passado; houve, mas não há mais. O maior problema continua ainda na dependência econômica, caso a mulher não tenha uma profissão, e dependendo da idade dela."

"Não faço sexo há mais de um ano e meio e não quero fazer com meu marido. Nem aguento a ideia de transar com ele, nunca foi bom, nem o beijo nem nada. E eu me culpava, me torturava, e ele ainda por cima fazia tudo parecer minha responsabilidade. Chega! Quero fazer sexo, então quero trair meu marido. É uma necessidade urgente!!!"

"Meu marido não faz sexo, será que ele é gay??? Em dez anos de casados fizemos raras vezes e sem entusiasmo. E o pior é que ele também não conversa sobre relacionamento de jeito nenhum, é super reprimido. Falamos sobre o tempo, o que precisa do supermercado, e só, que profundo!!! Ele foge de conversas serias, é travado. Preciso urgente de um amante!!! Socorro!!!!"

"É muito triste casamento sem sexo. Mesmo eu querendo, ele não quer e não faz; sempre foi assim. No início do casamento já era muito pouco, e logo acabou de vez. E eu não tenho coragem de me separar nem de traí-lo, e acabo sofrendo muito, pois o desejo vem e tem que ir embora sozinho..."

"Estou passando por essa situação. Só que no meu caso é meu marido que não me procura e não quer fazer sexo. Já conversamos várias vezes e ele sempre diz a mesma coisa. Que está cansado, cheio de dívidas e problemas; porém, já o peguei se masturbando no banheiro várias vezes. Ele garante que não tem outra mulher. Várias vezes eu pensei que o problema estava em mim, por ter engordado um pouco, mas sei que não é, pois desperto interesse em outros homens. Não sei mais o que fazer. Amo meu marido e não quero traí-lo, mas não aguento mais essa situação. Só não o traí ainda porque tenho temor a DEUS e tenho muito medo de ser castigada, mas não sei quanto tempo vou aguentar. Para você ter uma ideia, há dez meses não fazemos sexo. Estamos casados há seis anos. O que devo fazer?"

"**I**nfelizmente o que está escrito nesse texto é verdade, mas, mais verdade ainda é que um dia, provavelmente, um dos parceiros irá se sentir incomodado e irá procurar sexo fora do relacionamento, porque por mais que o relacionamento seja bom (e na maioria dos casos é), chega a um ponto que a pessoa tem necessidade de se sentir desejada. Isso aconteceu comigo, e olha que nem casada eu sou. Namorei durante seis anos, e o sexo começou a ficar sem graça... Acabei traindo meu namorado, e como não dei conta, terminei o relacionamento, mesmo o amando muito. Mas não dá, chega uma hora que você quer ser desejada e a rotina, os problemas, as contas, a longo prazo, acabam com qualquer tesão..."

"**C**oncordo plenamente. Isso é válido também para relacionamento homossexual. Sou lésbica, vivo com minha parceira há 15 anos, nos conhecemos há quase 20 anos, e nos tornamos irmãs. Eu a amo muito, e ela mais que eu, pois são anos de vida em comum, alegrias, sofrimentos, enfim, não conseguimos viver uma sem a outra. Mas sexualmente, acabou. Só que entre mulheres existe um carinho maior, fraternal, que 'supre' isso. Atualmente, estou vivendo uma paixão fora desse relacionamento, o que é maravilhoso, mas estou me sentido mal com isso, pois me considero uma traidora. Sei que ela é fiel. Enfim, gostaria que você escrevesse sobre sexo entre pessoas do mesmo sexo."

"**O** que nós, mulheres, podemos fazer para melhorar o casamento? Tenho 12 anos de casada e ainda sinto muito desejo pelo meu marido, a maioria das vezes eu que o procuro para fazer sexo."

"**A**dorei o artigo, pois é exatamente isso que estou passando... Mas percebi que não houve um conselho, uma dica efetiva para auxiliar numa solução para manter um casamento com a pessoa que amamos, porém o sexo não é tão essencial pra mim... O que fazer??? Não tem solução: ou se separa, cada um vai pro seu lado, ou se vive assim. Triste, como essa situação é difícil..."

"**E**u acho que o sexo no casamento muda com os passar dos anos e com a convivência do dia a dia. Os casais deveriam ter mais cumplicidade entre eles. Nos dias atuais, como deveria ser o sexo entre casais de uma longa vida juntos?"

"**P**ela manhã, ao ligar o rádio e ouvir a Transamérica, me deparei com algo inusitado: um assunto sobre sexo no casamento, do qual, com o desenrolar do programa, fui me identificando muito. Sou casado há dois anos e cinco meses, e começo a perceber que o meu casamento, com relação a vida sexual, é uma lástima. Tenho desejo de fazer sexo todos os dias, porém a minha esposa sempre vem com: estou cansada, estou com dor de cabeça, não estou a fim etc... Ocorre que diante de tanta obstrução ou má vontade mesmo, estou passando a deixar de ter vontade de fazer sexo com a minha esposa, e passo a vê-la como uma mera amiga e nada mais. Pois, sexualmente falando, a vida de casado (a minha vida) é algo que eu nunca imaginei. Sempre pensava que após o casamento a vida sexual de um casal aumentava e muito, porém o que percebo é que a minha vida sexual antes do casamento era muito mais intensa do que após o casamento, mesmo tendo uma parceira fixa. Diante dos acontecimentos, concordo em número e grau que realmente após o casamento não devemos nos prender a uma só parceira; claro, preservando o código existente com a sua parceira no casamento."

"Estou casada há cinco meses e não tenho atração nenhuma pelo meu marido, faço por obrigação. Mas o imagino sendo meu companheiro para o resto da vida. Às vezes, me pergunto até que ponto o sexo no casamento é importante..."

"É real a página — tudo verdade. Vivo com meu marido como irmãos — grandes companheiros — admiramo-nos muito, não queremos ficar separados. Não sinto vontade de fazer amor com ele, mas sinto muita vontade, muito desejo por outros homens. Difícil, né?"

"Fico apavorada de pensar nessa última frase do artigo. Gostaria de estar casada e para sempre fazer sexo. Porém, é bem verdade, após alguns anos a relação esfria. A gente tenta, mas o dia a dia é tão desgastante que cansamos só de imaginar em fazer algo. Mas tenho certeza que funcionaria se o casal estivesse preocupado em solucionar. No meu caso, passei por uma crise profunda, pois queria sexo sempre, e meu marido deu uma esfriada total. Aos poucos tem voltado, mas muito menos do que eu gostaria. Não gostaria de estar casada por obrigações e tenho medo que acabe em separação."

"Namoro há dois anos e o sexo sempre foi ótimo. Até que ele simplesmente parou de transar, dizendo que estava sem desejo por causa de um antidepressivo que estava tomando. Tenho tido imensa paciência, porque temos um relacionamento afetivo ótimo. Mas chego a pensar que, se isso não melhorar, vou ter mesmo é de transar com outro. Também me incomoda ele não saber beijar de língua. Simplesmente ele não sabe o que fazer com a língua! Nada é perfeito!"

"**S**ou casado há 17 anos e conheço minha esposa há 33 anos. No começo do casamento era tudo muito maravilhoso e depois, com o nascimento dos filhos, percebi que houve por parte dela diminuição no interesse sexual, pois a prioridade eram os filhos e afazeres domésticos, embora eu dê minha colaboração nas tarefas de casa. Tenho um relacionamento com uma mulher de 36 anos, casada, que é minha cliente, no qual estamos nos dando muito bem, inclusive me sinto um menino de 30 anos, porque este relacionamento me deu mais entusiasmo, mais vivacidade, me realizando plenamente."

"**E**u acho que, muitas vezes, é necessário que o homem tenha uma relação amorosa fora do casamento para suprir suas necessidades, uma vez que está faltando algo mais no seu lar. Isso decorre também em função da esposa se preocupar demasiadamente com os filhos, deixando de dar atenção ao marido quando este a convida para fazer algo diferente, ou seja, ir ao jantar a sós, dançar, fazer uma viagem só o casal. Estou falando isso porque vivo essa situação, na qual minha esposa sempre recusa fazer alguma coisa diferente, e na maioria das vezes eu que tomo a iniciativa para iniciar uma relação sexual."

"**H**á dois anos não tenho mais vida sexual ativa, pois meu marido retirou a próstata e ficou impotente. Tento fazê-lo entender outras formas de satisfação, tudo em vão. Nem beijo ele me dá mais. Gostaria de uma palavra amiga, pois estou muito carente

Se eu fosse você...

e prestes a traí-lo. Ele trabalha fora do Brasil e fica três meses fora, vindo e permanecendo aqui 15 dias comigo e com meus três filhos."

"Com certeza a rotina pode dar uma esfriada na relação, mas a vida é assim, uma hora a coisa fica meio linear mesmo... O bom é quando se ama, porque aí tudo fica mais lindo, mais fácil de resolver."

"Por que a vida sexual de tantas pessoas é uma droga? Acho que devemos dar mais atenção para isso. Meu casamento está péssimo, é só cobrança, ele não tem tesão, embora eu seja bem mais moça que ele. Ele só gosta de conversar. Não me basta. Há homens que não querem ter vida sexual com as esposas. Eu sinto que estou carente, pois tenho desejo por outros homens, tenho que me cuidar para não demonstrar a eles, não quero ser mal interpretada. Mas não posso mais viver assim. Estou pensando em refazer minha vida sentimental/sexual ao lado de outra pessoa, mas tenho medo de enfrentar a família, os filhos etc. Querida Regina, o que fazer?"

"Estou casada há 33 anos. Casei virgem, boba. Minhas amigas falavam que sexo era uma coisa boa e eu tive uma grande decepção. Foi sem graça. Achei que era aquilo mesmo, fui levando. Ele é dez anos mais velho que eu, e com o tempo não me procurou mais. Ele se masturba no banheiro e disse que o problema é ele, que vai se tratar. Conheci um colega de trabalho, que é um homem de verdade. Estou me sentindo fascinada por ele, atraidíssima, desejando satisfazer todos os desejos dele e meus. Não quero trair meu marido, não quero me separar, mas não é possível viver sem sexo. Penso que meu colega também está atraído, e bastante. Sou magra, me cuido, trabalho, e estou pensando em ter uma vida sexual/emocional de qualidade. Socorro!"

"Estou de pleno acordo. Parece o retrato de vida de muitas mulheres que conheço. Concordo também que se sente ou não atração sexual. Quando ela não é sentida, não adianta apelar para sugestões de viajar, ir a motel, ir a sexshop, que não vai funcionar. É questão de pele, de olhar e sentir-se atraída. E não é questão de beleza, pois tem muito homem bonito que não atrai. É aquele tipo másculo, charmoso, que atrai.**"**

"Concordo com você. Estou casada há três anos e depois que meu filho nasceu, há um ano e dez meses, minha vida sexual decaiu. Não sinto a mínima vontade de transar, tenho endometriose e tomo anticoncepcional direto e ouvi falar que isso também reduz bastante o desejo sexual. Será que é verdade?**"**

"Interessante, autêntico e verdadeiro. Difícil é mudar as crenças. Entretanto, para viver um novo mundo precisamos ter coragem e determinação. O mundo pertence aos ousados, e a vida é agora.**"**

"Oi, Regina, tenho 38 anos e estou no segundo casamento. Quanto à matéria 'Sexo no Casamento', confesso que o triste é essa dificuldade que os casais têm quanto à vida sexual. Verifico, por exemplo, que embora o meu tesão por minha parceira não tenha diminuído, após cinco anos do casamento atual, minha esposa não tem a mesma disposição que eu. Acredito, entretanto, que haja diversos aspectos culturais a embasar a visão dos analistas com formação na área ou não. Por exemplo: creio que o homem se excita mais rápido que a mulher justamente por, graças a Deus, conhecermos as propriedades relaxantes do sexo melhor que nossa contraparte feminina, já que tivemos uma educação menos repressora. Nós priorizamos a vida sexual, pois sabemos de sua importância. A mulher acaba por visar mais a profissão, os estudos, os filhos, mesmo quando contam com todo o apoio masculino no campo doméstico, dividindo com ela a preocupação com a atenção e a educação das crianças. Adoro mulheres financeiramente independentes e com atitude no dia a dia, mas é horrível vê-las tão passivas na cama, sem iniciativa, sem criatividade. O diálogo não melhora muito o cenário. Não creio que o problema esteja na monogamia. Acredito, sim, que todas as culpas direta ou subliminarmente internalizadas por vocês, ao longo da vida, juntamente com a essencial e legítima necessidade de realização profissional e socioeconômica, implique em terríveis ansiedades, que remetem a um quadro em que investir em uma vida a dois com qualidade e com a reconquista DIÁRIA do ser amado (?) se torne, aos olhos de vocês, um desperdício de tempo, diante de tantas coisas MAIS IMPORTANTES, MAIS URGENTES; seus objetivos diários, enfim, as obrigações que as mulheres assumem e nas quais, se 'falharem', sofrerão demasiado forte golpe na já instável autoestima feminina. A mulher, na busca pela emancipação, acaba por se cobrar demais, a ponto de não perceber o quanto uma estabilidade emocional/sexual na sua relação conjugal faria bem para renovar-lhe as energias, aumentar o amor próprio, a fé em si mesma, e reduzir-lhe a sempre presente necessidade feminina de provar ao mundo exterior que é capaz, que é eficiente, mesmo a custa de uma vida saudável. Trabalhar? Devemos. Estudar? Cada vez mais. Mas para quê tanto esforço se ele não desaguar em aumento de qualidade de vida? Precisamos reservar espaço e tempo para tudo o que for importante, de maneira ordenada. Amor e sexo, carinho e atenção não são menos importantes que todo o resto. As maravilhosas fêmeas da espécie deveriam aprender algumas coisas conosco. 1º) Homens ficam excitados mais rápido porque estão vendo que tem uma mulher bonita, interessante e gostosa na frente deles. Não é por qualquer mulher que temos uma ereção. Ponto para vocês. 2º) Relaxem. Aproveitem a vida. Se não podem fazer amor hoje por duas horas, façam por vinte minutos. Mas amanhã, arranjem as duas horas. Todo mundo sairá ganhando, vocês verão. 3º) Monogamia não é ruim. Ruim é a falta de vontade de reconquistar o bom parceiro diariamente e preferir ter casinhos lá fora, que não necessitam grandes investimentos; come-se rápido como *fast-food*, mas que também, por outro lado, não tem muito interesse por vocês. Só estarão lá em alguns dos bons momentos e em nenhum dos momentos difíceis da vida. Por último, creiam, amigas, sexo com intimidade é muito bom. Tão bom que dá vontade de fazer todo dia. E transar todo dia só é exagero na cabeça de quem, infelizmente, cresceu reprimido e, na vida adulta, mesmo tendo ao alcance farta literatura para enxergar as origens dessa repressão e, compreendendo-a, começar a desfazer-se dela, preferiu manter-se aprisionada(o) no casulo ideológico e falso moralista que amaldiçoou o sexo, sobretudo o tesão feminino, por perversos interesses socioeconômicos. O grande inimigo sempre foi a sede de poder. Boa sorte para as mulheres, para os homens e para você, Regina. Obrigado pelo espaço."

"É muito difícil abandonar valores arraigados, mas não é impossível. Até porque brigar com a realidade cansa muito, que o diga a internauta de 36 anos, dois filhos, casada e cansada (cansadíssima?) que deu o seu testemunho logo a seguir. Muita gente tende a não aceitar a realidade, mas embarca em historinhas do tipo 'amor eterno', 'alma gêmea' etc., quando a vida nos mostra que os relacionamentos, como os remédios e alimentos, têm prazo de validade. Pode acontecer de o prazo de validade ser maior que a existência de um dos cônjuges; é o famoso 'até que a morte os separe'. Fora essas raras exceções, a maioria que continua casada por conveniência ou por dependência (finan-

Se eu fosse você...

ceira ou psicológica) ou covardia mesmo. Nesse caso, o preço a pagar é altíssimo. Vale à pena?"

"**N**ão sei na verdade como deveria ser; entretanto, essas posições são para mim ainda muito insatisfatórias. Deve haver soluções muito mais interessantes que essas. Precisamos viver de modo mais bonito, simples, agradável e emocionante."

"**E**la descreveu a minha vida conjugal, sexual, sentimental, emocional… E eu só vejo um único caminho: separação. Estou na mesma situação: 36 anos, casada, duas filhas, mas não perdida! A minha escolha, e a única que vejo, é assumir as consequências de uma separação e um recomeço penoso realmente para todos. E claro, não voltar a cometer o mesmo erro duas vezes! Ou se aceita as coisas como elas são ou se separa, arcando com todas as consequências de cada escolha."

"**É** isso que dá confundir amor com sexo. Casamento é igual a submarino, foi feito para afundar. Casamento exige muita vocação para levar aquela vidinha conjugal pra lá de 'mais ou menos'. Como são pouquíssimos aqueles com tal vocação, o resultado é uma relação eivada de hipocrisia e desejos não realizados. Aliás, o que esperar de um relacionamento, supostamente estável, que se alicerça numa ficção que atende pelo nome de monogamia? Vocês já perceberam que a distância entre monogamia e celibato é pequena? Isso significa dizer que o casamento tradicional é quase um sacerdócio. Fora as raras e honrosas exceções, que só confirmam a regra, tem como isso dar certo? Eu não conheço ninguém que eu possa afirmar, com certeza, ser exceção. As muitas pessoas com que já tive oportunidade de conversar sobre esse assunto ou se calam ou abrem seu coração falando da miséria que são as suas vidas sexuais. Chega a ser constrangedor, um verdadeiro desabafo. Mas é a dura realidade. A Regina Navarro é uma dessas pessoas que têm a coragem de botar 'o dedo na ferida'. No fundo, o que ela fala e escreve todas já sabem, nem que seja lá no fundinho da alma, só que as pessoas, de forma geral, preferem se agarrar a valores aprendidos na infância e negar os fatos. Elas preferem brigar com a realidade. Depois reclamam da vida. Abração a todos."

"**A**mor, nós somos diferentes, nos amamos muito e temos profundo desejo, que a cada dia é mais intenso. Vamos chegar velhinhos e ainda com muito tesão."

"**E**stou vivendo esse problema. Minha esposa não tem mais tesão por mim, mas nos damos muito bem fora da cama. E agora?"

"**Q**uando nós éramos namorados, tínhamos mais dificuldade em nos ver em lugar apropriado, mas tudo era um fogo só no sexo. Agora que casamos e temos o tempo só pra nós, a vontade do meu marido diminuiu bastante. O que pensar??? Pois ele me diz que continua me amando igual."

"**T**enho a mesma opinião da Regina. Aliás, tudo que ela escreve eu assino embaixo. Como ela já afirmou em um dos seus livros, a mulher pode ser independente economicamente, mas continua sem ser autônoma. Adorei os livros *A Cama na varanda* e *Na cabeceira da cama*. Agora vou ler *O livro de Ouro do Sexo*, da autora e do Flávio Braga. Ah! Se todas as mulheres pensassem como a Regina Navarro. O mundo seria bem melhor e os homens menos machistas."

"**O** sexo é a consequência do carinho, da atenção, da intimidade. Eu sou casada e não consigo imaginar uma situação em que

Se eu fosse você...

meu marido venha com carinhos, me tratando bem, cheio de intimidades comigo e não despertar o tesão em mim. Sempre lembro de um fato que me contaram, no qual o marido sempre passava perto da mulher dele e passava a mão na bunda dela. Ele dizia que estava esquentando a frigideira... E é isso mesmo, essa troca de carinho a qualquer hora do dia é justamente pra esquentar a relação. Esse carinho, essa intimidade acende qualquer casal."

"Excelente texto! Parabéns, Regina! Acredito que tendamos ao individualismo. Num primeiro momento, isso pode assustar as pessoas, acostumadas que estão a viverem condicionadas pelos paradigmas sociais. Ressalte-se que individualismo não é sinônimo de egoísmo; para mim, significa o desenvolvimento de nossas potencialidades sem medos."

"Interessante seu artigo, mas devo discordar de sua conclusão, pois parece que nela o sexo foi colocado como secundário no casamento, e isso não é verdade. Que muitos casamento caíram na rotina, não tenho dúvida; no entanto, há muitos casais que investem numa vida sexual completa."

"Depois de 25 anos juntos, posso lhe dizer que meu casamento hoje é que está no auge da satisfação sexual. Meu marido está sempre disposto, mas se eu não estou dou um jeito de ler um artigo, pensar no assunto; isso me estimula e quando chega a noite estou pronta, tri a fim!!! Falta pensar mais no parceiro por esse ângulo. Geralmente, só se pensa que ele ou ela é para pagar as contas, cuidar dos filhos... Aí não tem jeito, o desejo vai embora..."

"Gostei do artigo, principalmente por representar a realidade. A fim de tirar dúvidas: gostaria que um dos artigos explicasse com detalhes como ocorre o defloramento, se há dificuldade na penetração ou se isso é possível sem nenhuma dificuldade, penetrando rapidamente na vagina tão logo o parceiro coloque o membro no lugar certo e se ela sente alguma dor durante e depois."

"**I**nfelizmente é isso mesmo que acontece… o interesse, o desejo, acaba, e nós mulheres passamos a sonhar e trair em pensamento quando estamos fazendo amor com nosso marido sempre pensando e desejando o 'outro' porque, claro, nós também temos um outro, mesmo que apenas em pensamento. Assim fica mais fácil gozar com quem está ao nosso lado Viva a liberdade de pensamento!!!"

"**G**ostaria de aprofundar mais esse assunto. Sou homem e eu é quem tenho o desejo sexual diminuído. Justamente porque concordo que casamento tem mais a ver com amizade que com sexo é que me pergunto: a única forma então de ter uma vida sexualmente ativa após se ter perdido o desejo, excluindo-se a hipótese da obrigação matrimonial, é ter relações extraconjugais???"

"**T**enho pensado muito nesse assunto ultimamente. Ouço muitos comentários em programas do gênero e agora, veio a calhar, este artigo! Sou casada há 11 anos. Passamos por fases péssimas e ótimas, como amigos! Acredite se quiser! O desejo sexual entre nós nunca deixou de existir. Desejo meu marido e ele a mim com ardor ainda. Temos nossas diferenças até hoje, mas na cama… é fogo!"

"**C**oncordo com o texto, mas acho que para manter o casamento o sexo é fundamental, pois para ter um 'irmão' não é preciso casar. Eis a diferença entre casamento e amizade."

Se eu fosse você...

"**T**udo que li nesse comentário bate comigo. Gosto do meu marido, não vivo sem ele etc., mas não sinto vontade de fazer sexo. Me sentia um lixo por isso. Mas isso é real para muitos. O que faz me sentir normal..."

"**O**i, Regina. Sou casada há seis anos e minha vida sexual é uma droga, ou melhor, não existe. Meu marido não me procura há mais de sete meses, e já conversamos várias vezes sobre o assunto, pois sou uma pessoa que expõe os problemas. Sendo assim, ele me disse que não tem muito apetite sexual, porém vive em sites pornôs e se masturba com eles, inclusive debaixo do chuveiro, todos os dias. Já perguntei se não o excito e ele disse que sim, mas não me procura. Já perguntei se não tem outra, e ele diz que não, acredito. Porém, há um ano conheci um cara de 23 anos, dez a menos que eu, e saí com ele diversas vezes, pois tenho minhas necessidades, né? Gosto do meu marido e gostaria de saber o que fazer ou a quem recorrer, pois quero manter meu casamento. Numa fúria, saí de casa e passei um mês fora para ver o que acontecia. Saímos, conversamos e voltei. Fizemos sexo duas vezes, e depois voltou tudo como era antes. O que fazer? A família cobra filhos, mas como fazê-los se não tenho sexo com ele? Me ajude."

"**T**enho esse problema de falta de desejo pelo meu marido. Ele diz que não entende e que não gosto dele, mas eu gosto. Só que quando vejo outro homem, que me chame atenção, tenho desejo."

"**G**ostei muito desse comentário. Confesso que já passei por isso em alguns momentos; é horrível, e tenho várias amigas que relatam o mesmo problema. Outro dia, li um comentário de um rapaz a respeito dessa situação. Ele dizia que a falta de prazer no casamento para as mulheres era porque talvez muitos homens usavam suas mulheres como privadas, esquecendo-se de suas vontades."

"**V**ocê deve ter sido bem infeliz no seu relacionamento pra ter um ponto de vista assim. Você deseja um mundo de solitários como você? Quer levar a sua tristeza a todos, para tentar dividir o seu peso? Será que realmente você acredita que um relacionamento duradouro não pode ser com fidelidade entre os amantes?"

"**É** exatamente assim mesmo; no entanto, não acho ruim. O que é mais essencial realmente é o carinho, pois esse é dura-douro. O que eu desejo é ter um companheiro ao lado, na saúde e na doença, um amigo de fé. Sexo é interessante, porém não da forma como a mídia tanto fala. Para que um casamento per-maneça é necessário mais atenção, carinho e amizade, pois o sexo — como tanto se fala — dura o tempo em que a paixão dura. Caso realmente pensássemos assim, trocaríamos de casa-mento a cada dois anos. Acho demais a insistência em falar em ser criativo, ir pra motel etc. etc. Isso faz com que as pessoas jovenzinhas se iludam, se entusiasmem, esperando que é preci-so fazer o impossível no momento em que as coisas acalmam. Tais coisas realmente são contos de fadas. Sexo da maneira como se fala na dita mídia, avassalador, enlouquecedor e criati-vo só vai existir em casos extraconjugais, e isso enquanto não trouxer problema no relacionamento conjugal pois, no mo-mento em que a outra ou o outro pressionar, se vai a paixão num instante, e este quer mais é ficar com seu casamento intac-to. Caso ele realmente tenha se apaixonado pelo amante (ele ou ela), vai viver uma temporada de paixão, mas depois, será exa-tamente como aconteceu antes. Portanto, acho um exagero as pessoas falarem tanto nessa história de reinventar o casamento e de procurar motéis etc. etc., pois a vida a dois tem muitas coisas boas além disso."

Se eu fosse você...

"**E**xcelente texto, concordo com seu ponto de vista. Estou buscando comentário sobre o comportamento da mulher após a Segunda Guerra Mundial, entre os anos 1945-65. Uma reflexão sobre o que se esperava da mulher nessa época. Exemplo: todas as mulheres seguiam à risca os ensinamentos contidos nas revistas femininas? E qual comparação fazemos do comportamento idealizado para mulheres daquele período com o das mulheres de hoje? É um prazer participar desse espaço. Me sentirei honrado com sua resposta sobre o tema mulheres dos anos 1950."

"**M**inha libido zerou desde que tive meu filho, há três anos. Quando grávida, era a rainha; depois passei a ser ama de leite. Tudo era para o príncipe herdeiro. Adquirimos até o hábito muçulmano de andar na rua: ele carregando o filho no colo, eu, com as bolsas e sacolas a dois passos atrás, correndo. Aos poucos, percebi que era apenas a válvula de escape do fim de semana. Durante a semana, nenhum carinho, nem por palavra nem físico. Só reclamações e atribuições. Resultado: broxei. Eu, que sempre adorei sexo, hoje não consigo pensar nem em começar. Fico me escondendo, trabalhando no computador várias horas etc. Portanto, a teoria de que sexo e casamento (com filhos pequenos) não combinam é pura e triste verdade..."

"**E**u sou uma vítima desse processo castrador que a sociedade nos impõe. Casado com uma mulher, que nem de longe dividiria essas ideias comigo, vivo preso a um casamento monogâmico e infeliz. Às vezes, chego a pensar que sou louco, que não é normal ter pensamentos livres sobre a sexualidade. Mas encontrar uma pessoa como você e um espaço como este me acalenta e me faz achar que existem saídas. Trata-se de um depoimento franco e verdadeiro de um homem amargurado por uma relação infeliz."

"**É** exatamente isso que ocorre nos casamentos! Mas pode haver mudanças se o casal desejar. Basta para isso que os dois estejam abertos para a mudança!"

"**T**enho 16 anos de casada com um homem maravilhoso! Todos os dias são como os primeiros dias em que nos casamos!"

"**T**enho 40 anos, somos casados há 12 anos e temos dois filhos. Não consigo imaginar nossa relação sem sexo, é bom demais. Só tenho receio que um dia o avanço da idade não mais nos permita fazermos essas delícias."

"**S**into desejo intenso pela minha esposa, apesar de estarmos casados há 23 anos. Tenho 47 anos e ela 41, e um filho. Ela, porém, não corresponde às minhas necessidades. Poucos anos após o casamento, ela foi esfriando e, de alguns anos para cá, as relações se tornaram frustrantes para mim, pois acho que ou ela tem um amante ou o amor acabou ou etc., etc., etc. Agora, o problema está se tornando quase insuportável para mim, pois me sinto rejeitado e não quero arrumar uma amante, como muitos sugerem. Penso em separação, mas talvez haja outra solução."

"**C**ertíssimo, o casamento não foi feito para durar a vida inteira. Sabemos que, depois de alguns longos anos, a atração pelo homem ou pela mulher, por mais gostosa e bonita que seja, acaba; aí então procuramos outros parceiros e parceiras para realizarmos nossa infinita fantasia sexual. Ai, que delícia!!"

"**N**os últimos anos, o sexo praticamente foi a zero. Me separei. Fui morar sozinho e hoje reencontrei a ex-esposa e temos mantido encontros sem cobranças e compromissos, e a relação sexual voltou a ficar boa!"

Se eu fosse você...

"Concordo inteiramente com o texto. Pela minha experiência e pelo que ouço das amigas, sexo no casamento é uma ficção.**"**

"Concordo com a autora, mas reservadamente concordo mais com Russel, que com Reich. Afinal, sexo faz parte da vida e de uma saudável relação. A menos que alguma disfunção exista, e um dos dois aceite o outro com suas limitações e se anule para o prazer, o que por si não acho nada inteligente. É muito maior do que se imagina o número de parceiros onde a mulher se submete aos caprichos do marido. Basta, às vezes, prestar atenção às conversas, até em locais ditos públicos, numa mesa ao lado num bar, num restaurante, em outros lugares. Como bem diz no artigo, 'Desejo sexual não se força, existe ou não.' E se o sexo é tão importante na vida a dois, como são os alimentos, como é o afeto, o respeito, a manutenção da privacidade individual de um e outro, a liberdade do ir e vir dos dois — sim, porque há pares que um ou outro se torna simplesmente um agente sufocante, impedindo qualquer movimento individual do outro, sem que ele esteja ao lado, como se vigiasse cada movimento, como se no seu par não confiasse —, nada mais sem sal que uma seção de sexo sem emoção, ou com emoção fingida. Se para a mulher é mais simples fingir, para o homem não é tão simples assim. Ou há tesão, ou não há. Existem variáveis? Sim, elas hão de existir em maior ou menor número, mas há. De alguma forma, um dia ouvi ao longo da minha não tão assim tumultuada existência indo de uma união a outra: 'e se depois de tanto tempo, à distância, nos encontramos e não nos acertamos na cama?' Tudo terá sido em vão. Dia X, a essa hora, já saberei. Entretanto, felizmente, foi um dia de inverno feliz; não foi em vão aquele encontro nada planejado, mas decidido num piscar de bits. É muito importante que os casais tenham a mesma sintonia sexual, sob pena de naufragarem a relação antes mesmo que ela decole. Costumo

Regina Navarro Lins

dizer, sem mal comparar, que uma relação é como uma saída de um avião para uma longa viagem com combustível sem limites. Sem limites? Não, tem limite, sim, o sexo, o respeito, a fidelidade, a cumplicidade, a confiança, o companheirismo, a amizade. Poderia enumerar mais alguns, mas isso basta para exemplificar. Mas voltando ao avião e sua viagem, um avião quando vai decolar sai devagar arrastado por um trator até chegar ao 'táxi' — seu ponto de estacionamento. Passageiros embarcados, é hora de aguardar sua vez na fila de saída, de onde só sai mediante 'autorização' do controlador. Rola lentamente em direção à cabeceira da pista, se posiciona, solta os freios e começa a acelerar. Nas relações amorosas é também assim; quando o sexo entra em cena estamos acelerando lentamente. E, como o nosso avião, entramos em V1 e seguimos até um determinado marcador na pista, de onde passamos a V2; nesse ponto, se o sexo der errado, aborta-se a decolagem e voltam os passageiros na sua aeronave ao ponto de partida, e cada um vai para seu lugar, aguardar uma nova oportunidade para embarcar. Há alguns, porém, que são teimosos e tentam decolar, sem atingir o tão necessário V2 que impulsiona a decolagem, terminam saindo da pista, não levantam voo e correm o risco de se machucar. Frustrações, decepções, tristeza, e por aí afora. Tudo porque o diálogo franco e escancaradamente aberto foi nenhum na fase pré-decolagem. De forma que ambos embarcaram numa viagem sem nem ao menos saber o nível de sintonia sexual que mantinham. Seja por falso pudor, e sexo não cabe pudor algum, seja por uma tímida hipocrisia, seja até por timidez, o que também não combina com sexo. Sexo é aquela coisa que muitos rotulam de 'coisa sem vergonha', mas se há algo que não cabe em absoluto no sexo são os rótulos; a única coisa que tem lugar cativo, embora muitos neguem, são as fantasias. De mentira ou verdadeira, elas existem em muito maior número que se pode imaginar. Realizáveis ou

Se eu fosse você...

apenas sonhadas para manter aceso o pavio do desejo, irrealizáveis por suas nuances, as fantasias povoam muito mais que o imaginário da literatura pode descrever. Entretanto, quando se sabe e se vê mulheres sendo tratadas pelos seus pares como mero objeto do prazer — deles —, é de se perguntar onde está a tão sonhada e cantada igualdade dos sexos. O número de mulheres que se submetem aos caprichos dos seus maridos, que cedem a uma sessão sem sal de sexo e mesmo que ainda exista algum sal, não é completamente temperada de forma a que o sabor seja de uma relação solta e sem barreiras, onde o limite é o espaço sideral. Mas, de alguma forma, a bomba quase sempre, com raras exceções, estoura na mulher, embora se saiba que um razoável número de homens tem medo das mulheres independentes — das inatingíveis, então, nem se fala, mas isso é assunto para outro comentário, ou até para um artigo isolado. Mesmo elas estão sujeitas a situações de alguma forma de submissão. Quanto mais decidida, determinada, independente, dona de si, das suas emoções, de seus desejos e do seu prazer ela for, quanto mais sensualidade esbanjar — ainda que não propositalmente —, cultura, simpatia, e se ainda por cima for uma mulher envolvente, então é bem possível que muitos homens deem no pé, para não se pôr à prova. Porque mesmo que de alguma forma venham a se sentir dominantes, terminam por ser dominados sem se dar conta. E disso o machismo que impera, ainda quase tão soberano quanto nos séculos passados, foge.

Inveja no amor

Os opostos se atraem. Essa lei da física também pode ser aplicada ao relacionamento humano? É possível: as pessoas se encantam por outras que possuem características de personalidade que elas não têm e gostariam de ter. A minha dúvida é se numa relação entre pessoas tão diferentes há espaço para trocas verdadeiramente satisfatórias, ou seja, se é viável uma vida a dois estimulante. Quando um homem muito tímido e inseguro se casa com uma mulher extrovertida, falante, cheia de amigos, o que pode acontecer à vida deles? À primeira vista só coisas boas, claro. Ela possui o que falta a ele e, portanto, pode ajudá-lo a ser mais comunicativo, se soltar mais, conhecer mais pessoas.

Pense bem, um complementa o outro. Esse encaixe parece ser a solução perfeita. Além do tímido e da extrovertida, conhecemos também o decidido e a indecisa, o animado e a deprimida, o alienado e a sabe-tudo, a corajosa e o medroso, entre outros. Sem contar que existem várias outras diferenças sutis, difíceis de serem percebidas. Mas, na maioria dos casos, essa situação é bem mais complicada do que parece, e surgem problemas. O primeiro deles é a acomodação. Ela impede o crescimento pessoal; o indeciso acaba deixando o outro resolver todas as questões que necessitem de decisão, não se empenhando para modificar o que não gosta em si próprio.

Entretanto, há no amor entre duas pessoas muito diferentes um inconveniente mais sério e bastante comum: a inveja. Há quem diga até que a inveja nasce imediata e espontaneamente da admiração. Será que

Se eu fosse você...

quando admiramos e nos encantamos tanto por alguém oposto a nós, estamos realmente satisfeitos com o que somos? O invejoso admira o invejado, desejaria estar em seu lugar, ser como ele é e não consegue. O pior é quando o invejoso, não suportando a sua própria inveja, passa a depreciar no outro justamente os aspectos que gostaria de possuir. Ou então, o que também ocorre com frequência, sutilmente sabota as realizações do parceiro, numa tentativa desesperada de diminuir seu sentimento de inferioridade.

Na fase do encantamento apaixonado, a inveja não se manifesta, por mais diferentes que sejam as pessoas. O que elas vivenciam é a ilusão da fusão romântica, em que os dois se transformam num só. Nesse momento não se deseja nada do outro além do seu amor. Contudo, todos sabemos que esse período inicial de paixão não resiste à convivência cotidiana. Portanto, quando a inveja surge é um sinal de que o encantamento chegou ao fim.

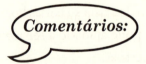

"Eu e meu marido temos a mesma profissão, somos médicos no mesmo hospital. Desde o tempo de faculdade, sinto que ele tem inveja de mim. Talvez por eu ser mais comunicativa, ter mais amigos. Agora que fui promovida, tenho vivido a fase mais complicada da nossa relação. Ele me critica em tudo, e tenho que ficar sempre alerta para que ele não tente me derrubar para as pessoas. É uma situação terrível, que afeta todas as outras áreas da nossa vida."

"Acho que nem sempre predomina a inveja. Se os dois forem extrovertidos, a rotina pode atrapalhar e desgastar a relação."

"**B**em... Os opostos se atraem. Mas os semelhantes também... Às vezes, percebemos no outro as nossas marcas, gosto e cheiro... e daí é fascinante. A admiração moderada poderá ser uma coisa bem direcionada. Quando chega a ser descontrolada acredito que gere depreciação, principalmente se quem admira não é correspondido e pretende ser. Nesse caso gera insatisfação, que leva a admirar com sentido pejorativo. Seja lá como for, o negócio é amar bem gostosinho!!! E não importa por quanto tempo, todo o relacionamento bem conduzido pode ter bom proveito e deixar algo de positivo. O importante é sempre manter o respeito e o equilíbrio no que estamos vivendo. Acredito até que a fusão romântica exista de fato; alguns conseguem equilibrar até que isso ocorra. Tudo é uma questão de saber o quanto amamos, se estamos a fim de continuar amando, e como nos motivamos para amar..."

"**A**credito que em um relacionamento que se inicia, os ajustes são inevitáveis para que ele 'engrene'. Contudo, ajustar-se não é fácil, uma vez que, ao ajustar-nos, precisamos abrir mão de determinadas coisas, mas sem abrir mão de nós mesmos. É um diálogo franco e sincero que vai facilitar essa adaptação. É mostrar ao outro claramente o que agrada e o que não agrada. A inveja é algo que oprime o invejoso e o invejado, o que para um relacionamento não é nada bom."

"**N**uma amizade verdadeira o sexo será mais um complemento, sem cobranças e com uma cumplicidade maior do que em um relacionamento convencional, cheio de medos, dúvidas e invejas."

"**S**enhores, apesar de estarmos no século XXI, ainda temos vestígios de repressão sexual, como as ideias que colocaram na cabeça das mulheres e homens para com o casamento ou convi-

Se eu fosse você...

vência a dois. Acho que o cenário da interatividade de parceiros e amantes ainda é novo e muitas pessoas, aliás a maioria delas, não sabe lidar com isso. Se não nos conhecemos por inteiro, como querer conhecer alguém a ponto de saber se aquilo que precisamos ela possui?"

"**A**cho que a admiração sempre é uma base para a inveja. Depende de cada um evitar tal sentimento, e usar a admiração pela qualidade dos outros como um impulso para melhorar e crescer."

"**E**u particularmente acho que em alguns casos há um certo tipo de inveja, de modo que essa inveja começa a atrapalhar a vida do outro. A pessoa em questão é tão maravilhosa que passa realmente a ser invejada até mesmo pelo seu cônjuge. Mas há o outro lado também, o lado da inveja 'boa' na qual muitas pessoas se apegam para aprender mais e se destacar tão bem quanto o seu par."

"**O**s opostos se atraem? Você acredita que em tudo no mundo os nossos amigos são as pessoas mais importantes. E que nossas lembranças de infância ficarão sempre guardadas no fundo de nossas almas. Aqueles velhos amigos dos quais nunca iremos esquecer. Mas afinal, de quais você se lembra? Após pensar um pouco percebemos que a vida nos prega várias peças. Apenas nos lembramos daqueles que nos influenciaram e que realmente mudaram nossas vidas. Mas, afinal, quais foram os que realmente mudaram nossas vidas? Aqueles bons ou maus amigos? A resposta só virá quando percebermos que as crueldades sempre estarão guardadas nas nossas mentes e 'aquele bom amigo' foi esquecido. Aqueles que mais te importunaram, que nos faziam pirraças ou apenas aqueles que 'nos puxavam o saco'? Nessa história o bonzinho não entra, e quem realmente muda nossas vidas é o grupo de velhos amigos não considerados amigos, que conseguiram nos irritar e enlouquecer-nos completamente, que conseguiam nos tirar do sério. E não os que na época foram nossos amigos, mas hoje eles não significam nada em nossas vidas, não conseguiram deixar sua marca registrada em nossas mentes, e nem sequer lembramos os nomes. Então quer dizer que aquele velho ditado 'os opostos se atraem', aquela reação química que ocorre entre as pilhas seria realmente verdade?"

"**A** inveja é um sentimento mais comum do que se imagina. Eu fui casada 20 anos com um homem que me invejava muito. E me amava, também. Aliás, ele se culpava muito por esse sentimento mesquinho, mas dizia não conseguir se controlar. Chegamos a procurar terapia de casal, mas não adiantou nada. Ele morreu com esse sentimento. Estranho é que ele era razoavelmente bem-sucedido, um pai maravilhoso e até um amante competente. Ele administrou muito bem a inveja, a tal ponto que me reteve ao seu lado. Sua estratégia foi assumir o que sentia. Ele dizia que a minha beleza e simpatia o oprimiam. O que eu podia fazer? Ele, ao contrário, não era bonito, nem ao menos simpático. As pessoas me convidavam para um aniversário, por exemplo, mas ficava claro que preferiam que eu fosse sozinha. No início, me solidarizava com ele, depois passei a ir só, com o consentimento dele, que não queria acabar com minha vida social. Tinha meia dúzia de gatos pingados em seu velório. Mesmo assim, por minha causa."

"**A**cho que os opostos se atraem e que inveja não pode haver numa relação, seja ela qual for. Pois inveja, seja aquela boa ou ruim, como dizem… Mata!!! Destrói!!! Corrói!!! Pra mim 'inveja' é 'inveja', e para que invejarmos o nosso companheiro?

Se eu fosse você...

Você não é capaz de vencer sozinho sem derrubar alguém? Sim, pois quem inveja o outro acaba atrapalhando. Acho que toda pessoa tem a capacidade de vencer sozinha, de crescer em todos os setores da vida. Talvez com auxílio de alguém ou sozinho, mas sem fazer mal ao outro. Quando pensamos dessa maneira mesquinha, isto é, não nos amamos... Também não amamos o outro, pois para amar, gostar de alguém, precisamos primeiro amar a nós mesmos e não sufocar o outro, e muito menos desejar destruí-lo."

"**B**om, a inveja é algo muito corrosivo. Se a pessoa gosta de verdade, ela quer ver o bem do seu parceiro, então a inveja fica de lado."

"**S**erá que uma pessoa que tem inveja daquele a quem diz amar, ama de verdade? Eu acho que não. Pode ser até que pense que ama, mas, na verdade, é atraído pelo que causa inveja. Eu assisti a uma situação assim com minha irmã. Não éramos ricos, mas na rua em que morávamos tínhamos a melhor casa, o melhor carro. Bem, isso fez com que um rapaz se aproximasse dela e jurasse amor, mas, desde o início, eu vi que ele tinha inveja não só de nossa condição econômica como de nossa família, aparentemente, feliz. Ele, coitado, era filho de mãe solteira e sofria por isso, naqueles idos dos anos 1960. Minha mãe o tratava bem, e isso parece que aumentava a inveja dele. Felizmente, antes do namoro evoluir para noivado e casamento, ele deixou cair a máscara. Durante um jantar lá em casa, teve um ataque de agressividade e acusou minha irmã de uma série de coisas absurdas. Ela caiu em prantos e terminou com ele."

"**V**ivo um relacionamento assim. Sinto perfeitamente que ele é tão vaidoso que não admite ter qualquer tipo de sentimento, pois ninguém está à sua altura. Estou sofrendo porque me apaixonei, e se não tivesse amor-próprio e maturidade ficaria vivendo uma relação doentia. É uma pena, pois ele tem muitas virtudes, seria muito bom vivermos um amor, mas... Trabalhamos juntos e ele está sempre criticando meu trabalho e pegando minhas ideias e apresentando-as como se fossem suas, pensa que está me dominando. Bobagem, inocente demais, sou uma mulher madura e já vivi muito pra cair numa dessas. Ele tem que se tratar e tentar resolver seus problemas."

"Não é à toa que a inveja é um dos sete pecados capitais. Só com muita oração. Todo mundo tem inveja de alguém; quem disser que não é porque não se conhece bem. Mas existe um grau aceitável, um limite. É chato de dizer, mas minha mãe morria de inveja de meu pai. Sabe por quê? Nome de família. Meu pai, embora falido, era tetraneto de um visconde lá de Minas Gerais. Isso a amargurava, que tentava se passar por uma possível viscondessa, o que não era verdade. Ela dizia que amava papai, mas tentava desqualificar o título dele, que era, na prática, representado por um diploma que ele guardava numa caixa no guarda-roupa. Quando eles brigavam, ela dizia: 'Não se faça de bobo apenas porque é nobre'. Ele ria. Isso aumentava a inveja dela. Mas ficaram juntos até a morte dela."

Sexo: vergonha e culpa

Um dia, recebi no consultório o telefonema aflito de uma mulher querendo marcar hora urgente. Ethel, de 74 anos, magrinha, de cabeça toda branca, chegou agitada. E foi logo contando sua história: "Moro com minha irmã, dois anos mais velha. Nunca nos casamos, somos virgens. Até pouco tempo atrás eu nunca tinha me preocupado com sexo. Mas, de dois anos pra cá, a minha vida virou um tormento. De manhã, quando acordo, se não me masturbar, não consigo fazer nada, nem dizer para a empregada o que é preciso comprar pro almoço. E o meu desejo sexual vem aumentando cada vez mais. Agora descobri que com o chuveirinho do bidê posso ter mais prazer do que com a minha mão. Mas estou preocupada, tenho pavor de que a minha irmã descubra que faço isso."

Os sentimentos de vergonha e culpa, tão presentes na nossa cultura, fazem com que quase todos se recriminem por suas atividades ou mesmo por seus desejos, como se não fossem algo humano. No mundo ocidental, o corpo é impuro de nascença, visto como inimigo do espírito. Aprendemos a nos sentir envergonhados e culpados por ele, principalmente pelos órgãos sexuais e suas funções.

Há muito tempo nos ensinam que imagens do corpo humano nu, particularmente experimentando o prazer sexual, são obscenas. E mesmo quando se consegue rejeitar conscientemente todo esse moralismo, a mensagem negativa é absorvida sem que se perceba. E o sexo, sendo visto como algo tão perigoso, leva a maioria a renunciar à própria sexualidade, ficando quieta no seu canto. A questão é que nem sempre a repressão é bem sucedida, como no caso de Ethel.

As antigas civilizações tinham atitudes bem diferentes diante da nudez e do sexo. Desconheciam o conceito de obscenidade, e as imagens dos órgãos sexuais masculinos e femininos eram encaradas com naturalidade. Muitos santuários espalhados pelo mundo mostram representações de vulvas e falos. Até o momento em que o culto ao falo se impôs, havia liberdade sexual e as deusas reinavam absolutas.

Entretanto, a partir daí, os princípios masculino e feminino se separaram. Na arte, na religião e na vida. O princípio fálico, ideologia da supremacia do homem, condicionou o modo de viver da humanidade e a sexualidade começou a tomar outro rumo. Obcecados pela certeza da paternidade, os homens reprimiram de todas as formas a sexualidade feminina. Mais tarde, na Idade Média, o corpo humano foi condenado por conta do pecado original, e o antissexualismo se tornou um refrão obsessivo.

Por mais incrível que pareça, o hábito do banho também foi atacado, considerando-se que qualquer coisa que tornasse o corpo mais atraente era incentivo ao pecado. Havia quem acreditasse que a pureza do corpo e das vestes significava a impureza da alma. Os piolhos eram chamados de pérolas de Deus, e estar sempre coberto por eles era marca indispensável de santidade. Os exemplos da falta de higiene como pré-requisito para a salvação da alma são muitos: um eremita religioso viveu cinquenta anos depois de ter se convertido, e durante todo esse tempo recusou-se terminantemente a lavar o rosto e os pés. Uma freira ficou doente em consequência dos seus hábitos. Estava com sessenta anos e, por princípio religioso, recusou-se durante grande parte da sua vida a lavar qualquer parte do seu corpo, com exceção dos dedos.

Na tradição judaico-cristã a relação sexual se justifica apenas para a procriação e só é apropriada dentro do casamento. Mas mesmo nele as proibições são muitas. Masturbação, sexo oral, sexo anal, sexo vaginal

Se eu fosse você...

usando qualquer tipo de anticoncepcional são pecaminosos por serem considerados antinaturais. Isso sem falar no tormento provocado por outras situações também comuns, como o desejo sexual por outras pessoas que não os próprios cônjuges e por pessoas do mesmo sexo. A impressão é a de que temos um gatilho de culpa pronto para disparar e nos atingir à menor provocação. É claro que a consequência dessa visão tão distorcida do corpo humano é dramática: o grande número de pessoas frustradas e insatisfeitas.

O historiador e crítico social Morris Berman, num estudo intitulado *Coming to our senses* — "Voltando à razão", numa tradução livre —, argumenta que os ocidentais perderam o próprio corpo. Em grande parte estamos fora de contato com a verdadeira realidade somática. Pelo fato de estarmos "fora do corpo", procuramos nos firmar recorrendo a substitutos — satisfações secundárias — como sucesso, fama, carreira profissional, autoimagem e dinheiro. Esses substitutos não proporcionam uma satisfação completa e, mesmo não levando em conta nossa realidade somática, temos uma preocupação paradoxal com o corpo e sua aparência. Procuramos melhorá-lo com maquiagem, roupas bonitas, cirurgia plástica, alimentos naturais, vitaminas, ginástica.

Diante de tudo isso, é impossível não formular uma pergunta: será que a nossa obsessão por sexo não se origina justamente da ausência da verdadeira sexualidade?

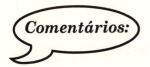
Comentários:

"**P**or que sofremos tanto com uma estúpida repressão? Colocamos até nossa felicidade em jogo."

"**E**u acho que às vezes deixamos de ser felizes por pura repressão."

"**C**oncordo plenamente. Pelo fato de o sexo ser cheio de tabu a maioria das mulheres não consegue se realizar sexualmente sem achar que o sexo é impuro e feio. Por causa disso, estão sempre com grilos."

"**T**ambém sou assim. Que pena que temos problemas que na verdade são soluções."

"**C**onsidero esse texto perfeito. As pessoas se embelezam para chamar a atenção, mas não percebem que seus desejos são outros, por isso se frustram!!!"

"**H**á uma ideia distorcida com relação ao comportamento sexual no meio religioso. Existem, entretanto, princípios bíblicos condenando determinadas práticas sexuais das citadas no artigo acima. Não se pode afirmar que os crentes estão vivendo fora do corpo, pois vivemos segundo os ensinamentos bíblicos. E cremos ser o nosso corpo o templo do Espírito Santo, que não pode ser usado como mero objeto de prazer, pois entre o santo e o profano não há comunhão. Deus e diabo são inimigos. Tais práticas são notoriamente de origem diabólica, pois através da liberdade na prática sexual deu-se origem às promiscuidades geradoras das violências contra a sã prática da relação sexual. O desejo sexual é uma necessidade fisiológica e nunca um desatino, uma perversão contra a obra criadora mais perfeita do Deus vivo, o corpo humano."

"**D**escubro muitas coisas com vocês, tenho informações que não teria se conversasse com qualquer pessoa 'normal', afinal de contas as pessoas sempre querem saber por que e quando, e adoram recriminar qualquer ato diferente."

Se eu fosse você...

"**A** morte é a única certeza que temos na vida, embora vivamos como se tivéssemos um estoque ilimitado de tempo, esquecendo-nos que, a cada ano que somamos em nossa idade, é um ano a menos no tempo que nos resta para viver. Penso que ninguém quer morrer, e por isso fazemos o que nos é possível para retardar a morte. E uma dessas coisas é fazer o que nos dá prazer, ou o que nos deixa felizes, quer seja no sexo, no trabalho ou no lazer. O homem sofre de uma busca incessante pela felicidade. E nessa busca frenética é óbvio que pode uma obsessão acontecer. E ela sempre acontece quando falhamos em nossa meta em qualquer plano de nossa vida. A obsessão sexual, como qualquer outra, não passa de uma infelicidade contida no âmago das pessoas."

"**F**antástica a abordagem de um tema tão 'triturado' nos dias de hoje. Adoro as suas matérias. Parabéns."

"**S**orte dessa senhora ter descoberto o prazer ainda em tempo, pois mesmo sendo idosa ela pode despertar para algo que é sadio (o prazer). Lamentável que ela não tenha conseguido perceber isso antes, provavelmente seria mais feliz."

"**R**idículo o que você colocou sobre a fé judaica e cristã! Regina, você não tem a menor percepção do Reino Espiritual, você é uma cega para isso, uma cética! Sabe por quê? Pois lhe digo, é muito, muiiittooo mais fácil negar a Deus e a Jesus, e não seguir os seus caminhos... porém, se você se entregar aos prazeres desse mundo, perderá a vida eterna, perderá uma morada na Casa de Deus onde reinam a paz, a alegria, a felicidade e o amor!"

"**O** desejo sexual, ou a sexualidade, está presente desde a hora do seu nascimento porque somos fruto de uma forma sexuada de reprodução. Não há nada de errado e pecaminoso se nós formos pelo caminho certo da sexualidade. Quando você está com fome, você vai procurar o alimento de que mais gosta. Se você não encontra o que quer, naturalmente você vai procurar uma forma de saciar a sua fome com outros alimentos. Assim também é a sexualidade. Nós podemos procurar maneiras de criar fantasias desde que não nos sintamos culpados por isso."

"**Eu** acredito que na área sexual das pessoas tem que haver uma certa liberdade, pois nós temos desejos que são reprimidos por nós mesmo. Concordo com a autora, foi muito feliz na sua pesquisa. Parabéns."

"**Há** alguma imprecisão e muito preconceito em relação à Idade Média, como aqui se pode ver nas breves referências que lhe são feitas. Tem sido notado, e bem, que a Igreja pós-tridentina (ou seja, desde o século XVI) foi, em vários aspectos, mais repressiva que a Igreja medieval. E as esculturas 'obscenas' dos templos góticos, impensáveis em tempos posteriores?"

"**Em** que a senhora quer que a nossa sociedade se transforme? Com a repressão moral da Igreja e das autoridades, já caímos na sarjeta. Se não houvesse culpa, onde estaríamos? A rua está cheia de gente nua, os invertidos fazem passeata com proteção da polícia, o que mais falta acontecer? Os sites, como o seu, pregam a pouca vergonha como se fosse normal. Acho tudo isso um absurdo!"

"**E** o meu desejo sexual também vem aumentando cada vez mais. Sou experiente de ser virgem. Sou o cara que não transa com mulheres safadas. Me atacam sem camisinha. Acho que a comunidade

Se eu fosse você...

tem que perceber que bebidas, drogas etc., influenciam o sexo sem cuidados... Não pensam em reagir por já estarem viciados..."

"**O** conceito de sexo foi se transformando por imposição da Igreja, que condenava qualquer tipo de culto ao corpo e a busca pelo prazer. As mulheres que ousassem tecer comentário sobre sexo, por mais banal que fosse o comentário, eram tachadas como bruxas ou hereges e eram condenadas a serem queimadas em praça pública, tudo em nome da moralidade e da ordem. Com o tempo e com a liberdade de expressão e liberdade da mulher, o sexo foi se tornando não simplesmente uma forma de crescer e multiplicar, mas sim uma forma de sentir vivo e conhecer o próprio corpo. O sexo é uma forma de demonstrar o quanto a pessoa se ama e ama o seu parceiro e, conhecendo todo o potencial de prazer que o sexo proporciona, o relacionamento se fortalece cada vez mais. Eu e minha namorada procuramos constantemente formas de fazer sexo que nos proporcione sensações novas de prazer, simplesmente pelo fato de darmos sentido ao sexo e não usá-lo somente para uma falsa impressão de prazer e domínio do parceiro. Obrigado pela oportunidade dada para que eu pudesse expor minhas ideias em relação a esse tabu tão criticado pela sociedade."

"**T**odos nós, de uma forma ou outra, tentamos sublimar a ausência da sexualidade plena. É a grande procura. Lacan resumia no seguinte: 'O desejo é o desejo do outro...'"

"**M**eu marido é muito reprimido. Acho que por conta da educação religiosa muito rígida. O sexo para ele é somente papai e mamãe. Na única vez em que pedi para ele fazer sexo oral em mim, ele ficou chocado e não quis continuar a transa. Já tentei conversar, mas não adianta. Parece que o sexo para ele é realmente um pecado gravíssimo."

"**H**oje você foi ao ponto. Sou corroída por uma culpa acachapante. Morro de desejo por meu cunhado há mais de dez anos. Me masturbo pensando nele. Pior: roubei uma cueca do banheiro, na casa deles. Ele é casado e a esposa dele é minha amiga. Culpa, vergonha e medo de ser descoberta. Num final de semana, fomos para a região dos Lagos e ele apareceu de sunga. Quase gozei na frente da família inteira. Faço o quê?"

"**F**omos criados todos à sombra da cruz, e tudo era pecado. Agora melhorou um pouco, mas quem foi criado antes dos anos 1950 passou maus pedaços. Minha mãe pegou meu irmão se masturbando e lhe deu uma surra. Eu também fui vítima do moralismo insano que as famílias impingiam aos menores. Fui aprender mais da sexualidade, por incrível que pareça, com a minha esposa, que tinha mais experiência. Ela que me convenceu a praticar sexo oral, e com muita dificuldade. Tive sorte de encontrar uma esposa assim."

"**A** sexualidade feminina assusta os homens. A sexualidade infantil assusta os adultos. O que eles fazem? Jogam para baixo do tapete. Desconhecem, não querem conhecer; não veem, não querem ver; descaminham, desencaminham, desencontram... Assumir responsabilidade, educar — inimaginável. Posturas atrasadas até que compreensíveis, afinal os adultos de hoje foram as crianças reprimidas de ontem. Mas para que perpetuar a miséria já que são tantas as informações? Só posso imaginar que apesar do enorme progresso científico, culturalmente somos atrasados, fazendo da ignorância fonte de moral e bons costumes."

Potes de mágoa

"**D**eixa em paz meu coração, que ele é um pote até aqui de mágoa..." Há separações em que a hostilidade e o ódio pelo outro chegam a níveis extremos. Parece ser um sentimento de ter sido traído na crença de que por meio daquela relação amorosa se estaria a salvo do desamparo, encontrando a mesma satisfação que havia no útero da mãe, quando dois eram um só.

A separação surge, então, como testemunho da impossibilidade desse retorno ao estado de fusão, a essa identidade que se busca no outro. O parceiro, imagina-se, preenchia uma falta. O ressentimento, a raiva e o ódio são causados pela constatação de que, ao ir embora, o outro deixou uma lacuna, frustrando a expectativa de complementação. Além disso, na maioria dos casamentos as pessoas abrem mão da liberdade e da independência — incluindo aí amigos e interesses pessoais — e, por isso, tornam-se mais frágeis em caso de ruptura.

Contudo, apesar de a separação ser uma experiência difícil para a maioria dos casais, algumas pessoas sofrem muito, outras menos, e há até quem sinta certo alívio. Mas se existir a convicção de que o casamento é uma união para a vida toda e de que só é possível ser feliz formando um par amoroso, o fim do casamento pode ser vivido como uma tragédia. O desespero que se observa em algumas pessoas durante e após a separação se deve também ao fato de cada experiência de perda reeditar vivências de perdas anteriores. Assim, não se chora somente a separação daquele momento, mas também todas as situações de desamparo vividas algum dia e que ficaram inconscientes.

Se, ao contrário, o vínculo conjugal for considerado temporário — enquanto for satisfatório para ambos —, e não se buscar através dele a satisfação das necessidades infantis, a separação pode não ser simples, mas é sentida como natural e, portanto, as dificuldades devem ser superadas o mais rápido possível. Há 35 anos atendendo em meu consultório casais que vivem dificuldades antes, durante e depois da separação, não tenho dúvidas de que a dor provocada hoje por uma separação é, de maneira geral, bem menor.

Apesar do sofrimento inicial, aquele que de alguma forma não desejava a separação pode concluir depois de algum tempo que foi a melhor coisa que poderia ter lhe acontecido. Isso é frequente. A aquisição de nova identidade, totalmente desvinculada da do ex-parceiro, abre possibilidades de descobertas de si próprio e do mundo. A oportunidade de crescimento e desenvolvimento pessoal gera um entusiasmo pela vida há muito tempo esquecido.

Atualmente existe uma busca generalizada de desenvolver as potencialidades pessoais. E uma forte sensação de renascimento pode surgir após a separação. Entretanto, alguns ingredientes são importantes para que isso ocorra: atividade profissional prazerosa, vida social interessante, amigos de verdade, liberdade sexual para novas experiências e, principalmente, autonomia, ou seja, não se submeter à ideia de que estar só é sinônimo de solidão ou desamparo. Acredito que só dessa forma seja possível manter uma relação saudável com os ex. Afinal, não há motivo para que o amor, a solidariedade e a preocupação com o outro, que existiram um dia, não continuem alimentando, agora, uma grande amizade.

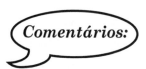

Comentários:

"Aos 54 anos já conheci casais que depois da separação se tornaram grandes amantes; o excesso de intimidade que o casamento cria acaba por 'apodrecer' a relação. 'Descasados' não

Se eu fosse você...

têm que se explicar a qualquer movimento, e se vão para a cama é pelo bom sexo e um renascimento do interesse comum. Separados, o casal retoma seus processos de individuação, o que os torna diferentes das personagens durante a coabitação."

"**A**cho que o Amor é uma ilusão do coração da gente, mas nós precisamos dessa ilusão para afastar a dor da solidão da existência humana. DEUS É O ÚNICO SER que pode afastar essa dor, mas a nossa alma, se não estiver receptiva, não pode sentir seu amor. ELE é espírito, não fala conosco. Então, como ouvir seus conselhos? Nós, seres humanos, somos diferentes, em diferentes níveis de desenvolvimento mental emocional e humano, mas todos queremos ser felizes — às vezes somos e não sabemos, outras vezes somos ou não, e sabemos. Homens e mulheres se procuram, mas não se encontram. Às vezes me parece aquela brincadeira do gato e o rato: interagem, mas acabam sempre no mesmo ponto de partida. Acho isso desperdício de energia."

"**I**nteressante é quando, após 26 anos de casada, se quer a separação, mas se pondera outros aspectos — filhos e família — que são tão importantes, e a gente se sente egoísta querendo sair, voar e viver novamente o amor."

"**O** que é lamentável nas separações é a dificuldade das pessoas de se desvincularem de suas histórias e passarem a um novo episódio de respeito e amizade... Há sempre uma dorzinha de cotovelo rondando... É preciso se despojar de sentimentos inferiores, crescer, parar de olhar de soslaio ou para trás... Quem toma a decisão da separação deve querer ser independente e vislumbrar novos horizontes..."

"Me separei há um ano, sofri demais, entrei em depressão, tive que aceitar a escolha dele voltando com a ex-mulher. O tempo passou e não consigo me libertar dele. O que fazer nessa hora?"

"Ótima crônica! Fui separada de meu marido, por aquela independente da nossa vontade, a morte. Mas passado o sofrimento inicial, se soubermos lidar com a perda, sobrevivemos. Eu amava meu marido, mas senti este renascimento, como falas, na separação. Passei a ser eu mesma, e hoje me vejo muito mais respeitada pelos amigos. Separada ou viúva, o saber viver, certas de nossas potencialidades, é o que importa!"

"Me casei muito cedo e larguei muita coisa para ficar com ele. Estamos juntos há seis anos e meio e não consigo pensar na possibilidade de largar do meu marido, mesmo sentindo atração sexual por outro homem. O que devo fazer nessa situação, eu não sei. Acho que vou ter que passar por isso sozinha para saber se realmente o amo de verdade."

"Não acredito que o mais importante no casamento seja a amizade e a cumplicidade. Os homens querem na esposa a empregada, a cúmplice, mas não lhes têm amizade, é só conveniência e interesse. Buscam a comodidade, mantêm a família por medo de começar de novo. Em sua maioria, vivem separados das esposas sob o mesmo teto. O homem acredita que para ser feliz deve ter também a amante, e ela não pode aparecer. É o prazer entre quatro paredes que eles querem. Mais nada. Eu não aceito só amizade no casamento. Não abro mão do amor e não quero o amor pela metade entre quatro paredes."

"Separação para alguns casais é algo muito difícil de aceitar. Estou casada há 21 anos. Meu casamento se arrasta há 13 anos.

Se eu fosse você...

Meu marido é alcoólatra e eu jamais aceitei esse fato. Tentei ajudá-lo, mas ele não aceita tratamento. Sinto desejos que não posso satisfazer com ele, e sinto pena em deixá-lo doente. Ele depende tanto de mim emocionalmente e há tempos que não somos mais homem e mulher um para o outro. Sou independente financeiramente e tenho um ótimo emprego, mas a separação não se concretiza, pois não sabemos aceitá-la!"

"**E**stou passando exatamente por essa fase em minha vida, visto que foi de suma importância o que acabei de ler. Nada, na verdade, que já não saibamos, porém alertas que se fazem necessários neste momento... Agradeço a iniciativa por este material ter sido editado de maneira tão branda e ao mesmo tempo tão profunda e encantadora..."

"**E**u me identifiquei com esse artigo, pois me separei e achava que o mundo tinha acabado para mim. Após um tempo, me descobri e comecei a viver e me conhecer melhor. Sei que é uma fase difícil, mas não impossível de sair dessa."

"**S**ão interessantes as fases do casamento. No início, tudo é lindo, estamos cheios de sonhos e empolgações, os defeitos contornamos, principalmente nós mulheres, cheia de sonhos! Puro romantismo. Depois, com o tempo, os defeitos ficam mais aflorados, nem conseguimos disfarçar, vêm os filhos e eles nos seguram como âncora, mesmo sendo sinceras nas insatisfações, mas o medo de perdê-los é maior, porque pensamos na família, no bem-estar de todos. Então, renunciamos a nós mesmas, apesar da independência financeira, a família, que se resume a amor ao filho que nos deixa presas a uma estrutura que acabou há muito tempo. Acredito que a amizade seja a mola de um casamento, e não o amor, porque o amor se acaba se não houver cumplicidade, amizade e respeito."

Regina Navarro Lins

"Estou justamente passando por isso nesse momento. Ela me disse que era só um tempo; eu não queria. Já chorei muito, mas agora penso sério em separação para não dar moral pra ela. Ontem, ela ligou para o meu celular e perguntou se eu estava bem. Eu disse que eu ia levando a vida. Então ela disse que ligou porque precisava ouvir a minha voz. Aí, ela disse que não tinha muito crédito, então caiu a ligação. Não sei o que faço diante disso. Espero ou não?"

"Ainda não li totalmente, mas estou separado há quase um ano e me sinto mais desprendido, como estivesse voltando a viver, ou melhor, curtindo mais um pouco a vida, tendo minha individualidade. Agora quero encontrar e amar uma parceira, e não uma gueixa subserviente, que na realidade fazia tudo porque foi assim educada e não por amor. Até o final, colocava o meu café de manhã na mesa antes de sair para o trabalho, mas, no fundo, queria se ver livre de mim pra viver a vida que sonhava."

"Acredito que o verdadeiro amor protege, cuida, investe, tolera, entende, compreende, aceita, respeita, mas, acima de tudo, liberta; pois onde não há liberdade não há crescimento, e onde não há crescimento não há esperança. O essencial é sermos capazes de ser boa companhia de nós mesmos, pois só assim jamais nos sentiremos desamparados. Quando, por qualquer que seja o motivo, não mais pudermos contar com o carinho e a proteção de nossos pais, parentes e amigos, se tivermos aprendido a contar com a nossa própria amizade, atenção, respeito e cuidado, então jamais estaremos abandonados. Mas se não pudermos contar com o nosso próprio amor, não haverá no mundo quem nos possa salvar do desamparo e da solidão, que sobre nós se abaterá mesmo em meio a uma multidão de amorosos e solícitos amigos, parentes e amantes."

Se eu fosse você...

"Regina, aproveito o espaço para dizer que o seu site é muito legal e fala de coisas interessantíssimas. O texto dessa semana me tocou muito. Fui casada por sete anos, mas foram no total doze anos de convivência. Briguei muito para me manter casada, até perceber que o fim não era o término de tudo, e sim um recomeço e um aprendizado. Não foi e não tem sido fácil. Três anos depois, reconheço que foi a melhor decisão a ser tomada. Aprendi a desamar (você poderia falar desse assunto algum dia) e a me ver de outro jeito. A sua felicidade pode ser encontrada em você mesma, e não essencialmente no outro. Parabéns pelo texto."

"É, Dra. Regina, seu comentário foi muito bom. Agora, o que mais deixa a gente desnorteado é ter que dar tanta satisfação a parentes, colegas e amigos, que quando nos veem, a primeira coisa que perguntam é pelo ex-parceiro e, em geral, nunca concordam com a separação, nunca entendem nosso ponto de vista. Raramente alguém entende; infelizmente eles não estão convivendo no nosso dia a dia. Atenciosamente."

"Concordo com tudo, mas é tão difícil reencontrar esse pique, essa vontade de conquistar o mundo... Vida social, profissional, um lugar no mundo..."

"Gostaria de saber por que, apesar de toda reviravolta que a separação produz, as pessoas ainda agem como se nós, pais, tivéssemos culpa do acontecido. Por que não se pode ver os pais como pessoas que com o tempo e a convivência aprenderam a amar, no meu caso a nora, não como nora, mas como pessoa amiga, alguém que acrescenta coisas boas ao nosso dia a dia? Quando há a separação, tudo que se construiu durante vários anos vai por água abaixo, e o corte fica tão evidente, como se fosse a conduta esperada. Eu, como mãe do marido, procurei sentir e agir da maneira mais impessoal que pude, procurando dar o melhor para os dois, não dando razão a nenhum dos dois, deixando bem claro que o desentendimento era deles. Mas, infelizmente, a minha nora se afastou e deixou bem claro a mágoa dela conosco; o sogro também foi discriminado. Ela conversa conosco, mas deixa claro a distância que ficou. Acredito que se as nossas crenças fossem modificadas em relação a essas atitudes, muito sofrimento poderia se evitado de todos os lados. Não sei se me fiz compreender, mas gostaria de uma opinião, ou melhor, uma análise sua no caso da sogra que ama a sua nora independente dela ser a mãe de sua neta, de ser agora a ex do seu filho."

"Concordo com esse texto, pois é até saudável uma separação. Eis que sempre existe o lado positivo, onde a pessoa busca, ou melhor resgata a sua individualidade, analisa o que ficou do relacionamento, o que aprendeu com o outro, o que fez de errado. Acontece uma autoanálise, digamos, 'forçada', ocorre o tempo do recolhimento para depois continuar a viver normalmente. As experiências trazem crescimento. Com meus parceiros passei por todas as fases, desde a fase da melancolia, do vazio, até a fase do 'foi melhor assim', e confesso que cresci muito como pessoa e hoje encaro o fim de um relacionamento como um amadurecimento."

"Bem, estou agora passando por um momento difícil, a separação precisa acontecer, mas ele não aceita. Já fiz um quarto para mim, sem a ajuda dele, para evitar constrangimentos; ele acha que isso já está bom. O que lemos no artigo acima, em livros, são ilusões, pois para mim, acho que não sobrará nem a amizade de 30 anos de convivência. O egoísmo é mais forte."

Se eu fosse você...

"**A**mar já não é o suficiente... Bem, resolvi escrever depois de muito pesquisar na net. Acho que talvez algumas mulheres passem pela mesma situação que eu. Eu amo o meu marido. Não existe outro em meu coração. Na minha cama existem vários. E por que não? Não sei conceituar o que se passa comigo. Por isso resolvi escrever. Sou filha de pais separados e, como boa ariana, lutadora e positiva, sempre achei que a grande lição (em matéria de relacionamento) que a separação dos meus pais me proporcionou foi a vantagem de reconhecer com clareza os indícios de um relacionamento em crise. Assim, quando o meu próprio relacionamento estivesse começando a apresentar um sinal de declínio, eu poderia agir e transformar aquela fase descendente em ascendente; o amor, meu relacionamento, aquele homem que dormia comigo há 15 anos, fazia parte de mim e eu não estava disposta a perdê-lo! Sempre ouvi falar em separação quando não existe mais amor. Lembro dos meus pais. Nunca vi meu pai beijar minha mãe na boca. É comum os casais se odiarem, não conseguirem sequer dividir a mesma cama, muito menos o mesmo ambiente. Eu vivo bem com meu marido, rimos, ouvimos música, brincamos, transamos. Somos jovens normais. Não temos filhos (por escolha). O que temos de errado? Eu não suporto a imaturidade, a falta de sonho, de ambição do meu marido. Eu o conheci assim. Sabia dos seus defeitos. Meu amor foi suficiente. Ele é um ser humano fraco. Eu, forte. E sempre resolvi todos os problemas do cotidiano. Tudo bem. O meu amor passou por cima de tudo. Agora, não mais. Acho que hoje estou mais fraca, temo mais a vida, temo ser assaltada, perder o emprego ou os peitos caírem, sei lá... quero poder contar com alguém. Eu prefiro estar só que ter que tratar dos meus problemas e ainda carregar os dramas de outra pessoa. Quando somos jovens não pensamos, mas quando vamos ficando mais velhos e vamos amadurecendo percebemos que as dificuldades aumentam, e aí não dá, queremos compartilhar, dividir e não levar tudo em nossas costas. Parece egoísmo? O que seria mais nobre? Separar-me porque fui traída? Porque o marido bebia? Será que exijo demais de um relacionamento? Buscar ser feliz não é nobre o suficiente?"

"Tenho 40 anos e 24 de casamento; hoje sei que a mulher tem que casar pensando no futuro, continuar a estudar, e principalmente a trabalhar. Mesmo que a vida do marido seja estável, a independência financeira não a deixará reprimida e dependente do marido, e o conhecimento adquirido com o estudo fará dela uma vencedora... Casamento e cumplicidade, confiança, amizade, e principalmente respeito mútuo, com uma pitada de amor. Na falta de um desses itens, o dinheiro e o conhecimento levará a reencontrar a liberdade e a confiança da pessoa ferida."

"Prezada Dra. Regina Navarro Lins, eu leio os seus artigos, visito o seu site, leio os seus livros, enfim, já conheço as suas ideias há mais de dois anos. Devo confessar que, de início, levei um tremendo de um choque, porque não é fácil aceitar de cara as suas ideias sobre casamento, amor romântico, união estável, família, fidelidade e, enfim, um monte de outras baboseiras que essa sociedade autoritária nos incutiu na mente como verdades absolutas, desde que nascemos, ou, o que é pior, há muitas gerações. Eu fui casado por 25 anos com uma mulher, tive dois filhos (hoje com 25 e 22 anos) e estou separado há cinco anos. Eu sou um sujeito tipicamente classe média A, tenho um bom salário, sou engenheiro e músico. Estou enviando este depoimento apenas para comprovar realmente tudo aquilo que você já sabe. Quando me separei, achei que o mundo havia desabado, foi uma tristeza e um luto muito grandes, até porque eu achava que tinha sido feliz, pelo menos durante os primeiros 20 anos. Aos poucos, fui caindo na realidade e tive que encarar a verdade. E a verdade é que o meu casamento tinha sido uma tre-

Se eu fosse você...

menda farsa. Eu me casei muito jovem (com 22 anos), com uma mulher muito bonita e sedutora, porém muito ignorante, preguiçosa, autoritária e egoísta. A família dela era um poço de autoritarismo e tirania. Eles (pai, mãe e irmãs) eram tremendamente invasivos e espaçosos, sem nenhuma noção de limites ou educação. E olha que eram ricos e bem aceitos socialmente. Bem, hoje eu vejo o quanto é natural que ela fosse assim. Afinal de contas, ela é apenas um produto disso. Eu, da minha parte, embora tenha vindo de uma família muito unida, saudável e muito amorosa, sofria desde criança de um medo e de uma carência crônicas, e acabei tendo o primeiro surto depressivo quando o meu primeiro filho nasceu. Fiquei bom desse surto, mas não curado, e, após três anos, nasceu uma menina (hoje com 22). Bem, o casamento começou a deteriorar, porque as brigas eram constantes. Eu não suportava o comportamento da família dela, que não dava sossego. As nossas brigas com relação à educação de nossos filhos eram diárias, porque a mãe deles não admitia que eu os repreendesse ou que colocasse limites. Fui me cansando daquilo tudo, trabalhava em dois empregos (a mulher não trabalhava por opção) e chegava a me sentir um estranho dentro da minha própria casa. Como eu era extremamente covarde e dependente emocional dessa mulher, não conseguia tomar uma atitude de me separar. Assim, sem perceber, aos poucos eu ia me deprimindo cada vez mais, e como eu não aguentava mais comigo mesmo, passei a ser um frequentador de bares e bordéis. Eu bebia exageradamente e, sempre que as minhas finanças permitiam, fazia programas com prostitutas de luxo. Resumindo, tornei-me um bebedor compulsivo, um alcoólatra e não conseguia parar. Um belo dia, resolvi que tudo isso tinha que mudar. Procurei ajuda, me tratei com psicoterapia e medicação e ainda frequentei salas de AA durante um longo tempo. Resultado: transformei-me num novo homem. Um homem sóbrio, digno, assertivo, um homem que aprendeu a dizer 'não' à mulher e aos filhos, e um homem que não deixava mais todo o seu salário na mão da mulher todo final de mês. É óbvio que me tornei indesejável e inconveniente dentro daquela família, já distorcida e disfuncional. Assim, os três se uniram e me expulsaram de casa. Obviamente com o apoio dos avós, que ainda são muito ricos e deram todo o suporte financeiro. Hoje, já se passaram cinco anos, e vejo que foi a melhor coisa que me aconteceu na vida. Eu moro só, sou feliz e livre, voltei à música, a minha vida é cheia e rica. Tenho bons e fiéis amigos. Com relação às mulheres, tenho rotativamente duas amiguinhas, que fazem sexo gostoso, e duas garotas de programa, muito amigas, que me prestam os seus serviços com o maior carinho. Não me sinto carente, não me sinto triste; pelo contrário, sinto-me feliz e livre. Hoje não acredito mais no casamento convencional. Não gosto da ideia de família — quase todas são hipócritas e tentam nos chantagear. Em resumo, não cuido mais da vida de ninguém: nem de mulher, nem de ex-mulher, nem de filho adulto, nem de amigo, colega ou companheiro. Cuido apenas da minha vida, e já não é fácil. Obrigado a você, Dra. Regina. Obrigado por se expor com tanta coragem para a nossa sociedade, que ainda nega a felicidade."

"**R**ealmente, Regina, acho seu jeito de relatar esse momento de um casal muito autêntico. Há quem diga ter passado por isso para saber o que sentimos. É uma decisão difícil de ser tomada, mas quando ela acontece creio que seja realmente assim. Estou falando pois há mais de um ano venho tentando sair de uma situação um tanto angustiante. Até gostaria se você pudesse me responder e falar se eu posso te mandar uma história da minha vida nesse último ano… Acho que vai dar para você explorar o assunto, pois sei que não sou a primeira, muito menos a última, que estou passando por essa situação. Um beijo e adoro seus livros e seu jeito de encarar todas as situações."

Se eu fosse você...

"O sofrimento pela ausência de liberdade no homem e ao mesmo tempo a impossibilidade de abandonar o ser amado (ou odiado) levam a um estado de impotência que descamba para a depressão. Por mais que se trabalhem as causas da angústia, esta parece não ter mais fim, levando a um estado de desespero. É claro que estou falando de mim.**"**

"Bom-dia, Regina. Adoro ler tudo o que você escreve. Gostaria da sua ajuda. Sou casada há sete meses e moro na casa da minha sogra, até que termine a nossa casa. Tenho 25 e ele 29 anos. Meu problema é o seguinte: meu marido sempre entra em sala de chat com o tema de sexo e também em sites pornográficos, apesar de não admitir. Sofro muito com isso, porque de um tempo pra cá sinto que ele está se afastando de mim, não me procurando mais para ter relações. Isso acontece nos dias de folga dele (ele trabalha um dia sim, outro não). Nesses dias de folga, ele fica quase um período todo do dia em frente ao computador, fazendo sei lá o quê, e depois não me quer mais, entende? Sinto-me uma inútil. Às vezes, fico me perguntando: será que ele gosta de mim realmente? Por que está comigo? Existe algo de errado com a gente? Será que não o satisfaço sexualmente? Fico muito confusa, nervosa e não consigo esconder o que estou sentindo; fico emburrada, mas não abro o jogo com ele, pois sei que vai falar que não faz isso tudo que citei. Às vezes, tenho até vontade de me matar. Acho que não mereço isso. Há cerca de dois dias descobri um e-mail dele que só tem mensagens de anúncios de troca de casais, sexo a três e fotos que ele recebe. Fiquei muito chateada, não sei o que fazer da minha vida.**"**

O que é fidelidade?

"Diz-se daquele que não mantém ligações amorosas senão com a pessoa com quem se comprometeu." Essa é uma das definições do Dicionário Aurélio para a palavra fiel. E é exatamente isso que a maioria das pessoas pensa de quem só faz sexo com um único parceiro. Mas você concorda? Cuidado, pode ser seu maior engano.

Sem dúvida, existe um equívoco generalizado ao se identificar fidelidade com sexualidade. Conheço mulheres que nunca tiveram uma relação extraconjugal, mas não suportam o marido. Permanecem com eles só por dependência financeira, criticando-os e desvalorizando-os para as amigas. No entanto, são consideradas fiéis...

Alguns não concordam com a ideia de posse, que é a tônica da maioria das relações estáveis. Para eles, a fidelidade está no sentimento recíproco que nutrem e nas razões que sustentam a própria vida a dois. Mas isso não tem nada a ver com ter ou não relações sexuais com outra pessoa. O problema é que, quando duas pessoas iniciam um namoro ou se casam, defendem a ideia de que quem ama deve contar tudo para o outro. Chega a ser patética essa obrigação que os casais se impõem. Casamento não é confessionário.

Quando tudo é conhecido, se não existe nada no parceiro que não se saiba, não há surpresa, não há nenhuma novidade, não há descoberta. O que existe, como consequência natural dessa vida tão sem emoção, é um profundo desinteresse. É assim com a maioria dos casais. Optam pela monotonia e pelo tédio porque não suportam as surpresas

Se eu fosse você...

de uma vida sem garantias preestabelecidas. Isso não passa de uma ilusão. Desde quando existe alguma garantia, de qualquer espécie, na existência humana?

De uma maneira geral, numa relação estável as cobranças de fidelidade são constantes e é natural sua aceitação. Severa vigilância é exercida sobre os parceiros. O medo de ficar sozinho é tamanho, que é difícil encontrar quem reivindique privacidade e tenha maturidade emocional para saber que, se tiver um episódio extraconjugal, isso não diz respeito ao parceiro. A única coisa que importa numa relação é a própria relação, os dois estarem juntos porque gostam da companhia um do outro e fazerem sexo porque sentem prazer. Todas as restrições impostas e aceitas com naturalidade ameaçam muito mais a relação do que a infidelidade.

Reprimir os verdadeiros desejos não significa eliminá-los. Quando a fidelidade se traduz por concessão que se faz ao outro, o preço se torna muito alto e pode inviabilizar a relação. Algumas pessoas já estão se dando conta disso e, talvez por lidar melhor com o desamparo e não se submeterem cegamente às normas sociais, ousam soluções nada convencionais. Sorte delas.

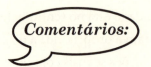

"**R**ealmente, as pessoas vivem representando e se esquecem que só se vive uma vez e que a vida passa muito rápido. Ficam preocupadas com a sociedade e com os outros, ou seja, as pessoas deviam ser mais objetivas e esquecer os outros e fazer o que realmente têm vontade. O fato de estarmos casados ou namorando alguém hoje não significa que tenhamos que ficar eternamente com esse alguém. Mas infelizmente grande parte das pessoas não se dão oportunidade."

"**T**ive experiências extraconjugais e amadureci muito com isso. Agora, cobro muito menos do meu parceiro."

"**M**ais cedo ou mais tarde, trairemos. Não há quem consiga viver a vida inteirinha do lado de uma pessoa. O ser humano precisa de emoção para viver e, como você bem falou, quando o casamento cai no tédio as emoções voam pela janela. A vida sem emoção não é vida. Traio e continuarei traindo, e excita-me pensar que minha esposa pode agir da mesma forma."

"**A**cho que dá até mais motivação ao casamento. Quando tive a minha primeira relação extraconjugal, senti que o casamento começou a ficar melhor. Certas vezes você acha que só com uma pessoa a coisa pode ficar rotineira; você não precisa melhorar, porque é sempre igual, e com outras relações você vê que aprende muito a respeito do sexo. Mas tudo tem que ser com muita prevenção, sempre com preservativo!!!"

"**J**á fui traída, peguei os dois juntos, pensei que fosse morrer. Ele me traía no local de trabalho dele, eu nunca ia lá. Um dia resolvi ir, foi horrível, 14 anos de casamento jogados fora. Sofri muito, chorei, pensei que fosse morrer. Mas o tempo passou, dois anos depois dei o troco, foi maravilhoso, porque foi com alguém que eu queria. Ele sempre negou, mesmo eu tendo provas de sua traição. Ainda estamos juntos, mas não sei por quanto tempo. Depois de uma coisa assim, a relação nunca mais é a mesma; além disso, temos dois filhos. Acho que nós dois nos merecemos, porque ambos somos infelizes e covardes, porque não temos coragem de terminar."

"**P**arabéns pelo artigo! Não sei como ainda hoje as pessoas tentam se convencer que a fidelidade existe. Será que 'alguém' tem

Se eu fosse você...

o direito de comandar o desejo do outro? Sempre pergunto para os meus amigos como se faz. Engraçado que aqueles que tiveram alguma experiência fora do relacionamento, seja casamento ou namoro, sempre têm uma justificativa para tal, nunca assumem que fizeram por prazer."

"Sei que parece estranho, mas sinto tanto amor e tesão pelo meu noivo que não sinto nenhuma vontade de ficar olhando ou de transar com outra pessoa. Nós conversamos e ele sente o mesmo que eu. Acho que estar com alguém e sentir ou não atração por outra pessoa varia de personalidade, é algo de cada um. Eu e meu noivo nos amamos e não sentimos atração por outros, mas tenho amigos que se amam e sentem. Então, eu acho que ter ou não vontade de fazer *ménage*, grupal, ou o que for, varia de cada pessoa, afinal, existem vários tipos de amor."

"Estou de acordo com a sua opinião sobre relação extraconjugal ser feita por puro prazer, embora com cuidados. Não deve nos angustiar em relação à esposa, com a qual o sexo já se tornou rotineiro e sem graça."

"Regina, sou casada, meu marido é ótima pessoa, mas sexualmente não estou satisfeita. Não dá para ensiná-lo a me tocar. Mas acho que o relacionamento extraconjugal diz respeito ao parceiro, atingindo-o. Quero, mas não vou fazê-lo; posso até vir a me separar e, aí sim, encontrar uma outra pessoa que me satisfaça."

"Parabéns, Regina, é isso que precisamos ouvir, pensar."

"É muito difícil externar o emaranhado de pré-conceitos e conceitos que estão entranhados em mim. Ainda assim, não sei se vou chegar a qualquer conclusão do assunto sobre fidelidade.

Vou deixar rolar os acontecimentos dos dois últimos relacionamentos que tive, por algum tempo simultâneos, sendo que um deles ainda continua. Bem, no início rolava apenas um deles e estava tudo bem, só que ela, por questões de trabalho, tinha que viajar todo mês, ausentando-se de sete a quinze dias. Eu não gostava da ausência e propus acompanhá-la, visto ter disponibilidade de tempo, assumindo, é claro, todos os custos extras para tal. Ela contra-argumentou que seus colegas, com os quais se deslocava, nunca haviam levado seus companheiros ou companheiras e que não se sentiria bem se eu passe a acompanhá-la. Continuei a esperá-la, e falávamos sempre por telefone durante as suas viagens. Acontece que surgiu, numa das ausências dela, uma moça, dando ensejo ao relacionamento paralelo. Não consegui disfarçar por muito tempo e até por telefone as coisas mudaram. Não havia mais alegria em receber ou telefonar para ela. A relação terminou e fiquei com a outra. Mantivemos contato esporádico via telefone e ela não ficou com ninguém, pelo menos numa relação mais estável. Assim se passaram cinco anos. Hoje, ela parou de viajar e, pelo telefone, dá-me a entender que tem saudade do tempo passado. E eu balanço, o que me deixa desgostoso comigo mesmo, parecendo falta de caráter.”

“A relação conjugal nos moldes ocidentais está fadada ao fracasso, pois chega o momento em que o casal continua como tal, de uma maneira pró-forma, ou seja, faz de conta que tudo corre bem. Para se ter firme o desejo pelo parceiro, faz-se necessário o novo, algo que estimule a relação, e isso normalmente é mais difícil de ser conseguido do que um caso extraconjugal.”

“Acho que ter um compromisso com uma pessoa quer dizer, entre outras coisas, ter respeito por ela. Isso é ser fiel, é ter um compromisso com alguém e respeitar essa pessoa na sua pre-

Se eu fosse você...

sença ou ausência. Agora, se um dos parceiros pretende ter relações extraconjugais, que isso seja aceito por ambos. Caso contrário tudo se quebra, porque perdeu-se o respeito."

"Concordo plenamente e tenho convicção de que infidelidade, de fato, é a que se comete em relação aos próprios desejos. Contudo, considerando o que é socialmente aceito, acho difícil encontrar pessoas que pensem dessa forma para ter relacionamentos, de modo que, às vezes, omito meus pensamentos mais francos por medo de espantar alguma parceira."

"Penso que até é verdade, mas, como tudo na vida, tem que haver um normatizador, porque senão vira bagunça. Sexo é bom, mas sem emoção morre. Agora, como fazer para que seja eterno enquanto casado? Difícil, não?"

"Regina, penso que há pessoas fiéis, por fidelidade a si mesmas. Há pessoas fiéis por norma social. Há pessoas infiéis por fidelidade a si mesmas e infiéis por norma social. Seu artigo parece sugerir que a infidelidade pode ser a solução para alguma coisa, seja lá o que for. Assim, fidelidade e infidelidade se indiferenciam. Sei não! A melhor metáfora que conheço para fidelidade é o fio de Ariadne. Somos fiéis quando asseguramos (voluntariamente) ao outro a possibilidade de se perder no labirinto, enfrentar seus minotauros e encontrar o caminho da volta. É claro que exercitar a fidelidade nesse sentido envolve sempre algum risco. O fio pode se tensionar demais e romper-se. Nesse caso, resta-nos tentar de novo e comprar mais um novelo."

"É isso aí. Para a relação dar certo é necessário que tenhamos direito à privacidade e possamos exercê-la sem culpa."

"**C**oncordo que é preciso ousar e mudar, e que o medo é o que impede as pessoas de fazerem isso, a pressão social dos amigos e da família. Há discriminação principalmente contra a mulher que não transa exclusivamente com seu namorado, marido, ou que mantém outros relacionamentos. Sinto uma vontade imensa de mudar nesse sentido, porque está claro pra mim que é uma utopia exigir essa fidelidade. As pessoas precisam mesmo trocar experiências diferentes com outros parceiros, se enriquecer e acrescentar algo na relação e em si mesmas. Parabéns a você, Regina, esse site tem me esclarecido e ajudado muito. Gostaria de pedir encarecidamente que falasse um pouco também sobre autoestima nesse tipo de relação, o que se pode esperar como parâmetro de resposta ou de reciprocidade, qual seria essa reciprocidade no parceiro que mantém relações assim, tão soltas. Como podemos trabalhar nossa rejeição na medida em que tentamos nos soltar desses condicionamentos asfixiantes?"

"**B**em, gostaria de parabenizar pela matéria sobre fidelidade, é realmente isso que encontramos no nosso dia a dia, pessoas se apropriando de outras sem ao menos perguntar 'O que você acha?'. Na minha opinião, o conceito de relacionamento, amor e sexo, hoje em dia, fica resumido em um sentimento de posse. Tenho 19 anos e sou 'casada' há cinco meses com uma mulher maravilhosa, porém ciumenta."

"**E**xcelente a sua visão sobre a fidelidade. Infelizmente essa visão tão racional não é a vigente. Sinto na pele a infinita incapacidade das pessoas do meu círculo de amizade de assimilarem a vida com mais honestidade e felicidade. Me parece, e neles eu me incluo, que o medo é o grande vilão, o bicho-papão. Como é difícil ousar e mudar! Parabéns pela sua ajuda e por sua postura. Nós precisamos de coragem."

Se eu fosse você...

"**É** preciso ler isso para começar a entender o que é relacionamento e o que o meu namorado necessita neste momento, vocês estão de parabéns."

"**C**omo um texto ultramoderno, ou melhor, ultramoderninho, está perfeito. Ah, e para as pessoas promíscuas também. Mas será que para um relacionamento saudável, cercado de reciprocidade e respeito, esse contexto se encaixa? Será possível viver bem, em perfeita harmonia com o parceiro, sem que o conceito de fidelidade exista entre eles? Na minha singela opinião, acho que não. Para casais que realmente se gostam, a fidelidade surge de maneira natural. Como um beijo apaixonado. Quando ele surge de maneira artificial, por assim dizer, é sinal de que não existe o carinho e o respeito devidos. Gostaria muito de saber como separar sexo, ou sexualidade — como foi colocado —, desse assunto. Num relacionamento saudável e recíproco fazem parte tanto a fidelidade quanto o sexo. Através deste, passamos a conhecer melhor o parceiro, não só 'carnalmente', mas espiritualmente também. Sentimentos antes desconhecidos são revelados nesse momento. Desculpem, mas não consigo aceitar a ideia que está sendo colocada aqui. É como se estivesse querendo dizer que a promiscuidade é uma coisa natural e tem que ser entendida como tal."

"**T**enho 39 anos, sou casada há 20 anos, tenho uma família linda. Faz uns oito meses que tenho um amante muito mais jovem que eu. Gosto da companhia do meu marido, mas fazia tempo que não sentia nenhum orgasmo com ele; até tentei procurar tratamento, tentei de tudo e nada. Um dia, conheci meu amante, comecei a sentir sensações maravilhosas. No começo me apaixonei, queria ficar com ele todo dia — ainda bem que ele é casado —, queria me separar porque queria ficar com meu amante. Até que percebi que seria uma loucura, ele não iria largar tudo por mim. Fiquei muito carente, agora tô mais tranquila. Mesmo assim quero muito fazer sexo com ele. Como agora quase nem posso ficar com ele, me masturbo muito pensando nele, acordo pensando nele, só quero fazer sexo com ele. Quando conseguimos ficar juntos é sempre muito rápido. Sei que tudo é uma loucura, agora tô tentando com meu marido. Meu marido está superapaixonado por mim, todo dia me encontra linda, maravilhosa; mesmo assim não quero fazer sexo com ele, faço por obrigação. Mas não quero estragar a minha vida. Só quero atenção de meu amante, quero que ele sempre fale comigo de sexo, do que tem vontade, agora só penso em sexo, fico muito excitada só de pensar nele... quero e quero, mas às vezes sinto que meu amante me deixa um pouquinho de lado, me deixa louca de vontade..."

Incompatibilidade na vida a dois

É natural querer ficar perto e desenvolver amizade com pessoas que possuem interesses e visão do mundo semelhante à nossa. Pode até haver divergência em um ou outro ponto, e mesmo gostos diferentes, mas se existir concordância nos aspectos considerados básicos, não há o menor problema. Porém, nas relações de namoro ou casamento essa regra não se aplica. As incompatibilidades são tantas, e muitas vezes tão profundas, que fica difícil de entender como o casal consegue continuar convivendo. Sem contar que com os amigos encontramos quando temos vontade e queremos compartilhar alguma coisa, e no amor você é cobrado a estar junto o tempo todo.

Acredita-se tanto na necessidade de ter um parceiro amoroso estável que, quando se inicia um relacionamento, a ansiedade em estabelecer logo um compromisso não permite conhecer bem o outro. Durante o casamento as incompatibilidades podem infernizar o dia a dia — as que já havia e as novas que surgem —, mas o que não falta é gente para convencer o casal de que na vida a dois é simplíssimo se fazerem toneladas de concessões. "Os dois têm que ceder", "Tem que ter paciência com os erros do outro" são os jargões mais utilizados. Para quem acredita nisso não há saída: o casamento passa a ser aquele fardo pesado de carregar. Mas a moral conservadora, aliada à fantasia do par amoroso idealizado, deve ser mantida a qualquer custo.

As frustrações vão se acumulando e o cotidiano vai se tornando insuportável. Como mecanismo de defesa, surge a tendência a negar o que se detesta no outro ou na própria vida. Tenta-se fazer de conta que está tudo ótimo. Aí é que reside o perigo. Se a pessoa não tomar coragem e sair fora, vai viver exatamente o mesmo que um sapo desatento. Uma fábula conta que se um sapo estiver em uma panela de água fria e a temperatura da água se elevar lenta e suavemente, ele nunca saltará. Será cozido.

Por mais medo que se tenha do novo e do desconhecido, por mais que seja difícil recomeçar uma nova vida, existe coisa pior do que ser cozido lentamente no conformismo de um casamento sem emoção?

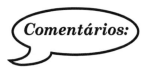

"Agradeço, Regina. Parece que sua análise 'incompatibilidade da vida a dois' foi para mim. Tenho 37 anos, casada há 12, marido com problemas de alcoolismo, um casal de filhos 9 e 5 anos, negócios indo de mal a pior, desempregado, apoético e, algumas vezes, violento, tanto que, embora raro, já tomei bofetes. Por outro lado, convivo três, quatro ou cinco vezes por ano com outro casal, que mora em outra capital. Ela é minha irmã mais velha, ele, um bem-sucedido profissional do meio jurídico. Bota bem-sucedido nisso. Inteligente. Brilhante. Ama a esposa e os dois filhos, a natureza e a música. Generoso comigo. Elogios discretos, pessoa atraente. Pratica esporte radical. Quando nos encontramos aqui ou na cidade deles, sempre existe muita alegria. Somos cunhados. Somos amigos. Confidentes em certa escala. Dou asas, mas não deixo transparecer. Gosto da minha irmã. Nossa família é unida nos moldes italianos. Sempre estamos todos juntos. Meu Deus. Já não sei mais nada. No mês de janeiro, em que eu estaria junto com meu marido e a família da minha irmã no litoral, meu marido resolveu voltar para nossa cidade no final da primeira semana. Continuamos por lá até o final do mês. Difícil ficarmos sós, embora, às vezes, estando todos juntos, algo

Se eu fosse você...

me satisfazia. Elogios, disse-me ser charmosa, bonitona. Numa rápida descuidada de todos, sentada, passou por trás, afastou meus cabelos, e desceu as mãos em meus ombros, massageou-me, carinhosamente. Percebi que todos estavam voltando para casa e pulei da cadeira escondendo minha fraqueza. Nem olhei para ele. Depois, voltei para minha cidade. Ligou-me ele, o cunhado, semana passada, sob o pretexto de uma bobagem e convidou-nos a passar o carnaval na praia. Decidi não passar. Carnaval é carnaval. Tenho certeza da minha atração e da dele. Só que não conseguimos avançar. Os laços, a família, a sensação de possível desgaste de todos numa eventual troca de amor, prefiro manter estas aparências, com o marido que acabo de descrever. Se eu ceder, atormenta-me a possibilidade de mantermos um caso duradouro, às escondidas de toda uma grande família. Considero isso uma traição das grossas e imagino que ele pensa o mesmo. Até quando deverei ficar assim? Tenho que suportar? Confusa, amando, quase louca de paixão."

"**R**egina, não sou casada, sou noiva há um ano e meio, e justamente estão começando a aparecer várias ideias divergentes entre mim e ele. Ele nunca cedeu em nenhuma briga, diz que sou sempre errada. Penso em quando casarmos, como vai ser? Serei o sapo cozido? Tenho muita paciência, luto para que dê certo, mas já me disseram que ninguém muda. É difícil sair fora, ainda mais nos dias de hoje, que ninguém encontra ninguém."

"**C**oncordo inteiramente com o que foi escrito. No entanto, as pessoas e a sociedade em geral não veem as coisas dessa forma, tanto que cobra-se muito a 'convivência a dois' mesmo em estado de beligerância permanente. A cegueira geral tem causado muita infelicidade, mas o pior é que os corajosos, quando resolvem não viver como ditam esses valores, são discriminados."

"**V**árias amigas minhas enchem o saco dizendo que precisam namorar. Mas o que a gente precisa é se divertir. Pegar alguém que só te traz preocupação é ridículo. Não tem problema nenhum não ter namorado. É até moderno!"

"**R**egina, concordo com seu texto, é a experiência que estou vivendo! Não é fácil romper com ideias que nos foram impostas, principalmente pela família. Por mais que seja difícil, quero o inesperado, o encanto que esteve adormecido em mim durante 20 anos... Riscos existem... mas é preferível corrê-los a viver sem o brilho no olhar. Estou recomeçando minha vida, aos 40 anos. Cansei de 'ser politicamente correta' em relação às hipocrisias com as quais convivo. Seu livro *A cama na varanda* fez-me refletir muito sobre coisas que jamais revelaria a alguém. Nele, encontrei coragem, ousadia, desejo de ser eu mesma, coisas que quando jovem me faziam feliz. Passo por momentos delicados, tênues, mas com uma coragem enorme! Sinto-me uma fênix, renascendo das cinzas... e que cinzas doloridas. Um beijo de gratidão. 'A vida só é possível reinventada...'"

"**E**stou passando por uma situação parecida com isso, mas acho que pior, pois ele já me agrediu. Ficamos separados algum tempo, voltamos e piorou. Enquanto estávamos separados, ficávamos, e logo depois que voltamos eu fui almoçar na casa da mãe dele e uma garota ligou querendo falar com ele. Estou com o coração muito pesado. Preciso de ajuda, por favor!"

"**É**, tô nessa! O que mais dói é o sentimento de fracasso, de impotência."

"**S**erá que em todo casamento e namoro 'as incompatibilidades são tantas, que fica difícil o casal continuar convivendo'? No

Se eu fosse você...

meu caso, e em muitos que conheço, o casamento realmente não deu certo. Mas será que estou errada em ainda acreditar numa relação a dois que possa ser bem-sucedida? Que possa existir uma relação saudável, de companheirismo, de respeito ao outro, de amor? Acho meio triste e até pessimista essa visão da Regina, ou talvez eu não a tenha compreendido bem... Gostaria que ela se aprofundasse mais a esse respeito, sinceramente."

"**P**or isso que digo que bom mesmo é morar só e nem mesmo se envolver demais nas artimanhas do 'amor'. Isso não quer dizer que não devemos nos apaixonar e curtir as coisas boas de um relacionamento amoroso, mas juntar as escovinhas de dente, ah, isso é dose."

"**N**a leitura que fiz esta semana em uma de suas teses sobre a mulher casada que se prostitui para o seu marido, por fazer sexo com ele sem ter desejo, não concordo que ela seja comparada a uma prostituta. Se ela tem um marido que a ama, a deseja, a procura constantemente, sente tesão e carinho por ela, e acima de tudo é um bom marido, e procura dar do melhor para ela e seus filhos, responsável cumpridor de todas suas obrigações, por que ela não pode, como consideração ao marido, atender seus desejos e fantasias? Por isso ela estaria sendo uma prostituta????"

"**H**á pessoas que sofrem a vida toda, fazem os filhos sofrerem também porque elas têm uma covardia absurda e um medo de não serem autossuficientes para sobreviverem sozinhas. Essas pessoas acabam se automutilando inconscientemente e passam pela vida sem o vislumbre do verdadeiro amor."

"Regina, faz pouco tempo que conheço seu site, e não tenho a disponibilidade de acessar sempre, mas a cada dia que o visito encontro artigos mais interessantes!!! Estou muito feliz de existir uma página como a sua!! Sou estudante do 7º período de psicologia e me interesso muito pelos assuntos que você aborda aqui!! E adorei esse artigo sobre a incompatibilidade na vida a dois, pois é exatamente o que eu penso, e a maioria das pessoas me critica, usando exatamente do mecanismo de defesa que você cita nele. E realmente o mais difícil em um relacionamento, a meu ver, é saber a hora de sair dele sem deixar que uma boa parte da gente 'morra' junto com a relação. Parabéns!**"**

"Acho que todos nós desejamos encontrar alguém em cujos braços possamos tocar os dedinhos nas nuvens! Não se trata de idealizar uma situação improvável, mas de sonhar em atingir o êxtase. E nós precisamos sonhar... sempre! Sonhar e lutar para a realização desse sonho. Acredito que todos gostaríamos de obter o máximo de tudo aquilo que nos é permitido experimentar. Um relacionamento a dois só será bom se houver entrega total e franqueza absoluta. Coisas difíceis de se obter. Ainda hoje encontramos muita gente que, quer seja por preconceito, vergonha, ou sei lá o quê, relaciona-se com seus parceiros da mesma forma que seus avós se relacionavam! Não evoluíram! Não aprenderam nada com o passar dos anos! Não sabem sentir seus desejos e reconhecê-los. Frustram-se de tal forma que beiram o masoquismo. Viemos ao mundo para evoluirmos... em todos os sentidos. Ser feliz é um direito de todos. Não creio que alguém deva suportar por anos a fio um relacionamento insatisfatório... nem em nome de filhos nem (e muito menos) da imagem que passaremos para a sociedade. Não está escrito em lugar nenhum que devemos agir assim! Somos seres pensantes e com alta carga de sensibilidade, apesar de muitos parecerem negar ambas as

Se eu fosse você...

afirmações. O fato de se esconder, sufocar um sentimento, não vai fazer com que ele desapareça!**"**

"Regina, a minha situação, após 26 anos de casado, é a seguinte: tem quase dez anos que minha esposa não me beija ou faz qualquer carinho; apenas fazemos sexo e ambos gozamos. Para suprir esta carência, especialmente falta de beijo na boca que eu sempre adorei, passei a buscar isso fora de casa já tem uns três anos. Desta forma consegui equilíbrio. Não separo porque não sou infeliz com ela e adoro minha família.**"**

"Concordo plenamente. Precisamos ter sempre em mente que é impossível apenas um dos cônjuges ser feliz no casamento. Quando um está infeliz, é claro que o outro também está. E se ninguém tem o direito de impedir a felicidade alheia, quanto mais o de atentar contra a sua própria felicidade. A vida é feita de sucessivas decisões: optar quase sempre é doloroso, mas é o preço que pagamos por essa tal liberdade. Às vezes temos que ter a santa coragem para 'trocar o calor do ninho pelo frio da manhã'. Senão, jamais saberemos qual é o perfume da brisa matinal: que aromas ela traz do orvalho da madrugada, dos vales verdejantes, das montanhas douradas, banhadas pela luz incipiente de um novo alvorecer; não saberemos das revoadas de pássaros multicoloridos, galgando a imensidão dos espaços abertos... espaços azuis, da cor da liberdade... da cor da paz!**"**

————●————

Atração sexual

Coisa misteriosa e que ninguém sabe explicar direito. Por que nos sentimos atraídos por alguém e de que forma atrair a pessoa desejada é o que todos tentam descobrir. Geralmente se pensa logo na beleza e, como primeira impressão, a aparência é fundamental mesmo. Mas sendo o belo também condicionado pela cultura, os tipos ideais variam de época e lugar, desempenhando um papel fundamental na escolha do parceiro sexual.

Para nosso espanto, o que torna homens e mulheres mais atraentes em outras partes do mundo são aspectos físicos que nem de longe apreciamos. Os Maias gostam de pessoas vesgas, e existem povos da África e da Oceania que têm preferência por gengivas e línguas pretas (Maasai), dentes pretos (Yapese), umbigos enormes e salientes (Ila), seios pendentes (Ganda), ausência de sobrancelhas e cílios (Mongo), e assim por diante. Em algumas sociedades, mulheres gordas são muito valorizadas. As meninas, antes do casamento, chegam a ser postas "em regime de engorda", em que devem comer exageradamente para ganhar tanto peso quanto for possível.

No Ocidente, há critérios de atração bem específicos, em que as normas baseadas na beleza física regem até concursos. É claro que existem as preferências individuais, mas a atração sexual, para a grande maioria, se baseia nas características que diferenciam homens e mulheres — todos os tratamentos de beleza femininos enfatizam essas diferenças (sobrancelhas finas, ausência de pelos etc.).

Se eu fosse você...

Entretanto, os homens, mais do que as mulheres, são atraídos pela aparência física, e algumas pesquisas mostraram que apenas um por cento delas se sentem atraídas por homens com músculos avantajados, tórax, bíceps e ombros desenvolvidos. A maioria prefere homens menos musculosos, vestidos, em vez de nus, e nega ser obcecada pelo tamanho do pênis. Um terço das mulheres cita as nádegas, pequenas e firmes, como a característica visualmente mais excitante nos homens. Eles, por sua vez, se sentem atraídos por cintura fina, quadris largos e seios avantajados, bem diferentes do que possuem.

A estética é apenas um dos itens responsáveis pela atração sexual. A sedução do cheiro ocupa posição de destaque. A mariposa secreta um líquido invisível do seu abdômen — o feromônio — e atrai pretendentes a mais de um quilômetro. Nós também exalamos um cheiro que atrai as pessoas, só que a uma distância menor. Homens e mulheres têm glândulas "apócrinas" nas axilas, em volta dos mamilos e na virilha, que se tornam ativas na puberdade. A secreção delas não tem nada a ver com aquelas que acabam produzindo o cheiro acre e azedo da transpiração. Cada pessoa tem um cheiro próprio, um *odor pessoal*.

Há muito tempo se sabe disso. Baudelaire afirmava que a alma de uma pessoa estava nesse suor erótico. Napoleão enviou uma carta a Josefina dizendo: "Chego a Paris amanhã à noite. Não tome banho." E um escritor francês do século XIX escreveu que o cheiro das axilas de uma mulher "despertam facilmente o animal que se esconde dentro do homem". Atualmente, nas festas em algumas partes da Grécia, os homens colocam seus lenços sob as axilas e oferecem às mulheres que convidam para dançar. Dizem que o resultado é garantido. Odores genitais, em alguns casos, também são considerados excitantes. As prostitutas de Nápoles eram conhecidas por passar os fluidos vaginais atrás das orelhas para atrair mais clientes, e um índio apache declarou que colocava o dedo dentro da vagina de uma mulher e o cheirava, como tentativa de combater uma impotência temporária.

Contudo, como se explica que uma pessoa, mesmo sendo bonita e tendo o cheiro que nos agrada, não seja sexualmente atraente, ou o seja apenas num primeiro momento? Isso ocorre com frequência, ao mesmo tempo em que ficamos surpresos quando nos percebemos fortemente atraídos por alguém que não corresponde em nada ao nosso ideal de beleza. Na realidade, a atração sexual transcende aos aspectos físicos. É um jeito de sorrir, de olhar, quem sabe uma observação interessante, um modo de falar... Não dá para dizer o que é, nem de onde vem. Talvez venha do invisível, e não se sabendo que nome tem, podemos chamar de espírito.

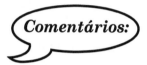

Comentários:

"Achei bem interessante seu comentário Regina, mas acredito que o que mais desperta o interesse pelo o outro é a forma como ele ou ela pensa, se expressa, e até mesmo por sua conduta diante do primeiro encontro e também sua posição social. Aí, sim, desperta o verdadeiro interesse pelo parceiro."

"Risos... é como está escrito no início do texto: 'Coisa misteriosa e que ninguém sabe explicar direito...' E nunca saberemos explicar!! Acredito que venha do espírito, sim, e que seja um carma. Não há outra explicação no momento."

"Regina, tudo isso é verdade. Sou atraída sexualmente por um homem que também é atraído sexualmente por mim. Só que eu gosto muito dele e ele não gosta de mim. Dá para entender? Eu não consigo. Aliás, ele adora mulheres!!!!!!!!!"

"Adorei o artigo e concordo plenamente com o final, em que diz que a atração sexual transcende aos aspectos físicos. No meu ponto de vista de hoje, não é a beleza, e, sim, a maneira que se expressa."

Se eu fosse você...

"**M**uito bom, há aspectos que desconhecia e contribuiu para melhorar meu interior."

"**A** beleza não está no físico da pessoa, mas no seu íntimo. O que precisamos é aprender apreciar essa beleza interior que não chega aos olhos, só se conhece alguém como realmente é quando temos algum tempo de convivência com essa pessoa. Ninguém ama aquilo que não conhece!"

"**P**ara mim, a atração sexual é mais que um mistério. Tenho ótima aparência, sou bonita e me apaixonei, sexualmente falando, por um homem com características físicas que jamais imaginei! Feio, grosseiro e sem classe. Foi muito difícil sair do relacionamento, mas um dia consegui! Porém, nunca mais senti o mesmo por ninguém..."

"**A**credito que a atração passe pela química no processo mental. É como um sinal de alerta. Até de perigo... Sinto atração, mas sinto perigo. Na verdade é uma experiência muito pessoal. Amei demasiadamente meu marido e amei também um outro homem completamente diferente do meu marido. Como? Não sei explicar..."

"**M**uito interessante. Estou de acordo que o aspecto físico não é o mais importante, mas quanto ao 'cheiro' discordo; não dá pra aguentar um cheirinho mais forte, principalmente nas axilas."

"**É** uma reação subjetiva e, na minha opinião, o importante é que estejam envolvidos os cinco sentidos físicos."

"**N**a minha opinião, atração sexual é uma coisa mais de visual, de pele, algo que dura um tempo determinado. É claro que quando se ama essa atração dura mais. Mas na maioria das vezes é algo muito passageiro e instável. A qualquer momento a atração muda de rumo e nos sentimos atraídos por outro. A atração sexual é importante, mas não garante o sucesso de uma relação se for apenas físico. É preciso o toque, a pele, tudo... daí pra amor é um pulo!"

"Com 16 anos eu tinha um 'modelo ideal de homem', tipo: alto, moreno, olhos claros etc. De repente, me vi de pernas bambas, rosto ruborizado, olhos brilhantes, coisas do tipo, só de vê-lo. Tal qual uma adolescente (com 26 anos). Sabe como ele é? Alto, meio barrigudinho, meio careca; por que senti atração? Até agora não sei. Só sei que sinto, oras... Adoro a voz dele, o olhar, o jeito, o cheiro, TUDO nele é simplesmente LINDO..."

"Adorei o artigo. Realmente a atração física é uma coisa inexplicável, que se dá através de cheiros e químicas diferentes. A aparência física só é valorizada no início, depois aspectos mais importantes como o jeito de olhar, de falar, de tratar é que ficam em primeiro lugar."

"Gostei da matéria, é um assunto muito interessante e sem explicação mesmo até hoje... Também gostei do site, está muito dez!!!! Parabéns!!"

"Tenho certeza que acontece assim, e até agora não tem explicação."

"Parabéns! Muito bem observado, principalmente as afirmações do último parágrafo. Estou vivendo isso, tenho um namorado que é modelo, absolutamente lindo, sexy, educado, gentil e muito mais. Mas atualmente percebi que fui despertada por

Se eu fosse você...

um cara na igreja, olha só o lugar. Ele não é bonito, é até meio desajeitado, mas tem algo que eu adoro e nem sei explicar bem o que é, mas com certeza tem a ver com o jeito de falar e sorrir. Eu acho isso nele lindo. Resultado: enxergo-o com outros olhos, tornando o resto lindo também. Resultado: não sei se fico com meu namorado ou não. Atração física, dependendo do jeito como é cultivada, vira paixão rapidinho..."

"Gostei muito da reportagem; eu, como mulher, assino em baixo. Na minha opinião, um olhar e um sorriso valem muito mais do que corpos e rostos perfeitos. Mas também é verdade que todo mundo tem seu ideal de beleza. Embora este seja apenas aproveitado quando está unido a esse mágico encanto, que é a verdadeira química da paixão!"

"Com certeza muitos de nós concordam que beleza não é tudo. Outro dia, li um pequeno artigo na revista *Veja*, que dizia que Cleópatra não era a mulher linda e perfeita que povoa nosso imaginário; ao contrário, segundo a revista, alguns achados arqueológicos fazem acreditar que ela não era uma mulher bonita. E se era feia, usemos este termo na ausência de um outro, deve ter tido encantos infinitamente superiores e mais importantes, já que era uma mulher poderosa e teve o amor de Marco Antônio e Júlio Cesar. O que me levou a pensar que, independente da estética, ela tinha um quê, inteligência, ousadia, poder, sensualidade, e deve ter sido uma parceira/cúmplice na cama e na vida, enfim... Agora posso ainda dizer que devia ter um cheiro!"

"Se levarmos em conta os fenômenos energético-espirituais, chegaremos à conclusão que mais que a química ou o cheiro, pois estes dois últimos são apenas manifestações físicas das bioenergias de cada um de nós, e usando a teoria das encarnações, observaremos que nós estamos sempre reencontrando uma pessoa que provavelmente já nos foi íntima e cara. Deste modo, embora estejamos em oura época e com outra aparência, quando nos deparamos com um amor ou paixão de outrora, reconhecemos a pessoa por suas energias e, de maneira inconsciente, voltamos a sentir as emoções relacionadas àquela pessoa no passado. Embora não tenhamos a lembrança total desse passado afetivo, fica-nos a lembrança intuitiva e inconsciente desses laços de paixão ou amor, que não sabemos explicar. Por isso, na maioria das vezes, as afinidades se tornam muito fortes, e o que começa num simples encontro se torna, num espaço de semanas ou meses, um relacionamento muito importante para um dos indivíduos ou para o casal. Eu sei porque estou passando por essa experiência, com uma pessoa de quem eu nunca pensei que seria sequer amigo e hoje, a cada dia que passa, estou convencido que é a mulher de minha vida."

"**A**dorei a matéria. Gostaria que fizessem uma matéria sobre falta de desejo sexual em mulheres que sofrem traumas psicológicos em relação ao próprio pai, em relação a outras jovens que se entregam ainda meninas a vários meninos, e, também, essa falta de desejo na menopausa. Agradeço imensamente."

"**N**ão sei bem, mas não nos sentimos só atraídos pelo que vemos. Não devo ser a única desse mundo virtual que sente-se atraída por alguém que nunca viu. E ao conhecer a pessoa, percebe que a sensação aumenta. Lógico que em certas vezes há aquela decepção, mas comigo aconteceu de me atrair e, depois de vê-lo, me apaixonar."

Se eu fosse você...

"Na verdade a atração acontece no nosso inconsciente, nossa alma, nossa áurea, nossa paz espiritual, e nosso caráter e personalidade. Tudo isso muitas vezes é negado pela mídia, que tenta pôr padrões de beleza no ser humano, e os tolos caem. Na verdade todos são infinitamente lindos, basta saber olhar. E a atração é uma afinidade espiritual."

É possível salvar o casamento?

Demorei para descobrir por que meu avô considerava "pouca vergonha" pessoas separadas conversarem ou até se cumprimentarem. Quem viveu na primeira metade do século não podia mesmo entender. Na maioria dos países ocidentais, o casamento constituía um contrato duradouro e não era permitido o rompimento, a não ser em casos de faltas gravíssimas cometidas por um dos cônjuges. Entre elas estavam o abandono do lar, adultério, alcoolismo e violência física. "Depois de tanto ultraje, como podem ficar amigos?", ele devia se perguntar.

Naquela época não havia separações amigáveis. Embora, como acontece hoje, as mulheres fossem responsáveis pela maioria dos pedidos de divórcio, a situação delas era bem difícil. Apesar de só se separar quando o casamento se tornava insuportável, elas eram discriminadas e representavam uma vergonha para a família.

Sem dúvida, a felicidade no casamento depende das expectativas que se depositam na vida a dois. Antigamente, as opções de atividades fora do convívio familiar eram bastante limitadas, não só para as mulheres que cuidavam da casa e dos filhos, como para os homens que do trabalho iam direto para o aconchego do lar. Desconhecendo outras possibilidades de vida, não almejavam nada diferente, e o grau de insatisfação era muito menor. Havia um conformismo generalizado.

Entretanto, o movimento de emancipação feminina e a liberação sexual dos anos 1960 trouxeram mudanças profundas na expectativa de permanência de uma relação conjugal. Surgiram muitas opções de

Se eu fosse você...

lazer, de desenvolver interesses vários, de conhecer outras pessoas e outros lugares. Sem falar numa maior permissividade social para novas experimentações, nunca ousadas anteriormente. Ao contrário da época em que, excetuando os casos de intenso sofrimento, ninguém se separava, hoje a duração dos casamentos é cada vez menor. Isso ocorre porque quando uma pessoa se vê privada das perspectivas que são de alguma forma possíveis, a frustração é inegável.

Pude comprovar esse fato quando, após ter dado várias palestras para um público com idade entre 30 e 50 anos, cujas insatisfações no casamento eram evidentes e discutidas, entrei em contato com mulheres de mais de 65 anos. Para minha surpresa, a maioria, inclusive muitas viúvas e quase nenhuma separada, ao falar do casamento, declarou ter sido bastante satisfatório. Depois das explicações dadas, ficou mais fácil entender. Para essas mulheres um bom casamento consiste em ter um marido respeitador e cumpridor de suas obrigações familiares. E é por isso também que ideias como liberdade sexual, separação por falta de desejo sexual, questionamentos sobre a importância ou não da fidelidade conjugal, provocam reações de indignação. É perturbador perceber que existem maneiras mais prazerosas de viver, mas fora do alcance.

Que o casamento está em crise não é novidade nenhuma. E isso começou a acontecer depois que o cônjuge passou a ser escolhido por amor e não mais por interesses familiares. As perspectivas não são nada animadoras, e talvez só tenha um jeito. Para ser sólido e duradouro, o casamento precisa voltar a ser como sempre foi: sem nenhuma expectativa de romance ou de prazer sexual. Quem se habilita?

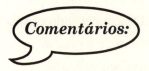

Comentários:

"Eu acredito que o casamento é para sempre! Por isso renovamos o nosso casamento a cada dia, renovamos o nosso sim, a nossa disponibilidade em fazer o outro feliz. O casamento não é apenas 'eu' ou 'ele', somos 'nós'. Não cabe individualidade, caminhos separados, é uma união de corpo e alma. Quando conseguirmos entender que é saindo de nós mesmos que encontramos o outro e que nesse outro está o nosso amor, a entrega será maior, a esperança será maior. E o que dá sentido a tudo isso é o amor, mas o amor-caridade, amor-doação! No casamento não busque ser feliz, busque fazer feliz e encontrarás a verdadeira felicidade!"

"Não, o casamento não está em crise, ELE É A PRÓPRIA CRISE. Essa forma de relação estável (?) é incompatível com a liberdade e a autonomia das pessoas, e o pior, ainda é o padrão da nossa sociedade. Aí está o grande problema: as pessoas, ao invés de construírem suas próprias relações, pegam um modelo já pronto e tentam se adequar. Como é muito complicado abrir mão da própria autonomia, o caos e a hipocrisia passam a imperar. Acredito que o modelo vigente sirva para umas pouquíssimas pessoas (nessa vida encontramos de tudo...), que não se importam em viver sem liberdade e autonomia, mas a imensa maioria se importa sim. Bobagens como 'alma gêmea', 'cara metade', não resistem ao exame da realidade. Não acredito em uma relação em que o outro seja minha 'cara-metade', eu não sou metade de ninguém. Penso que as pessoas devam tirar a venda dos olhos e, antes de embarcarem na mesmice, refletirem bem se vale a pena, se é isso que desejam para si mesma ou se é uma pressão social. Procurar perceber como é a vida de quem é casado, principalmente há mais de três anos. Não pergunte se elas são felizes, mesmo porque a maioria tem vergonha de assumir a própria insatisfação até para as pessoas mais íntimas. É possível obter informações indiretamente. Quanto ao amor, já está provado que ele não é garantia para nada. Creio que 99% das pessoas casam por amor/tesão e, nem por isso, deixam de se separar ou não se separam, mas mantém uma, digamos, certa autonomia fora do casamento (conheço tanta gente nessa situação...). Antes de terminar, uma pergunta: se retirarmos a liberdade e a autonomia do ser humano, o que sobra? Até os animais têm autonomia, e essas práticas sociais/ culturais que nos reduzem a situações que, talvez, nem sejam possível definir, devem ser analisadas para que só entrem quem realmente tem vocação; do contrário fica essa discussão entre surdos e mudos. O casamento, no formato atual, não é melhor e nem pior, ele apenas satisfaz (mesmo!) a poucas pessoas, logo não deveria ser padrão para nada. Tenho dito."

"**E** para que serve um casamento duradouro? Só se tem um crescimento pessoal mais acelerado relacionando-se com várias pessoas, não somente no nível sexual, mas em todos os níveis. Ficar a vida inteira com uma só pessoa nos torna limitados, pois por mais que a pessoa que está conosco seja interessantíssima, ela também é limitada em alguns aspectos da sua personalidade."

"**C**oncordo, o casamento está em crise, nós estamos vivendo em crise, não nos resignamos, queremos ser felizes de qualquer forma, e o casamento como instituição sufoca essas possibilidades. Quando casamos, nos tempos atuais, é por amor, atração física, interesses comuns etc... com o passar do tempo, vamos mudando como pessoa, o outro fica muito conhecido, e lá se vai o tesão... Vivemos em um tempo de muita informação, conhecimentos, anseios de conquistas profissionais, amorosas. Um tempo de conquistas, e o casamento, querendo ou não, encerra no seus objetivos (constituir família) esses anseios. Sei que nem todas as pessoas sentem assim, tem aquelas mais acomodadas, resignadas que aceitam, do tipo 'Sempre foi assim, e continuará'. Acredito que muito dessa revolução se deve a nós, mulheres, pois num casamento 'morno' a mulher aceitava, e o homem buscava o 'quente' fora, e assim viviam felizes até que a morte os separasse... Obs.: achei um pouco ruim escrever aqui, porque não posso ler o que escrevi, pois não sei mexer bem nessa máquina! Espero que a ideia possas perceber! beijos..."

"**E**stou vivendo uma situação parecida. Estou insatisfeita e o meu marido também, só que ele não quer ver que nós dois mudamos. Tento conversar, mas ele não fala nada, só escuta. Assim fica difícil, ele põe a culpa na falta de dinheiro, no trabalho, porque voltei a estudar, só não vê que ele não é mais feliz com a vida que criamos há 12 anos... Ele idealizou um sonho de casamento que para ele não basta mais, e não quer ver que a separação poderia ser a solução, um novo começo, não um fim. Ele quer transar muito, às vezes não estou a fim, mas acabo cedendo em nome da paz familiar. É horrível, me sinto usada. Agora encontrei uma pessoa legal, só que fico perdida, sem saber pra que lado ir..."

"**A**chei ótima essa matéria. Concordo plenamente que o casamento está em crise, ou melhor, está no fim."

"**N**ão só é necessário como é importante a expectativa do romance e do prazer sexual no casamento, visto que é um tempero, tem que estar incluído. Isto não quer dizer que o cônjuge só se preocupe com o sexo e com o romance, mas a comunicação, o respeito pelo direito do cônjuge, a cumplicidade, compartilhar dia a dia, que a vida oferece no sentido de sempre buscar novidade para ambos dentro do casamento, nunca deixar transformar em rotina, pois perde o encanto. Falo estas palavras porque sou casada há 22 anos, tenho dois filhos maravilhosos e sou muito feliz."

Se eu fosse você...

"Apesar de extremamente duro, acho que a autora tem razão. Infelizmente, queremos sexo tórrido e amor incondicional sempre, na maioria das vezes esquecendo-se que não somos super-heróis. Ninguém resiste, e me pergunto se hoje em dia é possível casamento para sempre sem abrir mão da expectativa. Abraços, parabéns à autora."

"Na minha opinião, para que se tenha um casamento sem crise são necessários alguns pontos muito importantes como: no amor é fundamental a preservação da identidade individual, visando às trocas, à construção de parceria, à compreensão sem cobranças e principalmente à partilha da intimidade."

"Eu acho que o casamento deveria ser uma coisa gostosa. Onde o marido volta do serviço e encontra a mulher, embora cansada, porém receptiva, disposta a dialogar com o marido e disposta a transar. Uma mulher disposta a ajudar seu marido psicologicamente, através de alguma conversa a dois bebericando um vinho ou um refrigerante. Uma mulher atenta ao seu marido, assim como um homem atento à sua mulher. Embora os problemas sejam muitos, deveria se ter um tempo para uma conversa a dois com o objetivo de ver se tudo esta indo bem. Traçar metas a dois, quem sabe algum curso a dois, manter interesses comuns. Por exemplo, ambos frequentando uma livraria, uma videolocadora etc. É importante ambos se amarem, apesar de terem seus empregos e preocupações próprias. É importante se esforçar por manter a chama do amor, principalmente nesta época em que a mulher vai trabalhar e se depara com outros homens, tão interessantes quanto seu marido ou mais. Da mesma forma, o marido também vê no seu trabalho mulheres bonitas e competentes. Enfim, acho que não é fácil manter a mesma chama que já tiveram um dia. Sem querer fazer qualquer menção de religião, acredito que somente quem é temente a Deus e reza, pode ajudar seu casamento."

"O casamento depende muito de atitude, de tolerância e desprendimento de ambas as partes, além da renúncia plena de quem manda ou não manda."

"Sou suspeito para falar, pelo fato de ser homem, todavia minha condição de poeta, casado há 19 anos e pai de quatro filhos, como que me autoriza a dar minha opinião. Estou atualmente com 39 anos. Não creio que o pivô das separações ou descontentamentos seja 'o amor', mas a intensidade com que ele é compartilhado, se não pelos dois, pelo menos por um dos cônjuges. Ora, somos seres diferentes. É normal que tenhamos divergências corriqueiras. Fomos criados em ambientes diferentes e sob óticas diferentes de amar e ser amado. Há aqueles que dão importância exacerbada a pequenos detalhes, outros já são mais condescendentes. O importante no meu ponto de vista é que o amor desinteressado defenda os interesses de quem é amado. Parece confuso, mas, vou explicar. Quando conheci minha esposa, eu estava à procura de minha cara-metade, daquela que eu queria que fosse minha companheira para o resto da vida. Na conquista desse objetivo, fui conhecendo-a melhor. Encontrei pontos comuns e pontos divergentes, os quais ela por ser a escolhida, não tinha porque mudar. Eu, enquanto maior interessado em tê-la ao meu lado, a aceitei assim e, portanto, não tinha sentido discutir por essas diferenças ao longo desses anos. O que fiz, e acho que foi válido, foi dar a minha opinião sobre determinados pontos que, gradativamente, foram modificando suas convicções, da mesma forma com que eu modifiquei as minhas, em detrimento da felicidade de ambos, e principalmente da dela. Resumindo, o que eu quero dizer é que 'quem verdadeiramente

Se eu fosse você...

ama alguém' o faz por livre e espontânea vontade, sem esperar reciprocidade na mesma intensidade. Assim, quem ama satisfaz-se, simplesmente, por estar com a pessoa amada. O respeito, a cumplicidade, a felicidade são consequências da dedicação do amante à amada. Não há porque alimentar-se o famoso 'eu não dou o braço a torcer' pois, o mais importante é a paz entre ambos — o maior tempo possível, até porque o tempo conjugal hoje em dia é exíguo. E, por favor, mulheres, se têm coisas que desanimam qualquer homem são: reclamações constantes, xingamento em público, fofoquinhas sobre pessoas queridas, tipo pai, mãe ou irmão do mesmo, adoção de práticas de autocríticas exageradas tipo 'estou muito magra, muito gorda, muito velha, muito isso ou muito aquilo' e partir em busca de 'quinhentos métodos' que veem na televisão, ou ouvem de amigas. Saiba que a pessoa que está com você, está justamente porque a aceita assim; isso não exclui um pouquinho de vaidade e cuidados básicos que fazem as mulheres charmosas. Outra coisa que vejo como negativa é as mulheres, em nome de um 'feminismo' exagerado, fugirem de compromissos básicos para quem vive em família, tipo cuidar de filhos e manter a casa. Se elas fizerem isso com dedicação com certeza terão a admiração e a compreensão dos mesmos que por conseguinte farão o que eu faço: ajudo a minha esposa nas lidas domésticas, a cozinhar, a cuidar dos filhos, com imenso prazer, sem ver nisso um fardo, assim como ela não vê muitas vezes em me ajudar nas minhas tarefas. Por fim, amor não deve ser uma coisa nociva a ninguém, muito antes pelo contrário, o amor é o verdadeiro sentido de viver para quem ama, não necessariamente precisando ser para quem é amado. Espero que as mulheres larguem um pouco certas frescuras modernas e vivam para quem as amam ou para quem elas amam, não fazendo tempestade em copo d'água por qualquer contrariedade, usando muitas vezes a TPM como subterfúgio, pois o homem não tem essa possibilidade e, se alguém não começa uma guerra, ela nunca existirá e isso será bom, não apenas para os dois, mas para todos aqueles que fazem parte do seu convívio. Grato. Rodrigo Di Freitas, homem, poeta e marido apaixonado, como qualquer outro homem pode ser, basta querer. Mulher também pode!"

"**M**uito interessante e educadora, precisamos de mais matérias sobre o tema e assim, bem redigidas. Parabéns."

"**A**pesar de todo sofrimento que se possa ter não consigo imaginar me casar por estabilidade financeira ou social. Já sofri e sofro por amor, mas quero ter um relacionamento que pareça comigo. Adoro sentir um momento, uma palavra, um gesto. Sinto com a intensidade que for possível e só assim me sinto viva. E se eu casar um dia vai ser por amor. Mesmo que o sentimento da outra pessoa mude, eu continuarei tentando, pois pra mim só vale a pena assim. A vida sem amor torna as pessoas superficiais e materialistas, e o pior é que amor está em último lugar."

"**C**om toda certeza alguns conceitos deveriam ser como antigamente, pois o amor hoje em dia não é verdadeiro. Há homens e mulheres que colocam muitas coisas além, não pensam que o mais importante depois que se constitui uma família é viver bem e feliz, custe o que custar, tudo vale a pena e muita coisa tem que ser deixada de lado."

"**L**amentável ver a ausência de referências positivas na nossa sociedade e a apologia do individual sobre todos os aspectos da vida, inclusive do casamento. Aliás, quando este é feliz e estruturado, como um dos modelos positivos de sexualidade (sexualidade em sentido amplo, abrangendo a formação de família) é questionado

Se eu fosse você...

e transformado em excepcionalidade clínica... passível de estudo científico! A verdadeira crise de valores é esse uso tolo da mídia gerando polêmica atrás de polêmica de forma a depreciar o real significado dos relacionamentos humanos. Tudo uma questão de perspectiva... é uma pena, Sra. Regina..."

"**N**ão acho que o casamento tenha que ser sem expectativa mesmo sendo nos dias de hoje, afinal, o casamento é o mesmo de ontem, hoje e o de amanhã. Todos sem exceção, homens ou mulheres, sonham em casar por amor. Não que eu seja romântica, mas espero que continuem sonhando, pois se não for assim, num futuro, que espero que nunca chegue, não haverá família."

"**D**epois de ler a respeito do casamento e suas expectativas de melhoras, acho que na verdade alguns casamentos são criados por ilusões, no período de namoro, e o relacionamento com o parceiro jamais irá mudar. E assim com a convivência a dois notamos que o príncipe encantado que tanto fantasiamos não passa de um homem comum. O marido ideal não existe, pois somos exigentes demais para conseguir o tão sonhado homem perfeito."

"**Q**ue absurdo isso, ta certo que ninguém vive só de amor, mas sem amor também não dá pra viver. Não me imagino casando com um homem 'somente' por interesse pessoal. Minha intimidade e meus desejos são muito importantes e com certeza tem sua porcentagem no relacionamento. A verdade é que as pessoas se esquecem de usar o coração. Não me interessa saber se é certo ou errado, aliás onde está escrito o que é certo ou errado? Em lugar nenhum, porque o importante é o que nos faz feliz. Sinto muito se ainda existem mulheres que se preocupam mais com uma conta recheada do que um verdadeiro amor. Temos que viver, acreditar e arriscar. Poxa, que século é este que estamos vivendo? Não quero ensinar isso aos meus filhos, quero que eles amem e sejam amados. Se não der certo, pelo menos valeu a tentativa. Tenho muito a escrever, porém não quero me estender, espero que minha mensagem tenha sido clara. E por favor, usem o coração, não deixem que a sociedade imponha estereótipos. O IMPORTANTE É SER FELIZ, INDEPENDENTEMENTE DE SUA ESCOLHA. (Eu não me habilito.)"

"O que falta aos casais é um pouco mais de diálogo. Muitos se deixam levar por caminhos diferentes. Quando a convivência é muitas vezes difícil, onde o respeito mútuo falha, a fidelidade fica cada vez mais difícil de ser seguida, e os dois vão se distanciando, buscando fora do próprio casamento soluções que eram esperadas. O casamento em si vai perdendo todo o seu valor e vai sendo levado de forma leviana, sem que traga algum benefício emocional para os envolvidos. Por fim, como tantos, acaba se destruindo."

"É isso aí. Quem ainda está disposto a viver sem amor? Sem se sentir amado? Onde pele com pele não tem nada? É difícil, mas vamos indo. Mas… até quando?"

"Sinceramente, não acho que o casamento está em crise, mas, sim, as pessoas. Muitos se casam porque acham bonito vestir um vestido, dar uma linda festa, ganhar presentes ou até mesmo poder falar que está casado com alguém. As pessoas não se casam mais sabendo que vão ter que aprender a conviver com pessoas de culturas diferentes, com pensamento diferente do seu. Não pensamos que teremos que nos privar de certas coisas, que teremos que aprender a superar maus momentos. Queremos pura e simplesmente nos casar, sem pensar nas con-

Se eu fosse você...

sequências desse ato. Depois, temos que enfrentar separações, lares destruídos, crianças com problemas etc. Tudo porque passamos a pensar que 'Se não der certo, eu me separo'. Hoje as pessoas são egoístas e somente querem viver o momento, se esquecendo que a vida de todos nós é feita de momentos que afetam a outras pessoas também. Não sou a favor de viver infeliz para sempre, mas acho que falta consciência às pessoas. Se não for pra ser feliz, não se case. Se você não criar o problema, ele não vai existir. Normalmente o 'Ser feliz enquanto dure' dura muito pouco e faz um estrago muito grande. Acho também que você pode ter várias expectativas de romance e ter muito prazer sexual com seu cônjuge. Penso que quem precisa de muitos parceiros para ser feliz ou nunca fica feliz com um único parceiro tem problemas muito maiores que um casamento fracassado. Afinal, quando somos descontentes com o que somos, sempre estamos descontentes com todo o resto do mundo. Acho que a felicidade começa em cada um de nós e se estende aos outros, ultrapassando as barreiras de um casamento. Se não somos felizes, não vamos ser felizes seja em um casamento, trabalho etc., e nem faremos outras pessoas felizes também. Primeiro, seja feliz, depois pense no resto..."

"Há casamentos que duram toda uma vida, com romance e muito prazer sexual, sim. O que acontece é que os casais buscam um padrão conforme o que a mídia diz ser o ideal e escolhem assim seus maridos e esposas. As pessoas devem procurar se conhecer e saber que tipo de parceiro realmente a fará feliz em qualquer situação, ou seja, buscar alguém que valha a pena a gente se dedicar, não porque é lindo, tem um corpão, tem status, dinheiro etc., mas porque, com saúde ou não, com dinheiro ou não, novo ou com mais idade, este parceiro(a) supre nossas necessidades vitais, nos traz felicidade. Eu encontrei alguém assim, que sei que vale a pena eu dedicar a minha vida a ele. Ele preenche as minhas necessidades em qualquer situação, e claro, não é perfeito, mas sempre faz o melhor por mim, e busca melhorar e assim eu também (reciprocidade) e na vida sexual (que para mim precisa ser 100%) ele é 200% a mais! Cada um de nós, procura se dedicar ao máximo, dar prazer, amar, ser companheiro e assim, como nós dois queremos fazer o outro feliz, damos e recebemos amor em plenitude. E estamos juntos com a certeza de que será para sempre! Glória a Deus!**"**

"Falar sobre casamento é saber com exatidão sobre o que estamos discursando. O Casamento é a união de duas pessoas que se desejam muito e possuem certeza absoluta de que 'podem' viver juntas. Porém, viver com o cônjuge é saber que muitas características suas e dele (a) serão mescladas e resultarão em características diferentes que satisfarão a ambos. Não se pode falar em casamento sem saber que você deve discutir e entender seu parceiro (a). As responsabilidades, ambições, anseios de vida, objetivos materiais, fantasias sexuais, fetiches, tudo que gira em torno do mundo do homem e a mulher deverá estar em alta na vida do casal. Um homem ou uma mulher que se anula para viver somente a vida de casado está fadado (a) à separação. A maioria dos casamentos não possui uma responsabilidade definida para o homem e para a mulher. Apesar de ser uma união fruto de sentimentos, o casamento é uma sociedade em que os sócios irão, ou deverão, possuir responsabilidades distintas. O homem e a mulher devem saber claramente qual ação é de sua responsabilidade e o que não é. Mas não ser sua responsabilidade não significa que você não irá interagir com esta ação. Um exemplo: se o casal definir que o sustento da casa é responsabilidade do homem, a mulher deverá compreender que ele gerenciará as

Se eu fosse você...

despesas e como deverá pagá-las, contudo a mulher poderá (e deverá) ajudá-lo com ações que facilitem esta gerência. (controle das despesas, possuindo um emprego). O mesmo exemplo é aplicado para uma responsabilidade definida para mulher. A maioria dos casais possui problemas de convívio, porém devemos agradecer por eles existirem. A rotina é muito chata. Ter filhos é muito importante, mas pode causar danos a autoestima do casal. A maioria das mulheres se dedica muito aos filhos e esquece que possuem maridos. Claro que o cuidado com os filhos é necessário, mas a mulher e o homem devem cuidar de seus corpos e de suas mentes, porque ninguém quer ter ao seu lado um 'tribufu de chuteiras acéfalo'. Em resumo, com a individualização crescente das pessoas, tanto do homem quando da mulher, cega em muito o conceito de casamento. Estar casado é aceitar conceitos novos e agregá-los aos seus e não abdicar de seus conceitos. Estar casado é ter alguém para ajudá-lo a alcançar seus objetivos de vida e ter alguém para ajudar. O maior exemplo da união de duas pessoas é a personalidade e os conceitos de vida do filho deste casal. Grato pelo espaço.**"**

"Estou prestes a me separar após um casamento de seis anos. Temos um filho de 5 anos. Nosso relacionamento tem sido muito difícil desde que nos cansamos por diversas dificuldades, inclusive a financeira e afetiva, agravadas por problemas sérios de saúde. Me sinto tendo que carregar um fardo pesado demais para mim. No início, acreditava na fantasia romântica de conseguirmos juntos construir algo diferente para nossas vidas, mas, com o tempo, o problema só tem se agravado e não estou suportando mais. Sinto tanto, por mim, meus sonhos, planos e pelo nosso filho. Não sei o que me espera... Não sei o que fazer, por onde começar...**"**

"**A**bsurdo este teu comentário. Tenho 27 anos, sou casado e vivo romance e prazer sexual. Lamento muito que existam pessoas como a Sra. Regina Navarro Lins que não encontraram prazer na sua vida e agora tentam influenciar as outras pessoas a investirem em relações superficiais e ilusórias. Quer prazer? Encontre a mulher da tua vida ame-a loucamente, mas saiba que vão existir momentos difíceis, isto é normal em qualquer relacionamento. Não é por isso que eu vou arrumar as minhas coisas e sair de casa depois de uma briga com a minha mulher, isto demonstra o tamanho da imaturidade que nos cerca hoje em dia. Lamento, e muito, as vidas que são quebradas hoje em dia num constante correr atrás de nuvens passageiras de prazer... depois de algumas ou muitas nuvens certamente você perderá o prazer e a fé em se relacionar com alguém e o seu destino será enfrentar bancos de clínicas onde terá que expor toda a sua insatisfação em não ter encontrado a pessoa certa. Que pena. Eu encontrei minha mulher e acredito firmemente que a nossa relação será pra sempre, eu e ela lutaremos para isto. É assim que tem sido e é assim que será e a cada dia sentimos que estamos verdadeiramente entrando na estratosfera do amor (eu e ela) e cada vez mais nos distanciamos das nuvens passageiras que muitas vezes tentam os olhos, mas que logo terminam e deixam um tremendo vazio. Você é casado (a)? Invista em seu casamento, insista em passar pela camada das nuvens, onde as turbulências são constantes, e depois disso com certeza você vai olhar para trás e falar: 'Valeu a pena, eu fui, sou e serei feliz ao lado da pessoa que eu amo!' Não vou entrar na questão das crianças, filhos sem afetividade e amor crescendo em lares destruídos... Tem como ser um adulto feliz? Bem, mas este é um outro tema."

Se eu fosse você...

"**A**cho que o casamento de hoje não dura tanto como no passado, porque nós mulheres não aguentamos mais os desaforos e pulos dos homens, todo amor tem um limite."

"**M**uito amor, respeito, consideração, discussões, brigas, somos seres humanos, temos que ser um kit surpresa a cada momento."

"**A**cho que a crise que o casamento se encontra, somos nós mesmos que causamos, querendo dele muito mais do que ele pode nos dar. As pessoas se acomodam e depois falam mal. Porque não tratar casamento como um namoro duradouro? Seria muito mais interessante e gostoso."

"**N**ão estamos com problemas de casamento sem romance nem sem sexo. O que está provocando tais separações e, culpa-se o casamento, como se ele não proporcionasse mais romance e sexo, é a liberdade feminina em experimentar outros relacionamentos sexuais, antes e depois do casamento, apenas 'ficando', ora por instinto de acasalamento e desejo sexual, ora por sedução e curiosidade. Hoje não vemos mais jovens de 15, 16, 17 anos namorando rapazes de mesma idade. Vemos, sim, meninas em tal idade se oferecendo em classificados de jornais a homens de mais idade, por questão financeira, e até mesmo pelo prazer sexual, com alguém mais experiente. Aí está o motivo dos casamentos ruírem, pois tais jovens, tendo como arranjar dinheiro de forma bem mais fácil do que trabalhando em uma empresa. Mesmo depois de casadas não conseguirão se desvencilhar de uma teia de sedução, assédio e esperança de um crédito financeiro, que sanará seus problemas de forma rápida. O que se necessita urgente é da volta da fidelidade conjugal, do namoro em idades equivalentes, do respeito mútuo, e, acima de tudo, dos homens assumirem o compromisso do casamento, tendo condições financeiras para arcar com as responsabilidades do lar, da mulher e dos filhos, pois mulher sem dinheiro, é presa fácil da sedução sexual."

"**J**amais me casaria por outro motivo que não fosse amor... Se com amor já vivo em crise, o que dirá sem amor então. Como seria? Realmente casamento é um problema que está difícil de se resolver."

"**C**oncordo quando você fala que o casamento à moda antiga era mais duradouro pela falta de expectativas que as pessoas tinham no momento em que assinavam o contrato 'casamento'. Acho que viver ao lado de alguém pode se tornar, com o passar do tempo, muito melhor, porque hoje em dia as pessoas estão se dando conta que quando se privam de ter liberdade para sair à noite, ou fazer qualquer outra coisa que uma pessoa 'casada' não pode fazer, elas estão querendo viver a dois coisas melhores do que quando estavam solteiros, senão não teriam casado. Mas quando sua vida se torna uma rotina sem graça, sem divertimento ou tesão, aí ele acaba, porque hoje queremos viver não assinar contratos."

"**A**cho bastante equivocada a conclusão deste texto. O que faz um casamento durar é a cumplicidade e respeito um pelo outro. Quando existe amor de verdade, o sexo é maravilhoso, o simples fato de estar próximo é impagável e a intimidade que se alcança em todos os sentidos é perfeita. Sou casa há alguns anos e vivemos ainda como namorados, apesar de algumas brigas, o sexo, a vida, os planos, o futuro... tudo é maravilhoso com casais que se amam e colocam a vida amorosa acima de tudo."

Se eu fosse você...

"**N**ão admito a possibilidade de se misturar sexo e amizade. Não estragaria as boas amizades que tenho, causando conflitos por causa de uma simples transa. Não mesmo. Sexo é com amor... E pronto."

"**A** conclusão da articulista foi muito radical. Um casamento não precisa ter uma perspectiva pobre e limitada para ser satisfatório. Pelo contrário, a liberdade de expressão dos tempos modernos pode e deve ser utilizada pelo casal para a discussão das expectativas e ampliação das possibilidades de prazer e cumplicidade."

"**A**cho de muito mau gosto falar em uma vida inteira a dois sem prazer, sem romance... Acho que é por isso que as mulheres estão cada vez mais decididas a buscar a felicidade, aquele 'friozinho na barriga' é indispensável!"

"**É** possível, sim, manter um casamento sólido e duradouro desde que não sejamos egocêntricos. O amor entre as pessoas, seja sensual, fraterno, humanitário, faz parte da essência do ser humano e jamais deixará de existir. Acontece que nem todos têm a sorte de encontrar sua alma gêmea, aquele alguém cuja simples presença enche nossos corações de alegria, seja um companheiro, seja um parente ou uma pessoa amiga. Quando não existe afinidade espiritual, não há relacionamento que dure, seja casamento ou uma simples amizade. Porém, o imediatismo e a pasteurização que a vida moderna nos impõe faz com que ocorram uniões precipitadas e, separações-relâmpago'. O casamento não está falido. Falida e amortecida está a consciência de uma sociedade voltada para os prazeres fugazes, desprovida de um sentido maior para a vida, impregnada e bombardeada pela mídia por ideais materialistas que nunca levarão ninguém á tão almejada felicidade."

"**P**ara o casamento durar, a mulher tem que ser liberal na cama. Porque o homem gosta de coisas novas. Nós, mulheres, não devemos ficar inibidas na cama. Outra coisa importante: toda mulher tem que ter confiança em si."

"**A** meu ver, o casamento só pode dar certo quando existe amizade, companheirismo e respeito entre o casal. Cada um tem que preservar o seu espaço e respeitar o espaço do outro."

"**E**u e meu marido temos vida sexual ativa, rotina normal, mas quando vou beijá-lo ele não responde, diz que não gosta de beijo. Eu gosto de beijos demorados e ardentes... Será que é uma crise?"

"**R**ealmente, vocês tem razão e muitaaaaaa, razão... Antigamente os casórios eram duradouros, como os dos meus pais, 46 anos juntos, porém o da juventude está muito pior. É triste mas gostaria de saber como sair da crise... o que devo analisar e fazer."

"**C**om nove meses de namoro descobri que não era a única, ficamos um mês separados, mas descobri que o amava e ele também me amava. Logo depois descobri que estava grávida de dois meses e ficamos noivos. Estávamos bem, mas quando a criança tinha dois meses descobri que ele me traía. Acabei com o noivado, fui extremamente fria, porque estava magoada. Ele adoeceu, saiu do emprego, e resolveu formar uma família comigo. Hoje já tem um ano e dois meses que moramos juntos, acabamos de comprar um apartamento, ele é extremamente amoroso, faz tudo por mim, mas eu não sei confiar nele, às vezes implico por olhares, por horário, por medo... penso em procurar uma ajuda psicológica. Eu quero voltar a ser como era, a olhar e sentir-me segura e, acima de tudo, salvar nossa união. Pois eu amo um pouco mais do que devia."

Se eu fosse você...

"'É perturbador perceber que existem maneiras mais prazerosas de viver, mas fora do alcance.' Fora do alcance de quem, cara pálida? De quem se prende a valores ultrapassados? De quem só vê as coisas sob um único ângulo, batendo sempre na mesma tecla?"

"Impossível. O casamento jamais voltará a ser aquilo que foi. Sem prazer (e o sexo tem que ser muito bom!), autorrealização pessoal, liberdade para crescer, não haverá casamento feliz."

"Sinceramente, me surpreende esse pessimismo. Para ser duradoura, uma relação tem que levar em conta a individualidade das pessoas e o respeito às necessidades do outro, ainda que diferentes das nossas. Não consigo imaginar que 'salvar um casamento' seja abdicar de uma vida sexual com prazer com o parceiro escolhido. Esse ponto de vista é de uma pobreza tão grande, ou de uma visão tão distorcida da realidade, quanto aquela que se baseia no ideal romântico e no casamento simbiótico. Nem tudo nem tão pouco, não acha? Ou você não acredita em equilíbrio?"

"Acho bem oportuno este seu artigo sobre o casamento. Realmente é bem difícil atingir um grau de satisfação elevado no casamento atual, talvez em função de muitos estímulos externos que nos seduzem e atraem. Sou terapeuta e trabalho com casais também e vejo as dificuldades que se apresentam na vida a dois, onde a idealização do outro é muito grande e atrapalha um bocado."

"Concordo com o ponto de vista apresentado pela escritora Regina Navarro Lins. Difícil é, porém, recuperar uma situação que ocorreu há tantas e tantas gerações. Mas não está longe da consciência da maioria de que realmente é esta a essência do casamento. Tanto que até hoje nos deparamos com relacionamentos desse tipo (é verdade que muitas vezes isso acontece de forma unilateral). Costumo dizer que só teria coragem para me casar se fosse com um amigo. É muito mais provável que esse casamento dê mais certo do que um casamento com alguém por quem se está apaixonado. Afinidades e compatibilidades são fundamentais para uma convivência a dois, especialmente por períodos tão prolongados como o clássico 'sempre'. Talvez esta seja a saída para a não desintegração familiar. Como disse sabiamente a atriz Malu Mader: 'é estranho colocar um casal de apaixonados para resolver problemas domésticos...'"

"**A**credito na possibilidade de se viver um casamento feliz, muito embora as estatísticas apontem para um alto índice de infelicidade a dois e, consequentemente, um número também grande de separações. As mulheres de hoje já não são mais as mesmas de ontem. Como dizia aquela antiga propaganda na TV: 'incomodada ficava a sua avó', ou seja, no tempo das nossas mães e avós a situação era bem diferente. Elas toleravam a infelicidade. Hoje, nós mulheres somos mais exigentes: queremos ser felizes, e no casamento. Quando isso não acontece, via de regra, tentamos cair fora desse relacionamento ruim, acreditando, porém, na possibilidade de que a felicidade a dois é possível. O casamento não saiu de moda! E o sonho de felicidade a dois também não!"

"**R**elacionamento é trabalhoso e não o casamento em si. A vida a dois leva as pessoas a depararem-se com seus medos e poucos conseguem este confronto. Relacionamento pode ser fonte de aprendizagem e crescimento pessoal, porém é preciso se investir."

Se eu fosse você...

"Me parece um pouco apoteótica esta visão do casamento, algo assim como um Blade Runner sobre o futuro, quando na verdade vemos que as coisas se transformam e se ajeitam quase que por conta própria… Não acredito num futuro cheio de fumaça e degradação, assim como não acredito que duas pessoas não irão mais se escolher para passar o resto da vida, criar juntos os filhos e envelhecer aconchegantemente ao lado do outro.**"**

"Sabe, eu pensava assim… Casei por casar, com a namorada da época, com festão. Tudo no oba-oba, mas como se estivesse indo para a forca, com quase 30 anos e sem muitas fantasia mais a realizar no campo sexual. O que é casamento? Surgem problemas naturais no curso da vida, de saúde, de estresse, de sonhos conflitantes, e aí somos obrigados a crescer em ritmo acelerado para que a vida não nos atropele. A responsabilidade e solidariedade é uma questão de caráter e não tem nada a ver com casamento. Acho que a sabedoria antiga não diz para 'esquecer o romance', diz para você conhecer melhor com quem vai prometer ficar o resto de sua vida. Se é com uma sócia ou com uma contratada. Você disse tudo quanto à expectativa de cada um em relação ao outro. Mas será que é sincero quando alguém diz que 'é sincero' e que não é egoísta? Vejo profissionalmente tantas separações por questões tão bobas que não acredito que elas se gostaram um dia. E vejo tanta demonstração do amor quando casais voltam por arrependimento e demonstram o perdão mútuo. A vida é linear é só podemos pensar melhor antes de fazer cada ato, eis que algumas consequências deixam sequelas irreversíveis. Acho que a diferença entre casar e 'juntar' está na quantidade de paciência que dispomos para manter a relação. Inegável que pessoas casadas suportam um pouco mais da relação. Então, por que é desinteressante casar? Minha resposta é que as pessoas estão atualmente mais egoístas ou mais medrosas para se arriscar.**"**

"Fico feliz por novamente participar desse site sensacional, Regina! Com relação ao casamento, ele por si só é limitador. Uma vez que optamos por viver em sociedade, fazendo parte deste agrupamento maior que é a própria civilização, abrimos mão de uma liberdade que sempre deu medo, mas que nunca nos abandonou completamente. As regras do jogo para se viver 'pacificamente' uns com os outros que ajudamos a montar, são as mesmas que impossibilitam que nossos próprios desejos possam livremente ser vividos. Bom, mas essa foi a nossa escolha. Se colocarmos na balança, vamos talvez concluir que foi a melhor. Mas intimamente precisamos conviver com os anseios que vibram por dentro. A questão é: será que podemos, dentro de um campo não tão aberto, flexibilizar nossas relações afetivas a tal ponto que nos sintamos menos insatisfeitos, mas ainda dentro das regras do jogo? Será? Acredito sinceramente que sim. Começando com a noção de permanência e convivendo continuamente com ela. Não precisamos de casamentos sólidos e duradouros, mas sim de casamentos que nos tragam um pouco desse desejo perdido de volta, que nos tragam a verdade de volta, a noção de que o outro é alguém inteiro, que está conosco e que não foi por uma obrigação/pressão social, mas porque diante de tantas alternativas, essa foi a sua escolha, e que ela não necessariamente será para sempre.**"**

CONCLUSÃO

Um dos principais avanços que as novas mídias trazem para a humanidade é, sem dúvida, a possibilidade de conhecer a história do outro em sua própria versão. O link *Se eu fosse você...* do site Cama na Rede é a prova disso. E as respostas, solidárias e reflexivas, que gerou comprovam a nossa tese. Se elas são variadas e, por vezes, contraditórias e conflitantes, tanto melhor. O que está em pauta é o pluralismo, que nunca foi aceito nos séculos que nos antecederam.

Os comentários surgidos a partir do link *Polêmica* reforçam essa ideia. Tocamos em temas difíceis e, mesmo quando a reação do usuário foi totalmente contrária a minha posição, podemos perguntar se no passado alguém assim sequer frequentaria uma mídia que expõe tais contradições. Todos estamos em dúvida, felizmente. Ninguém sabe, ao certo, quais os padrões exatos que nortearão o futuro. Mas já aprendemos a aceitar as diferenças e a quebra de paradigmas indefensáveis.

Talvez a maior diferença dos novos tempos de revolução cultural permanente, que estamos vivendo, seja a supremacia da individualidade sem a supressão da solidariedade e da compreensão. Como disse Caetano Veloso: somos muitos e somos UM.

Agradeço
Aos milhares de internautas que interagiram comigo
no site Cama na Rede, sem os quais o livro não existiria.

À Nina Trindade, que, com paciência e competência,
organizou o material do site.